신비로운
미생물과 양식산업의
프로바이오틱

조주현·강만구·신종암 공저

조주현(曺主鉉)

현) 수산회사 아쿠아드림 대표
전) 전남해양수산과학원(여수지원)
전) 여수지방해양수산청(수산관리과)
전) 국립수산진흥원(여수지원)
해양수산 신지식공무원(2002년)
여수대학교 수산과학과 이학박사

강만구(姜萬求)

일본 미에(三重)대학교 생물자원연구과 연구원
전남대학교 수산과학과 이학박사

신종암(申宗岩)

전) 전남대학교(여수캠퍼스) 수산과학과 교수
전) 일본 동해대학 해양첨단기술연구센터 연구원
동경수산대학(수산학석사, 수산학박사)

신비로운 미생물과 양식산업의 프로바이오틱

인 쇄 2021년 2월 10일
발 행 2021년 2월 20일

저 자 조주현·강만구·신종암
발행인 정성택
발행처 전남대학교출판문화원
등 록 1981년 5월 21일 제53호
주 소 61186 광주광역시 북구 용봉로 77
전 화 062-530-0571~2
마케팅 062-530-0573
팩 스 062-530-0579
홈페이지 http://www.cnup.co.kr

가 격 20,000 원

ISBN 978-89-6849-778-0 (93520)

신비로운

미생물과 양식산업의 프로바이오틱

조주현 · 강만구 · 신종암 공저

전남대학교출판문화원

■ 저자의 말

미생물은 우리의 조상이고 창조주이고 수호자이다. 그들은 가끔 우리의 적이 되기도 하고, 우리를 아프게도 한다. 그러나 그들은 35억 년 전부터 수십억 년 동안 지구상에 존재해 왔으며 이렇게 먼저 자리 잡고 살만한 생태계를 창조한 선주민들은 이주민인 우리들로부터 대접받아야 마땅한 존재들이다. 그들은 지구의 화학적인 성질을 바꾸어 인류가 출현하고 진화하기에 알맞은 환경을 만들었으며 우리가 숨 쉴 수 있도록 대기의 산소를 만들어 주었을 뿐만 아니라 우리가 먹고 사는 식물과 동물에게 반드시 필요한 단백질의 원료인 질소 화합물도 만들어 주었다.

세균은 지구에서 최초로 탄생한 생명체로서 같은 미생물인 바이러스와 균류(Fungi)와의 전쟁과 타협을 통해 생존하고 발전해왔으며 먼 훗날 출현한 식물과 동물과도 전쟁과 공생을 통해 죽음과 진화를 제공해왔다. 우리는 세균을 단편적으로만 생각할 때가 많지만 사실 인류가 진화한 원동력 중 하나는 세균을 비롯한 미생물의 공로라고 해도 과언이 아니다. 모든 생명체가 다 나쁜 것만은 아니며 나름 존재의 가치를 지니고 있는 소중한 생명체라고 볼 수 있다.

세균은 우리가 생각하는 것같이 단순하고 원시적인 생명체가 아니며 단세포로서 개별행동만 하는 것이 아니라 대부분 공동생활을 하며 의사전달을 통해 협동과 희생, 소통과 타협으로 생활해가는 지구상에서 가장 민주적인 생명체로 알려지고 있다. 단세포지만 다세포와 같은 생활을 하고 굶주린 개체에게 먹이를 나눠주며 심지어는 관을 통해 먹을 것을 지원해주는 박테리아까지도 있는 것으로 보고되고 있다. 이러한 단세포 군집의 습성들이 모여 다세포로서의 진화가 가능하였을 것이라는 것이 과학계의 관점이며 세균들이 서로 먹이를 나눠주었던 관은 원형질연락사의 모습을 통해 현재의 식물과 동물의 세포에서 연결관으로서 존재하는 것일지도 모른다. 지금까지 세균에 대한 어두운 그림자만 보아왔다면 이제는 세균의 긍정적인 밝은 면을 조명해야 할 시기가 되었다고 보여진다. 그동안 인류는 미생물에게 많은 도움을 받아 왔지만 우리는 그것을 당연시하며 미생물을 없애는 데만 최선을 다해왔다.

그러나 이제 우리가 생각하는 소독과 청결은 오히려 우리와 생태계를 파괴하는 일임을 깨달아야 하며 균을 통해 균을 제압하는 친환경적인 '이균제균(以菌制菌)'의 전략이 필요한 시점이다.

그동안 수산양식에서 발효사료에 대한 관심은 일부 선도적인 양식업자로부터 필요성이 제기되어 왔다. 그러나 수산학이라는 협소한 분야 내에서 이를 찾다보니 선행연구도 거의 이루어지지 못하였고 실제 양식에 적용되는 경우도 드물었던 것이 사실이다.

필자는 일반적인 세균에 대해 흥미를 가져왔는데 궁금증 중 하나는 세균은 다 나쁘지 않다는 것과 어떻게 유익균과 중간균, 유해균들이 생태계를 이루면서 살아갈까 라는 생각을 가지고 세균에 대해 알아보고자 많은 전문서적과 국내외 논문 그리고 인터넷 기사를 찾아 수년의 시간을 보내왔다. 주로 인간에 대한 장내세균의 역할과 우리의 건강을 지키는 메커니즘에 대해서는 다소간 알게 되었지만 무엇 때문에 그런 작용을 하며 세균이 생물의 진화와는 어떤 관계로 얽혀있는지 궁금증은 날로 커져만 갔으며 관련 기초학문에 대한 지식이 필요하다고 생각해 의학분야에서 다루는 미생물의 감염과 방어기작에 대한 원리를, 미생물의 구체적 생태를 알기 위해 일반생물학을, 미생물의 탄생과 진화과정을 알기 위해 지구과학을, 축산분야의 발효사료에 대한 지식을 얻기 위해 축산생물학 등 광범위한 학문을 연구하고 탐구하게 되었다. 새로운 지식을 알아가는 3년이라는 기간은 개인적으로는 출산과 같은 고통스러운 천형(天刑)이기도 했지만 반면 초등학교 입학식처럼 설레었으며 첫 사랑의 달콤함보다도 가슴 뛰는 나날들이었다.

최근 수산분야에도 융·복합이라는 용어가 회자되고 있는데 필자는 이것을 한마디로 비빔밥이라고 나름대로 쉽게 생각하고자 한다. 학문과 산업이 발전하려면 한 가지 기술로는 어렵고 비빔밥이 서로 다른 재료와 같이 뒤섞여 탁월한 맛을 내듯이 발전과 진보는 이질적인 학문과의 교류와 결합을 통해서만이 가능하다는 것이 평소 저자의 지론이기도 하다.

아직 완성되지 않은 기술인 프로바이오틱이라는 한 가지 목표를 얻기 위해서는 수많은 학문들을 결합해야 하며 이들을 섞고 조합해야만 수산에 적용할 수 있는 프로바이오틱 기술을 얻을 수 있다는 결론에 다다르게 되었다. 이를 위해 단단한 이론의 정립을 통해 실제 기술에 적용하는 것이 필요하다고 생각해, 몰랐던 지식들을 수시로 찾아내고 메모하여 자료들을 정리하게 되었고 현장에 적용할 필요가 있다고 느끼게 되었다.

저자는 여수 소재의 새우양식장 2,000평을 대상으로 그동안 쌓아왔던 지식을 현장에 적용하여 수질의 프로바이오틱과 사료의 프로바이오틱(발효)을 동시에 실시하였다. 예견되는 실패는 두렵지 않았으며 차츰 보완해 나가리라는 다짐을 가지고 시작한 결과, 오히려 시행착오를 통해 새로운 기술의 진보를 가져오게 되었으며 다양한 재료로 직접 제조하고 냄새도 맡아가며 새우의 활력을 체크하고 나날이 변화되어가는 모습을 보는 것이 즐거움이었고 보람된 시간들이었다. 너무나도 무더웠던 2018년의 여름은 현장실험의 즐거움에 묻혀 피부로 느낄 새도 없이 지나갔고 결과는 기대보다 훨씬 더 긍정적으로 나타났다. 붉게 변한 새우의 색깔, 균일한 성장, 왕성한 활력, 낮은 폐사율 등 그동안 좀체 느끼지 못했던 감동 속에서 수확을 끝내면서 참된 보람을 느끼게 되었다. 3년간의 현장시험이 성공하지 못하였더라면 이 책은 아마도 미완성으로 끝났을 것이지만 그 가능성을 보았기에 그동안 모으고 정리하고 간추린 자료들을 모아 발간하게 되었다.

이 책은 후학들의 미생물에 대한 기초를 확립케 하고자 다소 장황할 정도로 세균의 모든 부분들을 개관하였고 아울러 지구과학과 진화학 등의 주변학문도 소개하였다. 다소 지루하다고 느껴질지 모르지만 필자가 세균에 대해 모든 것을 알기 위해 수많은 자료를 통해 비로소 이해하게 되었던, 그래서 필요하다고 생각되는 학문이므로 알고 넘어가야 할 것으로 판단하여 간단하게 요약하여 기술하였다. 그리고 양식산업의 프로바이오틱에 대해서는 기존의 연구가 거의 없어 의학 분야와 축산분야의 사례를 다수 참고하여 수산에 접목하고자 벤치마킹 하였다.

프로바이오틱은 앞으로 발전가능성이 무궁한 분야이며 이를 통해 항생제의 대안으로서 양식 대상물의 장관과 피부의 건강과 면역증진 그리고 행복호르몬인 세로토닌 분비를 통해 사육생물들이 행복해지는 진정한 동물복지와 함께 지속가능한 미래 친환경 양식 산업의 중심이 될 수 있을 것이라고 기대해본다.

2021년 새해를 맞이하며

대표 저자 조주현

■ 차 례

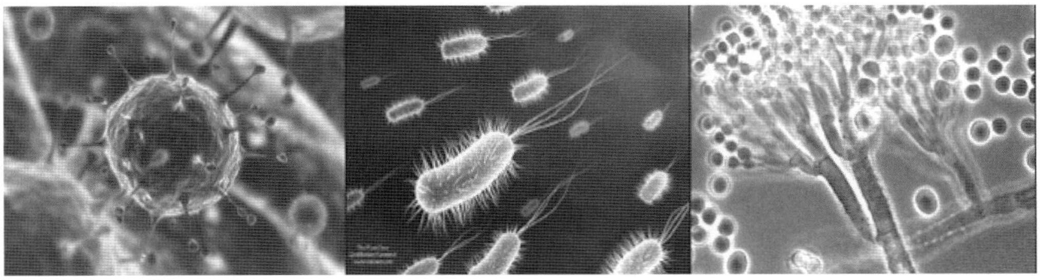

제1장

신비로운 미생물의 생태

제1절 미생물이란?
제2절 작지만 아름다운 보물, 미생물
제3절 미생물의 특성
제4절 생물권의 지배자 세균
제5절 미생물의 도시, 바이오필름(biofilm)
제6절 바이러스와 비타민C
제7절 장내 미생물과 프로바이오틱스

제1장

신비로운 미생물의 생태

제1절 미생물이란?

1. 미생물의 탄생

생명은 지구가 탄생한 후 10억년이 지난 약 35억 년 전 어느 시기에 진화의 흐름에 따라 창조될 수 있는 충분한 수준에 도달되었을 것이다. 즉 막에 둘러싸인 약 5,000개의 단백질을 가지며, RNA의 능력을 충분히 활용하고, DNA가 통제하는 진정한 세포가 탄생하게 되었을 것이다. 이렇게 하여 지구는 미생물 우주, 다시 말해 박테리아의 시대가 열리게 되었다.

현재 지구상에 서식하는 혐기성 박테리아는 과거 그들이 처음 출현했던 시대에는 대기 중에 산소가 없었다는 사실을 나타내고 있으며 저온 처리해야만 싹이 트는 종자는 과거에 빙하기와 같은 추운 겨울이 있었음을 말해주고 있다.

우리 몸은 30조개의 동물세포로 이루어져 있으며 또한 39조개의 박테리아 세포를 지닌 것으로 알려지고 있다. 인간은 죽으면 생명의 근원인 흙으로 돌아가고 우리 몸의 물질을 분해하여 재순환시키는 것은 미생물의 역할이 된다.

지구상에 서식하는 모든 동물 종은 자기 고유의 바이러스 군체를 가진다. 바이러스에서 박테리오파지의 비율은 60% 정도이며 바이러스가 미생물 군체를 통제한다고 추정된다. 따라서 바이러스가 미생물 구성을 결정하는 역할을 한다.

바이러스는 육지뿐 아니라 바다에도 수많은 바이러스가 존재하고 있으며 바다는 지구 최대의 바이러스 저장고이자 해양바이러스가 지구온난화 등 기후변동에도 연관되었을 가능성이 제기되고 있다. 우리 몸에도 장내세균이나 피부 상재균에 기생하는 바이러스의 수는 엄청 많으며 그중 일부는 건강을 유지하는데 영향을 줄 수도 있다고 알려져 있어 사실상 우리는 바이러스에 둘러싸여 바이러스와 함께 살고 있다고 할 수 있다.

한편 착한 박테리아는 병원균과 기생충으로부터 숙주를 보호하고 나쁜 박테리아는 독소를 분비하여 염증, 질환, 우울증 등을 일으켜 숙주가 자신이 원하는 음식물을 섭취하도록 유도하거나 비만을 조장한다.

지구는 미생물로 이루어진 행성이다. 작은 미생물을 다 모으면 지구상 모든 생물체를 합한 것보다 많으며 훨씬 무겁다. 세상에 사는 대부분의 바이러스는 주로 박테리아만을 공격하는데 수십 억 년에 걸쳐 바이러스와 미생물은 전쟁을 치르며 서로를 물리칠 무기를 진화시켜 왔으며 지금도 전투는 계속되고 있는 중이다.

미생물은 날씨와 기상에도 영향을 미치는데 엄청난 양의 미생물은 허리케인 같은 바람을 타고 올라가 권운을 형성하거나 눈이 되는 얼음 알갱이를 형성하거나 응집하는데 도움을 주기도 한다. 미생물은 영양분의 재활용과 오염 물질 분해에 영향을 미칠 뿐만 아니라 우리 행성의 날씨와 기후에도 영향을 미치고 있는 것이다.

미생물은 지구를 생명이 살 수 있는 행성으로 만든 일등공신이다.

유출된 기름을 분해하여 영양분으로 변화시키고 대기 중의 불활성 질소를 동물과 식물에 필요한 유리질소로 변환하거나 고정시켜 주는 중요한 역할을 수행한다.

우라늄이 물 분자와 분리될 때 발생하는 에너지를 이용해 생존하는 세균도 있으며 독성물질인 금 이온을 특별한 단백질을 이용하여 불활성물질인 금속으로 전환하여 금을 침전시키는 역할도 하는 보이지 않는 연금술사이다. 데이노코쿠스 라디오듀란스(*Deinococcus radiodurans*)는 방사능 폐기물에서도 살아가는 지구상에서 가장 강인한 박테리아이다.

박테리아들은 단체생활을 하는데 바이오필름(biofilm)을 형성하면서 서로 돕는다. 이와 같은 생물막은 여러 겹의 젤라틴 층을 만들어 지나친 건조나 과도한 열 또는 항생물질과 같은 독성물질의 공격으로부터 박테리아를 보호하는 역할을 한다. 이들은 주로 공동체를 형성해 안정적으로 생활하는데 서로의 능력을 결합시켜 공동의 이익을 이끌어 내는 특징을 가진다.

우리 몸에는 대략 1만종이 넘는 미생물이 서식하는데 모두 해로운 것은 아니며 해를 끼치는 미생물은 아주 적다. 미생물은 오랫동안 우리 몸과 중요한 관계를 맺으며 살아온 것이다.

북아프리카인은 장 질환인 이질이나 설사기가 있으면 낙타 똥을 조금 먹는데 그 이유는 낙타 똥에는 고초균(*Bacillus*)이 많이 들어있기 때문이다. 고초균은 사람의 장에 들어가면 그곳에 서식하는 유해 미생물을 사멸시키므로 이질을 유발하는 병원균 제거가 가능하다고 한다.

한편 생태계에는 동족의 똥을 먹는 동물이 매우 많다. 새끼 토끼는 어미 똥을 먹는데 새끼는 장내 핵심 미생물 군을 확보하려고 어미의 똥을 먹어 음식물을 소화시키는 능력을 확보하게 된다. 동물이 자기 종족뿐만 아니라 다른 개체의 똥을 먹는 것도 다양한 세균을 확보하기 위한 수단일 수도 있다.

2. 미생물의 종류

미생물에 대한 특징을 살펴보면 박테리아와 고세균(古細菌)은 외양이 비슷해도 두 집단이 속한 미생물은 유전적, 생화학적으로 완전히 다른 것으로 알려졌다.

그람염색은 특정한 박테리아에서만 색이 나타나는데, 색이 나타나는 박테리아를 그람양성균, 색이 나타나지 않으면 그람음성균으로 확정한다. 이 둘은 해부학적으로 구분되는데 모든 세포들은 세포막이라고 하는 조직적인 한 겹의 지질층으로 둘러싸여 있지만, 그람음성 박테리아는 외부 세포막을 하나 더 가지고 있다. 이 세포막은 그람음성 박테리아를 주변의 유독물질로부터 강력하게 보호해주게 되는데 이 박테리아들은 특정 항생제에 1,000배 이상의 저항성을 갖고 있는 것으로 알려졌다.

이중세포막 구조는 그람음성 박테리아에 독특한 능력을 부여하는데 이중세포막으로 인해 막 사이에 '원형질막 공간(periplasm)'이라는 소화공간 역할을 하는 부분이 생겨난다. 외막을 지나 원형질 막 공간으로 들어오는 큰 분자들을 여기서 세포막을 지나 세포에 양분이 될 수 있는 더 작은 분자로 소화된다.

염색에 차이가 있는 이유는 세포를 덮고 있는 층, 세포벽의 차이 때문이다. 그람양성 박테리아의 더 두껍고 화학적으로 복잡한 세포벽은 염색이 가능하지만, 더 얇은 그람 음성균의 세포벽은 염색되지 않는다. 그람음성 박테리아 중 하나인 남세균(藍細菌, cyanobacteria)은 광선이 있는 곳이라면 어디에나 존재하는데 이들이 자라고 번성하는데 필요한 것은 햇빛과 공기, 몇 가지 무기물만 있다면 생존이 가능할 정도로 생존력이 뛰어나다. 남세균은 지구의 진화에서 가장 핵심역할을 했는데 선조 진핵세포에게 사로 잡혔던 박테리아가 남세균이며 이 박테리아는 식물 안으로 들어가 광합성 능력을 물려주게 되고, 이 사건을 통해 지구상에는 식물계가 생겨나게 되었다. 그리고 남세균이 가진 광합성 능력의 부산물로 지구 대기에 산소가 생기게 되었으니 남조류라고도 불리는 남세균은 사실상 오늘날의 생명체로 가득한 지구를 만든 일등 공신이다.

1) 가장 오래된 세균, 고세균

고세균을 특별하게 만드는 놀라운 생화학적 특성 및 다른 성질들은 세포막의 화학적 구성은 다른 미생물의 세포막 구성과 근본적으로 다르며, 리보핵산을 만드는 핵심 효소의 구성도 다르다. 고세균에는 메탄가스를 만드는 세균인 메탄생성균이 포함된다. 소는 첫 번째 위에 메탄 생성균이 있어 메탄을 트림으로 배출하며, 일반 동물의 장에서는 메탄을 생성하여 방귀로 배출한다.

고세균은 생물계에서 생태적으로 강인하며 생존능력이 탁월한 것으로 알려져 있다. 몇몇은 물이 끓는 온도를 넘어서는 약 113℃에서도 번성하고, 어떤 것들은 포화 소금물 용액에서도 아무런 지장없이 살아간다. 어떤 세균들은 동물의 위장 같은 산성 환경(pH1)에서 발견되기도 한다. 그러나 고세균은 진정세균과 달리 사람이나 동식물에게 질병을 일으키는 것은 없다. 초기 지구와 비슷한 극한의 환경에서 고세균을 많이 찾을 수 있으므로 이들은 초기지구에 최초로 출현했던 세균으로 추정되고 있다.

2) 진핵생물

진핵생물에는 버섯, 곰팡이, 효모 등의 미생물이 포함되며 균류는 환경에서 중요한 역할을 하며 낙엽의 주요 분해자이다. 균류는 식물의 주요 병원체이지만 동물에게는 별로 피해를 주지 않으며 동물의 주요 병원체는 박테리아와 바이러스이다.

3) 바이러스

바이러스는 세포로 이루어지지 않으며 DNA나 RNA 중 하나의 서열에 저장된 유전정보를 단백질로 싸고 있는 덩어리에 불과하다. 박테리오파지(bacteriophage)는 늘 박테리아에 죽음만을 야기하는 적이 아니다. '유전자 전달'을 통하여 어떤 박테리아의 유전자 정보를 다음 세대의 박테리아로 전달하여 유전물질의 배달부 역할도 수행한다.

바이러스성 핵산이 세포에 들어가면, 즉 바이러스 숙주세포를 감염시키면 저장되어 있던 정보가 세포로 들어가 더 많은 바이러스를 만들어 낸다. 가끔은 숙주세포를 파괴하거나 죽이기도 하고, 가끔은 숙주에 별 피해를 입히지 않은 채 머물기도 하지만 바이러스는 궁극적으로 기생생물이다.

바이러스 입자, 즉 바리온(varion)은 그 꼬리를 박테리아 세포 표면에 붙이고 세포 안으로 DNA를 주입하여 바리온의 DNA만이 세포 안으로 들어가고, 나머지 부분은 세포 표면에 빈 껍질처럼 밖에 남게 된다. 바이러스는 복제를 하기 위해 숙주세포를 감염시키고 나서 분해된다. 바리온 자체는 활동성이 없고 스스로 대사활동을 하지 못해 세포를 감염시키지 않고는 복제도 할 수 없다. 세포가 감염되고 초기 감염 후 20분 만에 파지 한 개가 200개로 증가한다.

3. 미생물의 성장과 공생

보통 박테리아는 이상적인 상태에서 세포가 두 개로 분열하는 과정을 단 15분 만에 완성한다.

영양분 획득은 영양분을 세포 안에 농축시킴으로서 영양분이 극히 적은 환경에서도 살아갈 수 있게 만든 것으로 에너지를 제조하는 공정이다. 영양분 처리는 원료를 획득하고 나면 영양분은 세포 안에서 화학반응을 일으키는데 필요한 물질로 전환시킨다. 새로운 세포를 만드는 데는 불과 12개의 대사전구체라는 유기화합물만이 필요할 정도의 간단한 과정으로 이루어진다.

몇몇 원핵생물은 독특한 세포벽을 만들기 위해 펩티도글리칸이 필요하다.

고분자 구성 물질을 만드는데 있어 인간과 달리 대장균은 아미노산 20개를 모두 만들 수 있는데 그것은 필요한 효소를 모두 다 갖고 있기 때문이다. 그러나 인간에게 이 효소는 여러 개가 빠져 있어 겨우 열 개의 아미노산만 만들 수 있기 때문에 다른 10개는 음식을 통해 섭취해 하는데 이것을 필수 아미노산이라고 부른다. 세포의 고분자는 주로 단백질, 핵산, 다당류와 지질이 포함된다.

고분자 합체 과정에서 세포는 여분의 에너지를 ATP라는 탁월한 화합물 형태로 저장하는데 세포 안에서 에너지는 그대로 ATP의 형태로 저장된다.

식물은 공기 중의 이산화탄소로부터 대사전구체를 만들고, 광합성을 통해 대사에너지를 얻게 되는데 빛과 물에서 대사에너지와 산소를 얻는다. 밤에는 낮 동안 축적한 유기영양분 일부를 사용하여 유기호흡을 하게 된다.

미생물에서 추출한 효소는 세척력을 높이기 위해 세탁용 세제에 많이 쓰이고 있다. 미생물에서 추출한 리파아제는 불용성 지방과 기름을 분해하여 수용성 분자로 만들어 기름얼룩을 제거하며, 프로테아제는 막대균이나 고초균(枯草菌, *Bacillus subtilis*), 바실러스 리케니포르미스(*Bacillus licheniformis*)에 속한 균에서 추출한 것들로 핏자국 같은 단백질을 수용성 단백질로 분해하여 씻어낸다. 누룩곰팡이, 아스페르길루스 니제르(*Aspergillus niger*)와 다른 균류에서 추출한 펙티나아제는 식물 벽을 구성하는 펙틴을 분해한다. 자일로스(xylose, 木糖)는 식물의 세포벽을 이루는 주요 요소인 헤미셀룰로오스의 구성성분으로 자연계에 풍부하여 포도당을 과당으로 바꾸는 미생물 효소가 자일로스를 또 다른 당분인 '자이울로스'로 전환시킨다.

미생물에게 동물의 내장은 세균의 생존에 적합한 매력적인 장소이다. 지독한 배설물의 냄새는 박테리아가 발효작업을 수행하면서 만들어 낸 부산물로서 전혀 더러운 것이 아니다.

흰개미는 장 내에 세균이 서식하면서 목질 등의 분해와 이를 통해 영양분을 생산하는데 항생제를 투입하면 개미의 세균총인 장내 플로라(flora)가 소멸되면서 개미집의 개미들과 낯선 개미들을 서로 구분하지 못하게 되어 동종교배를 하게 되는 것으로 알려져 있다.

한편 곤충 등은 같은 먹이를 먹으면서 접촉하는 무리는 서로의 미생물을 전달하게 되어 미생물 집단의 구성이 비슷해진다. 구성된 집단은 집단 특유의 냄새를 만드는데 이것이 '페로몬(pheromone)'이라는 화학물질로서 곤충 간 정보전달과 신호의 기능을 수행한다.

곤충의 먹이는 식물 수액, 혈액, 나무, 부식토 등이 전부일 뿐이지만 생존에 필요한 주요물질을 박테리아가 이들을 분해하여 먹이로 제공한 덕분에 아미노산 등 영양물질의 결핍 없이 생존할 수 있다.

인간에 비해 야생 원숭이는 훨씬 더 다양한 장내 미생물 가지는데 인간은 지방과 탄수화물이 많이 함유된 '정크푸드(junk food)'를 섭취하고, 항생제를 복용하면 장내 미생물 군체가 변화하게 된다. 그 결과 내장 벽이 엉성해져 병원성 박테리아가 쉽게 침투할 수 있는 환경이 조성된다.

곤충은 새끼에게 자신의 유전자를 물려주듯 대부분의 공생 박테리아도 물려준다. 인간을 비롯한 모든 동물들도 마찬가지이다.

동물 내장의 유산간균은 새끼의 몸속에서 병원체가 정착하지 못하도록 막는데, 어미의 질에서 유래하며 자신과 경쟁관계에 있는 박테리아 종을 억제하는 천연 항생물질(박테리오신)을 분비한다.

분만 후 어미의 젖에서 나오는 초유(初乳)에는 다량의 항체가 들어 있는데 초유를 먹은 연약한 새끼는 태어나 며칠 동안 생존에 필요한 보호를 받게 된다. 이 초유는 새끼보다는 장내 세균을 배양하기 위한 것으로 볼 수 있다. 생후 몇 개월 동안 숙주와 미생물 간의 건강한 공생을 위한 기반이 마련되지 않으면 숙주는 생존할 가능성이 아주 낮아진다. 이는 수중에서 양식되는 어류나 패류 등 양식생물도 마찬가지라고 할 수 있다.

녹색 이구아나 새끼가 흙을 먹는 것은 흙 속에 있는 미생물을 흡수함으로써 장내 플로라를 얻고 보충하기 위한 것이고 나이 많은 동물이 배설한 똥을 먹기도 한다. 오래 생존한 동물의 배설물에 풍부하게 들어있는 미생물이 나뭇잎을 소화하는데 필요하기 때문이다.

어패류에서도 오래 키운 건강한 성어나 성패의 장에 존재하는 미생물들을 인공적으로 배양하여 어린 치어나 치패가 필요한 우량 미생물들을 제공해 줄 수 있다. 동족 미생물과의 만남과 접촉은 착한 미생물을 서로 교류하게 하고, 이런 미생물을 쉽게 얻을 수 있도록 작용을 한다.

장내 박테리아는 다양한 신경활성물질 생산한다. 세로토닌(serotonin), 감마 아미노산 등 주요 신경전달물질을 생산하는데, 숙주의 체내에 미생물에게 필요한 영양분이 충분하지 않으면 장내 박테리아는 독소를 분비하여 염증, 질환, 우울증, 통증을 일으키게 된다. 따라서 심하게 우는 아기의 내장에는 젖산균이 드물고, 대장균과 폐렴간균 등이 많다는 연구 결과가 있다.

식물과 미생물도 서로 도움을 주고받는다. 나무들은 미생물의 도움으로 공기 중 질소를 고정하여 뿌리로 흡수하여 생활하는데 미생물과 식물이 타협하여 공생관계를 유지한다. 식물은 공기 중 질소를 공급받는 대가로 미생물이 잘 살아갈 수 있는 환경과 필요한 영양분을 제공한다.

콩과식물의 뿌리 혹 박테리아들을 '식물생장촉진 뿌리 박테리아'라고 한다. 대표적인 미생물로는 *Paenibacillus polymyxa* 가 있는데 질소 고정은 물론 식물성장 호르몬, 병해충 방제, 천연 항생제 등 식물에게 유익한 물질을 생산하여 성장촉진과 면역기능 향상에 기여한다.

식물과 동물을 포함한 진핵생물의 '공진화(coevolution, 共進化)'는 미생물의 도움으로 이루어졌다. 지구상에 존재하는 모든 생물과 미생물은 공생관계를 형성하면서 서로 영향을 주며 진화해 나가는 공진화를 통하여 생존하고 발전되어왔다.

많은 원시적인 동물들도 미생물이 없었다면 먹이의 소화를 전혀 할 수 없어 생존할 수 없었을 것이다. 해면동물은 포배의 단계에서 발달이 멈춰 배엽이 형성되지 않은 무 배엽성 동물로서 진정한 조직은 없는 극히 원시적인 동물이다. 해면동물에는 남세균 서식하는데 숙주가 필요로 하는 에너지의 50% 이상을 공급하고, '동정세포(choanocyte, collar cell)'라는 미생물 집단이 섭식과 소화의 역할을 담당함으로써 공생을 통해 생존을 이루어 나간다.

해면동물은 약제로 가득한 보물 상자로서 에이즈 치료에 사용되는 항바이러스성 '아지도티미딘(AZT, azidothymidine)'이 개발된 바 있다. 해면동물 속에 들어있는 항균물질은 수중 박테리아는 죽이지만, 자신의 공생체인 세균은 죽이지 않는 선별적 항생제로 알려져 있다.

대부분 곤충의 장에도 세균이 공생하고 있으며 꿀벌의 내장에도 박테리아 집단 9종이 서식한다. 바퀴벌레에도 박테리아가 서식하는데 곤충 모두가 10~100종의 특수박테리아를 가진다. 대다수 곤충들은 박테리아 종과의 긴밀한 결합을 통해 새로운 영양원을 확보하며 일벌의 경우 항생제를 투여하면 세균이 만드는 영양분을 섭취하지 못해 모두 사멸하게 된다.

초식동물은 잡초의 세포벽과 나무의 난분해성 섬유소를 분해할 수 없어 영양분을 공급하지 못하지만 장내 미생물로 인해 필요한 에너지를 얻을 수 있다. 초식동물의 반추위에 사는 플로라의 절반은 원생동물인 섬모충류, 다른 절반은 약 200종에 달하는 박테리아로서 원생동물은 박테리아를 잡아먹음으로서 박테리아의 개체수를 조절하는데 아프리카 초원의 초식동물의 개체수를 조절하는 사자 등과 같은 최종 소비자의 역할을 수행한다.

흰개미가 섭취하는 것은 나무의 섬유소로서 내장에서는 강한 혐기성 편모충인 원생동물 발견되었는데, 이들은 향후 섬유소를 분해하여 에너지원으로 사용하는 바이오 연료 생산에 중요한 역할을 할 것으로 기대된다. 흰개미의 내장에 기생하는 수많은 박테리아와 아케아(고세균, Achaebacteria) 군집은 흰개미를 위해 영양분을 생산하고 있으며, 박테리아가 없다면 박테리아를 먹고 사는 원생동물은 물론 흰개미도 생존하지 못하게 된다.

박테리아는 식물에도 모든 부위에 서식하는데 식물 내부에도 서식하는 것으로 보고되고 있으며, 식물은 공생 박테리아가 생산한 식물호르몬의 도움을 받아서 성장하고 벌레를 퇴치하는 무기인 피톤치드(phytoncide)와 같은 방향성 물질을 분비하기도 한다.

4. 생존의 필수적 존재, 미생물

만약에 미생물이 존재하지 않았다면 초식동물은 굶어 죽는다. 왜냐하면 장내 미생물이 없으면 섬유질을 분해할 수 없어 영양분을 공급받지 못했을 것이기 때문이다. 또한 귀찮기만 한 존재인 흰개미와 같은 곤충이 사라진다면 이들을 통해 단백질을 섭취하는 동물은 사라지게 될 것이며 우리 생태계의 한축이 붕괴될 것이다. 이렇듯 징그럽기만 하다고 여겨지는 곤충은 동물들에게 훌륭한 단백질 공급원이면서 식물을 분해하는 중요한 역할도 수행하는 소중한 존재들이다. 곤충에게 세균이 없었다면 먹이에 결핍된 영양소를 보충할 수 없으므로 진딧물, 매미 등 식물의 수액만을 빨아먹는 곤충은 모두 멸종하게 되었을 것이다.

현미경적인 와편모조류와 다양한 세균에 절대적으로 의존하는 원시적인 동물인 산호는 세균이 존재하지 않는다면 영양섭취가 어려워져 사멸하게 되는데 해양의 적조를 발생시키는 원인도 세균과 밀접한 관계를 있을 것으로 추정되고 있다.

미생물이 없었다면 인간사회는 쓰레기가 산더미처럼 쌓이고 가축사육이 불가능했을 것이며 질소를 공급하는 미생물이 없었다면 농작물 재배가 심각한 타격을 받아 지구는 비참한 기아상태를 맞이하게 되었을 것이다. 결국 미생물이 사라지면 지구 생태계의 먹이사슬은 최종적으로 붕괴되고 결국 인간마저도 생존할 수 없는 세상이 될 것이다.

미생물은 미완성 상태인 생물체를 완성시키는데 결정적인 역할을 한다.

최근 실험동물로 많이 쓰이는 제브라 피시(zebrafish) 등 특정 어류들을 무균상태로 사육하면 생존은 하지만 매우 허약한 상태가 되는데 세균을 보충해 주어야만 정상적으로 성장할 수 있다. 장내 미생물이 없다면 소화관이 발달하지 않고 융모가 짧아지며, 내벽에 균열이 생기며, 혈관망이 엉성해지며, 장 표면의 복구가 느리게 된다. 이것은 정상 미생물총을 보충하여 해결될 수 있으므로 세균의 존재가 얼마나 중요한지 알 수 있다.

무균동물은 야생 환경에서는 당장 죽지는 않더라도 오래 살 수는 없고 미생물과 함께 살아가야만 훨씬 더 건강하고 튼튼하게 자랄 수 있을 것이다.

공생이란 자신의 주요 기능 중 일부를 다른 종에게 아웃소싱을 주는 것이다. 동물이 지구상에 처음 등장했을 때 이미 미생물은 수십억 년 동안 꾸준한 진화를 통해 발전하고 번식해 오면서 원주민으로서 지구를 지배하고 있었던 것이다.

해면동물은 깃편모조류(*Choanoflagellata*)의 다세포 군집이라 할 수 있는데, 이 깃편모조류에 공생하는 한 종의 세균에 의해 깃편모조류의 로제트(rosette, 다세포 군집)를 복구한다고 알려져 있다. 그 요인은 세균이 분비하는 '지질 유사분자'로 알려지고 있다.

일부 패류의 부착기 유생들은 부착기질 표면에 붙어 세균과 접촉하면서 부착과 변태를 하게되며 홍합, 따개비, 멍게, 산호, 굴 등은 바이오필름의 차이가 부착여부를 결정하게 된다고 한다. 바이오 필름은 고형표면이 존재하는데, 미생물 생존에 필요한 충분한 영양소를 함유하여 미생물의 생존력을 높여주는 보호막의 역할을 한다. 해양의 균괴(菌塊) 또는 Detritus(유기퇴적물)도 일종의 바이오필름으로서 초기 어패류 유생이나 치어에게 초유(初乳)와 같은 귀중한 역할을 하게 된다.

많은 동물의 취선에는 세균이 존재하는데 세균은 지방과 단백질을 발효 분해하여 페로몬과 같은 냄새분자를 형성한다. 이집트 땅 메뚜기의 장내 미생물은 페로몬의 일부를 만들어 의사전달을 함으로써 메뚜기 떼를 형성케 한다고 한다. 격렬한 스포츠인 미식축구를 하는 두 팀의 선수들은 경기하는 동안 피부미생물을 공유하여 일시적으로 같아지기도 한다고 한다.

부모와 자녀가 같은 공간에 생활하다보면 미생물이 자연스럽게 전달되어 시어머니와 며느리 혹은 딸이 같은 종류의 세균을 공유하게 된다. 음식의 '손맛의 비밀'은 알고 보면 집안 대대로 내려오는 특정 미생물이 만드는 맛이라고 할 수 있다. 타인과 악수하면 그에게서 받은 미생물을 또 다른 타인에게 전달하게 되는데 우리는 부지불식 간에 공기처럼 느끼지 못하는 가운데 세균과 자연스럽게 접촉하고 있으며 모든 사회생활이나 가정생활도 알고 보면 상호간에 균을 주고받는 관계로 형성되어 있다.

강장동물, 히드라는 피부나 껍데기도 없고 보호막이 전혀 없어 취약한 환경에 노출된 엉성한 상피조직에 불과한데도 세균들의 감염에 시달리지 않는 이유는 이들이 독특한 고유 미생물 군집을 보유하여 외피를 보호하고 있기 때문이다.

모든 생물은 미생물이라는 믿음직한 동반자와 힘을 합칠 때 가장 성공적인 생존이 보장될 수 있다. 우리 주변의 흙과 물, 동물과 식물 등은 잠재적인 미생물 동반자들의 거대한 보물창고이며 이곳에서 우리는 다양한 미생물을 공급 받는다.

아쿠아리움 수족관에서는 수질을 깨끗하게 유지하기 위해 3시간 간격으로 환수하는데 환수량을 반으로 줄인 결과 수질상태와 동물들의 건강은 오히려 향상되었다고 한다. 우리가 알아야 할 것은 미생물을 죽이기 위한 살균·소독은 양식생물에게는 가혹행위이지 배려가 절대 아니라는 점이다.

5. 우리 몸의 방어기작

미생물은 진화과정에서 우리 몸에 들어와 공생하면서 숙주를 보호하기 위해 양성된 것이라고 볼 수 있다. 이들 착한 미생물들은 나쁜 미생물과의 전쟁터에서 신호분자들을 대량으로 방출하여 면역세포들을 전투 현장으로 집결시키는데 이를 염증(inflammation)이라 한다. 염증은 병원균의 침범에 의해 수가 대폭 늘어나는 것에 대처하여 우리 몸이 보이는 현상으로서 염증은 외부 미생물에 대해 스스로를 지키려는 생명의 보호본능이다.

면역은 선천면역과 후천면역이 있는데 선천면역은 선천적으로 갖고 태어나 미생물을 포함한 여러 자극에 동일한 세포와 분자들이 반응하는 것이다. 반면 후천적 면역은 수많은 생명체들 중 한번 침투했다 나간 것을 기억해 방어하는 것을 말한다.

모든 세균은 없애야만 하는 존재가 아니라 세균은 우리와 DNA를 공유하는 또 하나의 생명체로서 공존해야 하는 존재라고 생각을 바꿀 필요가 있다.

우리 몸이 스스로를 방어하는 시스템은 '세포간 결합'을 통해 피부는 각질층을 두껍게 해서 단단한 보호막을 친다. 그리고 단단한 세포간의 결합조직 위에 항균물질을 코팅하는데 구강 점막은 타액으로, 장이나 기도의 점막은 '뮤신(mucin, 탄수화물 코팅에 의해 둘러싸여진 당단백질로 점액의 점성을 주는 물질)'이라는 점액으로 코팅되어 있고 뮤신에는 다양한 항균물질을 포함하는데, 침에는 라이소자임(lysozyme)이나 면역 글로불린(globulin) 같은 성분이 있어 외부 미생물을 방어하는 작용을 하게 된다. 또 다른 방법은 공존하는 유익세균을 번식시켜 다른 유해세균이 점막에 부착하는 것을 막고 독성물질(박테리오신)을 만들어 병원균을 죽인다. 점막의 표면에 수많은 방어수단들이 있는데 장 주위에는 대식세포를 비롯한 수많은 면역세포들이 항상 대기하다가 미생물이 침입하면 즉각 출동하여 처리하게 된다. 방어수단이 상주하는 부위에는 미생물을 파악하기 위한 수색대가 조직되는데 림프조직은 점막에 침입한 미생물이 혈관에 들어오기 전 사전에 차단하는 역할을 한다.

6. 미생물(microorganism)의 생존방식

우리 몸에 사는 미생물 가운데 세균만 해도 39조개로 추정된다. 미생물은 빠르게 변하는데 대장균은 20분마다 한 번씩 분열하며 이때 DNA 복제가 일어나고 그때마다 돌연변이가 일어날 수 있다. 대장균의 한 세대는 20분이며 인간의 한 세대인 30년은 세균의 20분에 해당된다.

끊임없이 천적인 바이러스의 침투를 받는 세균은 '경계해야 하는 부분'을 기억하기 위해 바이러스 유전자 자체를 자신의 유전자 안에 집어넣어 기억하고 다시 똑같은 바이러스가 침입하면 '크리스퍼 CAS 9 가위'라고 하는 무기로 침입한 바이러스를 퇴치함으로써 생존하게 된다.

항생제라는 치명적인 환경에서 살아남은 세균들은 생존하는 동안 획득하고 보존한 항생제 내성 유전자를 이웃 세균들에게 사이좋게 나누어 주어 항생제에 대한 내성을 획득하게 된다. 먹이가 극도로 부족한 환경에 사는 세균은 한정된 먹이에서 최대로 영양분을 추출하는 유전자를 서로 나누어 가지며, 인간의 장처럼 먹이가 풍부한 환경에 사는 것들은 불필요한 유전자를 퇴화시켜 유전자의 크기를 줄이는 구조조정을 한다.

각 부위에 살아가는 미생물의 종류는 다르지만 전체적으로 보면 비슷한 기능을 한다. 한 종의 역할을 다른 종이 대신하기도 하여 미생물 생태계가 훼손당해도 다시 원상 복구되는 탄력성을 가지게 된다.

특정 부위에 사는 미생물의 종류가 다르더라도 단백질의 생산이나 에너지 대사와 같은 전체적인 기능은 비슷해지는데 이 세균이 없으면 저 세균으로 역할을 하는 방식으로 이가 없으면 잇몸으로 대신하는 방식이다. 우리 몸 속 미생물은 이와 같은 '중복성'을 통해 항생제를 포함한 치명적인 환경악화에도 다시 미생물 생태계를 복구하는 놀라운 창조력을 발휘한다.

7. 우리 몸 속 미생물의 역할

바이오필름 안의 미생물들은 끊임없이 영향을 주고받는데 미생물과 숙주도 지속적인 상호작용을 하며, 공진화를 통해 윈-윈하는 전략을 택하여 왔다.

장 미생물은 식이섬유를 소화해 뷰티릭산(Butyric acid, 낙산, 酪酸)과 같은 '단쇄지방산(單鎖脂肪酸)'을 만들어 지방세포가 에너지원으로 쓰이게 한다. 장 미생물은 비타민 B와 K를 합성하고, 외부에서 들어오는 약이나 독성물질을 분해하기도 하고, 담즙산의 대사에 중요한 역할을 한다.

세균들의 '경쟁자 죽이기'의 방식은 박테리오신(bacteriocin), 마이코신(mycosin, chitosan)등이 있으며 우리 몸의 세포와 세균은 끊임없이 경쟁과 공존의 줄다리기를 벌이고 있다.

백혈구뿐만 아니라 우리 몸의 모든 세포들은 세균을 죽일 수 있는 항균물질을 분비한다. 침이나 땀에도 항균물질이 포함되는데 독버섯이 독을 통해 자신을 보호하고, 뱀과 벌이 독을 통해 자신을 보호하는 것과 비슷한 원리라 할 수 있다.

미생물끼리도 경쟁을 하는데 먹을 것과 정착할 곳을 두고 경쟁하며 심지어 다른 세균을 죽일 수 있는 독성물질을 분비해 상대를 제압하고 자신을 보호하기도 한다.

세균을 잡아먹는 바이러스는 우리 몸 세포를 침범하는 바이러스보다 훨씬 많다. 파지(phage)는 세균의 몸 안에 들어가 빠르게 자신의 유전자를 복제하는데 세균의 몸 안에 있는 단백질들을 이용해 자신의 몸체를 만들고 새끼 파지들을 대량으로 만들어 세균에서 방출된다. 세포벽이 파괴되면서 숙주인 세균은 사멸하고 파지들은 번식대상이 될 새로운 세균을 찾아 번식할 기회를 노린다.

파지가 공격하면 많은 세균들이 죽음을 당하지만 몇몇은 살아남는다. 살아남은 세균들은 자신을 격렬하게 공격했던 바이러스 유전자를 자신의 유전자 속으로 집어넣는데 나중에 바이러스가 침투하면 그 유전자를 읽어 기억하는 유전자와 대조하고 일치하면 그 바이러스를 잘라버리는데 이는 세균들의 살아남기 위한 일종의 '면역기능'이고, 생명의 '자기 보존능력'이라고 할 수 있다. 바이러스를 잘라버리는 세균의 강력한 무기는 '크리스퍼(CRISPR)'이라는 단백질로서 유전자 가위라는 별명을 가지는, 최근 생명과학계의 가장 뜨거운 이슈가 되고 있다.

이러한 세균이 바이러스를 물리치는 메커니즘이 이제는 인간을 바이러스로부터 구할 수 있는 신무기로 개발되고 있는 중이니 참으로 아이러니하다 할 것이다.

세균끼리는 다른 세균을 죽일 수 있는 항균물질인 '박테리오신(bacteriocin)'을 만들어 다른 세균을 억제하고 자신의 생존과 번식에 유리한 환경을 만든다. 이와 같이 우리 몸의 각 부위에 사는 상주미생물은 꾸준히 항균물질을 만들어 다른 세균을 견제하고 사멸시키면서 자신들의 집단을 번식시키기 위해 최선을 다한다.

박테리오신은 세균을 죽인다는 면에서 항생제와 같은 효과를 가지는데 박테리오신 역시 항생제처럼 세균의 세포벽을 터뜨려 죽인다. 그러나 박테리오신은 세균의 생체 내에서 합성된 단백질로, 항균범위가 좁아 특정세균에만 효과를 보이는 특징을 가지므로 의료산업보다는 식품산업에 많이 쓰인다. 박테리오신은 항균범위가 좁다는 것이 약점이면서 강점으로서 내성이 생길 가능성이 적은 특징을 가진다. 박테리오신의 대표적인 사례는 유산균의 일종인 락토코쿠스 락티스가 만드는 니신(Nisin)을 들 수 있다. 치즈를 만드는 유산균인 락티스는 우유에서 당을 분해해 유산을 만드는데 이 과정에서 치즈에 다른 미생물이 살지 못하도록 막는 것으로 니신은 인류가 가장 오랫동안 섭취해 온 천연 항균물질이라고 할 수 있다.

인간이 오랫동안 섭취해 온 유산균은 생존과 번식을 위해 박테리오신을 만들어 다른 세균을 억제하는데 그로 인해 숙주인 우리 건강에도 유리하게 작용한다.

프로바이오틱스(probiotics) 미생물은 다른 병원성 세균들이 장 점막에 붙지 못하도록 견제하는 작용을 하며 내성 위험이 없는 천연항생제라고 할 수 있다.

효모나 진균들도 항균물질(cin)을 만드는데 이들이 만드는 마이코신(mycosin)은 항생제의 원조라 할 수 있으며, 효모는 마이코신(키토산)을 통해 대장균의 성장을 억제할 수 있다.

미생물은 서로 협력하기도 하고 경쟁하기도 하는데 세균과 바이러스는 오랫동안 생존을 위한 전쟁을 벌이고 있고, 세균과 세균, 진균과 세균 사이에서도 생존과 번식을 두고 경쟁과 전쟁이 벌어진다.

지구상 어느 곳도 미생물로부터 자유로운 곳은 없으며 우리 몸속에도 수많은 미생물이 존재한다. 미생물은 보이지 않는 지구의 주인이며, 보이지 않는 생명의 관리자이며 우리의 생명과 건강에 영향을 미치는 수호자의 역할을 보이지 않는 손을 통해 묵묵히 수행한다.

8. 항생제와 세균

항생제가 몸에 들어오면 장 미생물 총 생태계는 엄청난 타격을 받는데 나쁜 박테리아뿐만 아니라 착한 박테리아까지 무차별 공격을 한다. 설사 항생제를 끊더라도 장 미생물총 생태계가 어느 정도 회복해도 절대 처음 상태로 돌아가지 않는다.

세균이 항생제 내성은 가지는 방법은 세균은 '플라스미드(plasmid)'라는 곳에 항생제 내성에 대한 유전정보를 보관한다. 플라스미드는 박테리아 DNA와 따로 존재하면서 스스로 복제가 가능한 여분의 DNA로서, DNA가 가지지 못한 기능을 수행하는 유전정보를 따로 보관하는 것이 가능하여 박테리아 간의 항생제 내성 교환을 효율적으로 돕는 역할을 한다.

플라스미드를 통해 인접한 박테리아에게 항생제 내성을 전달하고, 새로운 내성은 다른 균으로부터 받는 과정을 수십 년간 반복한다.

항생제는 세균에게 충격과 공포를 안겨주는 물질로서 원하는 미생물과 원치 않는 미생물을 가리지 않고 무차별적으로 살상하며 마이크로 바이옴(미생물 생태계)이 거의 정상으로 회복된 뒤에도 영향력은 오랫동안 지속된다.

세균이 없는 청결한 세상은 행복한 세상일까?

우리는 세균 없는 세상이 사실은 지옥이라는 사실을 모르고 세균은 꼭 필요한 존재라는 사실을 모른 채 오랫동안 세균을 없애 청결하게 하는 데만 노력해왔다. 항생제의 타깃이 되는 세균으로서는 항생제의 투입은 평화로운 공동체에 핵폭탄이 떨어지는 것이나 다름없을 것이다. 혹독한 환경에서 겨우 살아남은 세균은 내성을 업그레이드하여 자신의 유전자를 주변에 퍼뜨림으로서 항생제에서 살아남는 비법을 만방에 알리게 된다.

페니실린은 박테리아 세포에서 우리 세포에 없는 핵심적인 부분을 공격해서 죽이는 특징을 가지는데 주된 목표물은 펩티도글리칸(peptidoglycan)이다. 좀 더 정확하게 박테리아의 세포벽을 기본골격을 구성하는 펩티도글리칸 형태의 뮤레인(murein)이다. 펩티도클리칸이 손상되면 박테리아 세포가 터지게 된다. 대부분 박테리아들은 내부 삼투압인 팽압을 갖고 있는데 강력한 방어막으로 막아주지 않으면 터져버릴 수 있다. 펩티도글리칸은 박테리아 세포주변으로 팽압을 견딜 수 있을만큼 강한 벽같은 방어막을 형성한다.

페니실린은 이 펩티도글리칸의 벽을 훼손시켜 세포의 팽압을 견딜 수 없도록 벽을 약화시키는 작용을 한다. 페니실린의 작용이 탁월하며 널리 쓰이는 데도 다른 항생제가 필요한 이유로는

1) 페니실린은 몇몇 박테리아에서 세포벽까지 도달하지 못하며 수많은 그람음성 박테리아의 외벽을 뚫지 못하고, 결핵균과 같은 균의 단단한 바깥층을 뚫지 못한다.

2) 페니실린이나 다른 항생제의 공격에 저항성을 가지는 새로운 박테리아 균주

가 출현하기도 한다.

박테리아가 항생제 내성을 얻는 방법은 3가지로서

첫째, 세포 내부에서 항생제를 펌핑해서 방출시키고, 둘째, 항생제를 화학적으로 전환하여 비활성화시키고, 셋째, 자기 안에 있는 항생제의 목표물을 바꾸는 것이다.

스트렙토마이신은 페니실린과 달리 그람음성 박테리아와 결핵균에 모두 활성이 있다는 장점이 있는데, 방선균인 스트렙토마이세스 그리세우스(*Streptomyces griseus*)로 만들어진다. 에리스로마이신과 클로람페니콜은 DNA와 RNA를 전사하는 박테리아 효소를 비활성화시키는 특징을 가진다.

9. 항생제 내성

항생제 내성은 주로 두 가지로 퍼지게 된다.

1) 내성을 획득한 박테리아는 분할 및 증식을 통해 유전자 유지하는 수직전파
2) 박테리아가 상호 접촉을 통해 항생제 내성 유전자를 주고받는 수평전파

미국의 영구 동토 층에서는 3만 년 전 박테리아에서 항생제 내성 유전자가 발견되었다고 하니 박테리아의 항생제 내성의 역사는 우리가 상상하는 것보다 상당히 오래되었다고 할 수 있다.

축산분야에서 가축에게 주는 항생제는 질병이 치료될 만큼 충분한 양보다 적은 양의 항생제를 투입하는데, 그 이유는 저 용량의 항생제를 처방함으로써 오히려 성장촉진 효과를 얻는다고 알려져 있다. 특히 닭에서는 치킨용으로 35일 만에 출하하기 위해서는 항생제의 투입이 필수적이라고 양계업계에서는 알려져 있다.

달걀은 어미 닭의 항문 주변에 있는 박테리아가 가득 들어있는 기관에서 나오는 박테리아로 코팅을 하게 되어 병원성 세균에 의한 알의 부패를 방지하게 된다고 하며, 아마도 모든 조류가 이와 같은 방법으로 알의 생존성을 높일 것으로 예상된다.

10. 미생물, 박멸에서 공존으로

통상 탄수화물은 맛있고, 먹기 쉽고, 소화효소에 의해 조속히 분해되어 각 세포에 신속히 에너지원으로 사용될 수 있지만 대장에 미생물 총을 구성하고 있는 장내 미생물에게는 전혀 영양소가 되지 않는다. 정제된 탄수화물을 섭취한 사람의 장에

는 유용세균의 수도 적을 뿐만 아니라 다양성도 떨어지는 특성을 가진다. 정제된 탄수화물은 우리에게는 에너지 과잉을, 장 미생물에게는 에너지 결핍을 가져오는 불균형을 초래하게 된다.

우리의 몸은 하나의 우주이면서 미생물로 가득 찬 작은 우주라고 할 수 있다. 이제 우리는 양식생물을 바라볼 때 미생물에 대해 좀 더 긍정적인 시각으로 바꿔야 한다. 수많은 미생물 가운데 나를 괴롭히는 종은 겨우 100종 정도인데 이 소수의 종을 죽이기 위해 모든 미생물을 박멸의 대상으로 삼는 것은 빈대 잡으려고 초가삼간을 태우는 격이라고 할 수 있다. 양식분야에서 마구잡이로 혹은 정기적으로 살포되는 항생제는 사육생물을 보호하는 것이 아니라 서서히 죽이는 방법이며, 오히려 건강하지 못하게 키우는 매우 어리석은 행위가 될 것이다.

제2절 작지만 아름다운 보물, 미생물

미생물은 육안으로 볼 수 없는 작은 생명체로서, 바이러스, 세균, 균류, 조류, 원생동물로 분류된다. 생명체가 살기 어려웠던 지구에 가장 먼저 출현하여 CO_2와 태양광을 이용하여 산소를 만들어 지구 환경을 변화시키고, 직접 동·식물로 진화되어 현재의 지구를 만든 것이 바로 미생물이다. 미생물은 다양한 발효식품을 만들어 인류 음식을 풍부하게 하였으며, 다양한 산업공정에 활용되고, 이제는 인류의 병과 싸우는 백신 등으로도 사용되고 있다.

가장 작은(微) 생물이지만 인류에게는 꼭 필요한 아름다운(美) 생물인 미생물은, 향후 고부가가치를 창출할 미래(未)의 보물(TRESURE)이라고 할 수 있다. ① Technology (기술발전) : 미생물은 첨단기술 개발의 주역으로서, 생명공학 연구의 유전자 조작에 활용되는 효소의 대부분은 미생물에서 유래하고, 미생물이 지닌 유전자를 식물에 삽입하여 새로운 품종도 육성하고 있다. ② Recycling (자원재생) : 미생물은 폐기물을 황금으로 바꾸는 연금술사로서, 축산 폐기물이나 하·폐수 오니 등을 친환경적으로 처리하여 메탄가스나 퇴비 등으로 재생시킨다. ③ Eco(환경보호) : 미생물은 오염된 환경의 독성물질을 분해하는 환경 치료자의 역할도 수행한다. ④ Alternative(대체 에너지) : 화석연료의 대체재인 바이오에너지는 미생물 발효를 핵심 공정으로 하며, 최근 바다 미생물인 미세조류가 새로운 에너지원으로 떠오르고 있다. ⑤ Safety(안전성) : 화학 농약의 인체 안전성 문제가 높아지면서 미생물을 활용한 친환경 농약, 비료, 사료 첨가제 등이 각광받고 있다. ⑥ Utopia(사막화 방지) : 사막의 농경지화 프로젝트의 일환으로 미생물의 활용가치가 부각되면서 미생물이 새로운 오아시스의 건축가로도 인정받기 시작했다. ⑦ Resource(유전자원) : 미래 고부가가치 성장 동력의 근원으로서 미생물 자원의 가치가 부각되고 있다. ⑧ Economic(경제적 가치) : 생물체 내에서 일어나는 다양한 생화학적 반응을 산업소재 생산에 활용하는 '생물반응시스템'에 대한 연구 개발이 증가하고 있으며, 이는 기존 화학 공정에 비해 생산 효율성을 높여주고 있다.

1. 미생물 이야기

미생물(微生物, microorganism)이란 육안으로 볼 수 없는 아주 작은 크기의 생물체를 의미한다. 일반적으로 현미경으로만 볼 수 있는 마이크로미터(㎛, 10^{-6}m, 백만분의 1미터)이거나 더 작은 크기를 가진 생물체이다. 사람들은 대체로 해로운 생물체로 인식하고 있으나, 실제 해로운 종류는 1% 미만의 극소수에 불과하다. 이와 같이 이로운 종류가 훨씬 많을 뿐 아니라 생태계에서 다양한 기능을 담당하고 있어 동물은 물론 식물 까지도 포함하는 모든 생물은 미생물 없이는 생명체의 생존이 절대 불가능하다.

미생물은 외형과 크기에 따라 바이러스, 세균(고세균과 진정세균), 균류, 조류(藻類), 원생동물의 5가지 종류로 분류할 수 있다.

바이러스는 가장 작아 나노미터(10^{-9}m, 10억분의 1미터) 정도이며, 가장 잘 알려진 종류인 세균(박테리아)은 마이크로미터 단위의 크기이다.

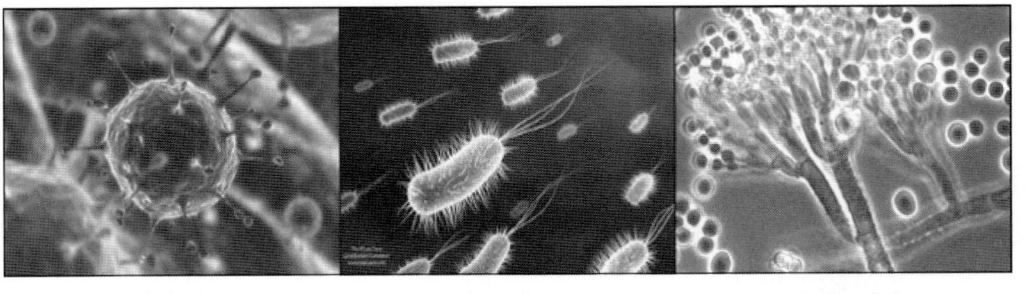

바이러스　　박테리아　　푸른곰팡이

그림 1. 미생물의 종류와 형태

균류는 술이나 발효음식을 만드는 주역으로, 단세포인 효모, 다세포인 곰팡이, 거대균류인 버섯을 포함한다.

조류(藻類)는 광합성 능력이 있어 식물에 가까운 종류이며, 원생동물은 운동성을 가져 동물에 가까운 아메바류 등을 총칭한다.

2. 모든 생명체의 조상

미생물은 약 38억 년 전 지구상에 나타난 최초의 생명체이자 지구를 생명체가 살기 적합한 환경으로 바꾼 주역이다. 최초의 지구는 태양의 강력한 자외선, 고온, 높은 CO_2 농도 등에 따라 혐기성의 대기와 강산성의 해양으로 이루어져 생물이 살기에는 지옥과도 같은 최악의 환경이었을 것이다.

최초의 미생물인 고(古)세균류는 주로 자외선이 닿지 못하는 심해의 화산 주변 등 극한환경 지역에 분포하였다. 고세균에서 진화한 남조류(藍藻類, 시아노박테리아)가 출현하면서 비로소 대기 중에 산소가 생성되기 시작하였으며, 배출된 산소는 오존층을 형성하여 강한 자외선을 차단하고 온실 효과로 인해 밤낮의 온도차를 줄여 새로운 생명체 탄생의 여건을 조성하는데 기여하였다. 남조류는 햇빛과 CO_2를 이용하여 산소와 탄산칼슘을 배출하고 스스로 양분을 만들어 성장하던 지구 최초의 독립영양 생명체였던 것이다.

남조류가 배출한 탄산칼슘으로 만들어진 38억년 된 스트로마토라이트(stromatolite)가 호주 shark bay에서 살아있는 화석, 정확히 말하면 지금도 자라고 있는 화석으로 발견되었다.

초기 지구에서 남조류 등의 미생물이 돌연변이, 공생 등의 방법으로 계속적인 진화를 통해 동·식물로까지 진화하였다는 것이 과학계의 정설이다.

동식물 세포 내에서 에너지 공급을 담당하는 미토콘드리아(mitochondria)는 원시세균 '프로테오박테리아(Proteobacteria)'와의 공생 또는 융합의 결과로 확인되고 있어, 다세포 생물로의 진화는 미생물간의 공생이 없었다면 절대 이루어질 수 없었던 사건이다.

3. 미생물 이용의 역사

인류는 우연히 발견한 발효의 원리를 이용하여 음식을 만들어 먹는 등 오래전부터 미생물을 생활에 이용해 왔다. 가장 오래된 발효식품인 포도주와 식초는 BC

10,000년, 빵은 BC 4,000년경에 만들어진 것으로 추정되고 있다.

BC 6,000년 경 메소포타미아(현 이라크)에서 포도주와 식초를 만든 유적이 발견되었으며, 이후 이집트, 그리스로 전파된 것으로 추정되고 있다.

인류 최초의 성문법, 함무라비 법전에 술 판매와 판매상에 대한 규정이 존재할 정도로 고대부터 술은 널리 이용되어 왔으며 고대 바빌로니아, 이집트, 그리스 등에서는 술, 식초, 곰팡이 핀 빵 등 미생물을 의약소재로도 사용하기도 하였다.

17세기 후반 네덜란드의 레벤후크(Leeuwenhoek)에 의해 현미경이 발명되면서 비로소 미생물의 실체가 확인되었으며 프랑스의 세균학자, 파스퇴르(Pasteur)는 와인이 효모와 세균의 발효 활동에 의해 만들어지는 결과물임을 최초로 증명하였다.

1939년 플레밍, 체인, 플로리가 푸른곰팡이 균에서 항생제 페니실린을 정제하여 결정을 얻는데 성공함으로써 질병 치료에 획기적인 전기를 마련하였다.

4. 식탁에 다양성을 가져온 미생물

동서양을 막론하고 발효식품은 농업이 발달되기 이전부터 인간들의 식탁에 풍부한 영양과 감칠맛을 공급하여 왔다. 서양에서 발달한 치즈나 요구르트 등은 BC 3,000년 경 중앙아시아 지역에서 우연히 발견된 발효음식으로서 초원 유목민의 경우, 동물 젖의 발효를 통해 저장이 어려운 유제품의 저장기간을 늘렸을 뿐 아니라 단백질, 비타민 등의 공급원으로서도 우수한 식품이 될 수 있었다.

베트남의 느억맘, 일본의 즈게모노, 인도의 아차르 같은 채소 절임, 우리나라의 젓갈, 장(醬)류 등은 동양의 대표적인 발효음식으로서 계절에 상관없이 다양한 어패류, 채소를 먹을 수 있을 뿐 아니라 특정 계절에 부족하기 쉬운 비타민 등의 유용한 공급원이 되고 있다.

콩을 발효시킨 메주는 곰팡이와 고초균(枯草菌, *Bacillus subtilis*, 길이 2～3㎛, 호기성으로, 내생포자(endospore)를 형성하는 그람양성의 간균)의 종류에 따라 집집마다 맛이 다르며, 청국장과 낫토(納豆, Natto)는 균의 종류에 따라 전혀 다른 음식으로 변모될 수 있다.

나라마다 자연환경이 달라서 같은 재료였지만 미생물에 의해 전혀 다른 발효음식이 탄생하여 국가를 상징하는 음식으로 자리매김 되었던 것이다.

우리나라의 된장, 청국장, 일본의 미소, 인도의 스자체, 중국의 두시, 부탄의 리비잇빠, 네팔의 키에짜는 모두 콩으로 만든 장(醬)이며, 프랑스의 와인, 독일의 맥주, 불가리아의 요구르트, 일본의 사케, 이탈리아의 발사믹 식초는 국가를 상징하는 음식이 되고 있다.

5. 미생물의 특성

미생물은 육안으로 관찰하기 어려운 작은 생물체로 우리 생활과 밀접한 관계가 있다.

미생물의 종류로는 사상균류(곰팡이), 세균류, 바이러스, 원생동물이 있다. 미생물은 증식속도가 빠르며 대장균의 경우 30℃에서 20분마다 한번 꼴로 증식이 이루어진다. 한편 미생물은 효소를 분비하기도 한다.

토양 속에는 어떠한 미생물이 있느냐에 따라 토양의 특성이 결정된다. 일반적으로 미생물의 작용은 이러한 효소에 의한 작용이고 살아있는 미생물 자체를 이용하는 경우도 있지만, 미생물이 성장하면서 분비한 물질(대사산물인 유기산, 효소, 호르몬 등)을 이용하는 것이 대부분이다.

미생물은 효소라는 물질 외에도 호르몬, 비타민, 유기산, 식물생장 촉진물질 등 다양한 물질들을 배출하게 되며 이렇게 배출된 물질을 식물이 영양분으로 이용하게 된다.

효소는 그 종류가 다양하며 세균 한마리가 만들 수 있는 효소의 수는 1,000가지 정도이며 효소마다 고유의 작용을 한다.

미생물의 기본 단위는 CFU(Colony Forming Unit)이며 *Bacillus subtilis* 2×10^6 cfu/㎖이라면 바실러스가 1㎖당 200만 마리가 있음을 의미한다.

미생물의 작용과 장점으로는

(1) **항균성** : 다른 미생물의 억제를 하는 물질을 분비하여 병원균을 못 자라게 하며 일명 길항성이라고 한다.

(2) **경쟁** : 유익한 미생물이 식물 뿌리 주변의 영양분을 병원균보다 먼저 먹어 병원균을 굶겨 죽이는 병해 억제효과를 얻는다.

(3) **조화** : 토양 속에 수많은 미생물들은 서로 경쟁하기도 하고 협조하기도 하면서 조화를 이루어 살아가는데, 이런 조화를 이루는 토양이 좋은 토양이다.

(4) **용균** : 길항미생물이 생산하는 효소나 독소의 작용으로 병원성 곰팡이의 껍데기를 녹여 내는 것이다.

미생물은 유기물의 분해 작용을 주로 하는데 토양 미생물은 유기물을 분해하여 작물이 흡수할 수 있도록 하는 포도당, 아미노산과 같은 작은 물질로 분해한다.

농업분야에서 광합성 균은 농·축산과 수질개선에 사용되며 농작물의 효과로는 질소고정으로 토양 비옥화를 촉진하며, 시설재배 시 연작장애를 해소하고 작물의 품질향상, 착색, 저항성의 향상과 수확량 증가, 비타민, 아미노산등을 생성하여 작물촉진, 도복(쓰러지는 것)을 방지하는 역할을 한다.

축산분야에서는 분뇨로 인해 발생하는 악취유발 물질을 신속히 제거하며 항바이러스 물질로 바이러스 병을 방제한다.

광합성 세균은 광합성을 통하여 영양물질 생산, 사료가치 향상, 액비의 발효 촉진 및 액비 비료 효과를 증대시키는 작용을 한다.

1) 고초균

농작물의 병해방지, 축사 해충의 구제효과를 가지며 농작물에서는 난분해성 유기물의 가용화 및 발효퇴비의 부숙을 촉진하는 역할을 한다. 아울러 잎의 색이 선명하고 엽 두께가 두꺼워지며 뿌리의 썩음 병, 곰팡이 병, 흰 가루 병의 감소에도 효과가 있다고 알려져 있다. 토양 유기물의 이용성을 향상시키며 축산분야는 분뇨의 액화 및 발효를 촉진하는 효과가 있다.

2) 유산균

농작물에서 난분해성 물질 분해하여 지력을 높이며 인산의 가용화 등 유기물을 분해 및 합성하는 작용을 한다. 각종 비료의 활성을 증대시키고 작물의 생육촉진, 염류집적방지, 가스장애의 개선효과가 있으며 축산분야는 부패균의 억제로 악취를 제거한다.

3) 효모

농작물 분야에서는 난분해성 유기물을 분해하여 지력을 증진시키고 작물에게 유용한 생리 활성물질을 분비하며 유산균 등과 혼합사용하면 시너지효과를 발생한다.

미생물 사용 시 주의사항으로는 미생물의 효과는 빠르나 단기간으로 끝나는 특징이 있으므로 토양미생물로 정착시켜서 증식시키는 것이 중요하다.

미생물 사용 시 소독약, 살충제, 항생제와 함께 사용하면 안 되고 보관방법은 미생물을 5℃ 이하의 저온창고에 보관해야 하며, 유통기한을 준수하여 한번 개봉

된 것은 당일 사용해야 한다.

6. 미생물의 새로운 가치

미생물과 미생물 유래 효소는 막대한 비용과 복잡한 설비가 필요한 화학공업 등의 공정을 단순·효율화하는데 크게 기여하고 있다. 섬유산업에서는 전분을 없애는 아밀라제, 면섬유를 부드럽게 만드는 셀룰라아제 등 미생물 효소의 활용도가 날로 증가되고 있는 추세이다.

미생물은 고부가가치 바이오 신소재 산업의 주인공으로서 미래의 보물(TREASURE)이라는 새로운 가치가 부각되고 있다.

- ○ Technology(기술발전) : 첨단기술 개발의 주역
- ○ Recycling(자원재생) : 폐기물을 황금으로 만드는 연금술사
- ○ Eco(환경보호) : 오염된 환경을 회복시키는 환경 치료사
- ○ Alternative(대체에너지) : 대체에너지 생산의 조력자
- ○ Safety(안전성) : Green Chemistry, 안전지킴이
- ○ Utopia(사막화 방지) : 新오아시스의 건축가
- ○ Resource(유전자원) : 총성 없는 자원 전쟁의 무기
- ○ Economic(경제적 가치) : 최고의 생산자, '바이오리엑터(생물반응기)'

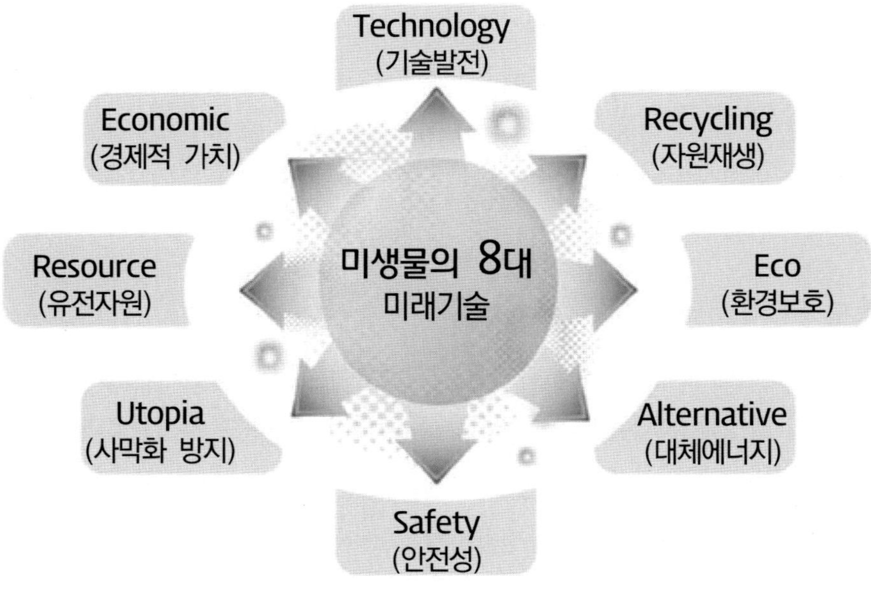

그림 2. 미생물의 새로운 가치

제3절 미생물의 특성

1. 박테리아

원생대가 시작되는 약 25억 년 전의 지구에서는 그 표면 어디에서나 박테리아 군집이 왕성하게 번식하고 있었다. 오늘날 알려진 모든 물질대사 기능은 이 시대에 살았던 박테리아들에게서 유래하였다.

강한 태양 광선에 의한 피해를 방지하기 위해 어떤 박테리아는 주황색과 보라색의 카로틴 색소와 비타민A를 가지게 되었다. 오늘날 카로틴 색소는 당근의 붉은색을 만들고 비타민A는 우리 눈의 색소단백질인 '로돕신(rhodopsin)'을 만드는 화학물질이 되었다. 당시 미생물들이 만들었던 것들이 지금까지 남아 그대로 전해지고 있는 것이다.

현대의 어떤 박테리아(크로모박테리움 비올라케움, *Chromobacterium violaceum*)는 시안염을 생산하는데, 이 화학물질은 광부들이 탄소가 많은 퇴적암에서 금을 추출하기 위해 사용하는 물질로서 물속에 남아있던 금을 침전시키는 역할을 한다.

현대의 유독한 공해물질은 태고대와 원생대의 자연적으로 발생했던 공해에 비하면 하찮은 수준에 불과했다. 태고대와 원생대에서 대기 중에 존재했던 산소는 0.0001%에서 21%로 폭발적으로 증가했는데 지구상 가장 위협적이었던 독성 기체였던 산소에 의한 오염으로 인해 수많은 종의 미생물이 순식간에 사멸하게 되었다.

그 당시 주류였던 혐기성 미생물은 산소와 태양 빛에 노출되면 순간적으로 파괴되는데, 미생물은 DNA 복제와 수리, 유전자 전달, 돌연변이 등의 수단 외에 아무런 방어기능도 가지고 있지 않은 무방비 상태였다.

유독물질에 노출된 박테리아 집단은 대량사멸과 생존능력의 증가라는 극단적인 특징을 보였고, 이런 특징으로 진화한 새로운 미생물이 생겨나 '미생물 우주(micro cosmos)'의 구성이 시작되었다. 새롭게 산소에 대한 저항능력을 획득한 호기성 박테리아는 번식을 거듭하면서 땅 표면에서 산소에 예민한 혐기성박테리아를 퇴출시켰고 원래 지구의 지배자였던 혐기성박테리아는 늪 속 등 산소가 없는 지하세계로 피신하여 근근이 생존을 유지하는 신세가 되었다. 오늘날 핵 방사능에 비교할 수 있는 유독한 기체인 산소의 재난으로 인해 생물 역사상 가장 거대하고 획기적인 변화가 일어나게 된다.

생체 발광과 비타민E 합성은 유독한 산소의 위협에 대처하기 위해 나타난 것으로 박테리아의 새로운 방어수단 중 일부라고 할 수 있다. 어떤 적응력이 강한 박테리아가 치명적인 유해물질이었던 산소를 유용하게 사용할 수 있는 새로운 물질대사 기능을 갖게 된 것이다. 그중 산소호흡은 산소의 반응성을 가장 효과적으로 이용하는 훌륭한 발명품이다. 연소조절의 원리로 유기물을 분해하여 이산화탄소와 물이 만들어지면서 발생하는 막대한 양의 에너지를 획득하는 효율적인 수단이 된 것이다. 전형적인 발효는 당 분자 하나를 분해해서 단지 2분자의 ATP를 만드는데 비해, 산소호흡은 같은 당 분자를 분해하여 최대 36개의 ATP를 생성하는 효율성을 보인다. 특히 박테리아 중 가장 재주가 뛰어난 시아노박테리아는 광합성을 수행함으로써 핵산, 단백질, 비타민, 그리고 이들을 합성하는 기구 등 자신이 원하는 것은 무엇이든 생산할 수 있는 능력을 갖추게 되었다.

대기 중 산소농도가 현재 농도인 22%보다 몇 %만 더 높아졌다면 갑작스러운 자연발화로 인해 생물체가 생존에 많은 어려움을 겪었을 것이며, 실제로 지구의 산소농도가 가장 높았던 백악기 시기에는 산소가 35%로 풍부해서 산림이 울창했고 공룡과 같은 거대한 동물이 살 수 있었다고 한다. 결과적으로 동물은 광합성을 통해 먹이가 되어주는 식물과 ATP의 효율성을 높여준 산소가 없었더라면 결코 지금처럼 커지지도 진화하지도 못했을 것이다.

진핵생물은 생식이라는 수단을 통해 두 개체의 유전체를 합칠 수 있으며, 감수분열이 일어나 새로운 정자와 난자를 만들 때 두 유전체를 교차해 부모세대와는 다른 새로운 조합을 만들 수 있다. 반면 박테리아는 '유전자의 교차'라는 DNA 두 가닥이 각자 가지고 있는 유전물질을 교환하는 매우 복잡한 방법을 사용한다. 성이 없는 박테리아는 돌연변이뿐만 아니라 "수평 유전자 이동"이라는 새로운 전략도 발전시켜 자신의 유전자를 발전시키며 생존해 왔다.

수평유전자 이동은

(1) **형질전환** : 박테리아 주변에는 항상 다른 박테리아의 DNA 가닥이 떠다니는데 이 DNA가 온전한 박테리아 세포와 접촉하고 이 DNA가 박테리아 세포 안으로 들어오면 외부 DNA는 박테리아의 DNA와 공존하거나 박테리아의 염색체와 결합하게 되는 특징을 가진다.

(2) **형질도입** : 박테리아가 박테리아 파지라는 바이러스에 감염되면 형질도입이 일어나는데 박테리아 파지는 박테리아 표면에 붙은 뒤 자신의 DNA를 박테리아

세포 안으로 주입하게 된다. 박테리아 안으로 들어간 바이러스의 DNA는 박테리아 염색체와 결합해 그 유전물질이 세균의 염색체로 조립되거나 또는 어떤 공존 상태가 되어 세포의 증식과 함께 늘어나게 된다.

바이러스는 자기 유전자를 복제할 수 있는 능력이 없기 때문에 온전히 숙주에 의지해 자신의 유전자를 복제해야만 한다. 숙주세포에서 나온 파지는 처음에 숙주세포로 들어갔던 파지와 다른 경우가 많은데 숙주세포의 DNA 일부를 자기 게놈에 붙여서 나오기 때문이다. 박테리아 게놈을 붙여 나온 파지의 유전자가 새로운 박테리아에게 들어가면 이전의 박테리아에게서 뺏어온 유전자를 마치 선물처럼 새로운 박테리아에게 나눠주는 산타클로스의 역할도 하여 박테리아에 새로운 형질로 나타나기도 한다.

(3) **접합** : 접합이 일어나면 박테리아 내부에 있는 작은 원형 DNA가 한 개체의 다른 개체로 이동한다. 박테리아 내부에 있는 원형 DNA는 두 박테리아가 접합했을 때 만들어지는 접합섬모를 통해 다른 개체로 옮겨지게 된다. 플라스미드(plasmid)라고 부르는 원형 DNA는 유전자를 운반할 수는 있지만 박테리아의 염색체와는 결합하지 않는 특징을 가지는데 유전자를 복제하고 전사하고 번역할 때 자체적으로 하지 못하고 숙주세포의 기구에 전적으로 의존한다는 점에서 플라스미드는 박테리아의 '내부 공생체'인 것으로 알려지고 있다. 이와 같이 플라스미드는 박테리아의 유전적 다양성을 높여주는 역할을 한다. 플라스미드는 박테리아의 세포 기구에 의존해 증식하고, 박테리아는 플라스미드에게 받은 유전자 때문에 항생제에 저항이 생겨 더 높은 생존성을 가질 수 있다. 플라스미드는 분리해 내기도 쉽고 박테리아의 세포를 조작하기도 쉽기 때문에, 플라스미드는 지난 수십 년 간 분자유전학 실험에서 많이 쓰이고 있으며 일반적으로 크기가 작고 유전자의 수도 적지만, 다양한 기능을 하는 유전자를 많이 운반할 수 있는 특징이 있다.

작은 플라스미드는 1,000개 정도 되는 뉴클레오티드로 이루어져 있으며, 카나마이신같은 항생제에 저항을 갖는 유전자를 운반할 수도 있다.

최초의 생명체인 루카(LUCA)에서 오늘날의 생명체로 이어져 온 생물학적 진화 과정을 '생물학적 진화'라고 한다. 시카고 대학의 밀러와 유리는 유리기구 안에 수소, 메탄, 암모니아와 수증기를 넣어 지구의 초기와 같은 원시 대기 조건을 만들었는데 여덟 가지 종류의 아미노산을 포함한 유기물이 생겼다.

호주에서 발견된 운석은 유기물을 함유하고 있다는 것이 확인되었는데 운석의 유기물은 우주에서도 화학진화가 일어날 수 있고, 이것이 운석과 함께 지구로 유입될 수도 있다는 사실을 의미한다.

처음으로 유기물이 생성된 후 다음은 유기물 안에 들어있는 '유전물질'인데 스스로 복제하는 물질은 어떻게 생성되었을까?

최초의 유전물질인 RNA는 DNA의 유전정보를 전사(轉寫 ; '옮겨 적다'라는 의미, DNA의 유전정보를 RNA가 그대로 옮겨 적음)해서 mRNA라는 유전정보로 바뀌고 이 mRNA의 암호를 번역해서 단백질이 합성된다.

센트럴 도그마(central dogma)는 유전정보는 DNA가 RNA에서 단백질로 전달된다는 원리인데 RNA는 유전정보를 가질 뿐만 아니라, 화학반응을 촉매하는 효소로서의 역할도 하는데 스스로 자를 수도 있고, 다른 분자를 붙여서 늘릴 수도 있고, 아미노산과 아미노산을 결합시킬 수도 있는 능력을 가진다. 또 RNA는 RNA를 주형으로 해서 DNA를 만들 수도 있는데 이를 '역전사(거꾸로 옮겨 적음)'라고 한다.

최초의 생명체는 RNA를 가졌는데 RNA가 복잡해지면서 RNA를 주형으로 DNA가 생기면서 안정화된 유전정보가 생기게 되었다. RNA와 DNA가 생겨나면 이것들이 세포의 구성 물질이 되기 위해서는 다른 것과 구획이 필요해졌다. 원시세포가 생기려면 생체막 같은 막이 있어야 하는데, 이것은 지질성분으로 만들어졌다. 지질은 기름성분으로 물에 섞이지 않는 '소수성(疏水性, hydrophobic)'을 지닌다. 그러나 물과 전혀 섞이지 않는 것이 아니라 섞이는 성질도 어느 정도 필요하다. 그래서 친수성, 소수성을 다 갖는 '인지질'과 같은 분자가 생겼는데 소수성과 친수성을 다 가지는 분자들은 두개의 층을 만들어서 기름성분은 자기들끼리 모이고, 물과 친한 것들은 밖으로 보내는 이중세포막을 형성하게 되었다.

화학적인 에덴동산은 '해저 열수구'라는 가설이 있는데 원시바닷물은 산성도가 높았다. 알칼리성인 열수가 산성인 바닷물을 만나면 수소이온농도에 기울기가 생기는데 이를 '화학 삼투 이론'이라 한다.

수소이온농도의 기울기는 생체 에너지를 생성하는데 세포에서는 미토콘드리아 막에서 전자를 전달하면서 수소이온농도의 차이를 만들고 그것이 에너지가 된다.

최초의 생물체는 무 산소 상태의 독립영양 생물로 추정되고 있는데 박테리아 중에 '광합성 세균(photosynthetic bacteria, 光合成細菌)'이 생겨나면서 산소가 생성되기 시작하였다. 광합성 세균은 빛에너지를 활용해 물을 쪼개어 산소를 발생시키고, 거기서 나온 전자를 에너지원으로 활용한다. 전자가 산소전달계를 거치면서

ATP를 만들고 이를 활용해 이산화탄소가 탄수화물을 만들어 냄으로서 대기 중 산소농도는 계속 증가하게 된다. 이후 산소를 이용해서 ATP를 효율적으로 만드는 과정이 산소호흡으로서 산소호흡을 하면서 유기물을 섭취하는 종속영양 세균이 산소에 전자를 전달하면서 높은 에너지 효율을 갖는 세균들이 빠르게 번식하기 시작하게 되었다.

최근 세균을 이용한 유전체 공학이 발달하고 있는데 유전자 가위를 사용해서 유전자를 잘라 교정할 수 있고, 치료형 유전자를 삽입할 수도 있는데 인간뿐만 아니라 가축, 농작물, 어류, 곤충 등 모든 생명체에 적용될 수 있다.

유전자 가위 'Cas 9 CRISPR'가 나오면서 모든 연구자들이 손쉽게 사용할 수 있게 되었는데 'CRISPR 혁명'이라 불린다. 유전자 가위는 살아있는 세포에서 DNA를 잘라내는데 유전자 가위는 특정한 유전자를 망가뜨릴 수도 있고, 고칠 수도 있어 질병치료에 상당히 중요한 의미를 가진다. CRISPR은 원래 미생물에서 발견된 면역체로서 일본의 학자가 세균의 DNA를 시퀀싱(Sequencing)했더니 반복적인 서열이 발견되었고 이것들이 바이러스에서 유래함이 밝혀졌는데, 신기하게도 세균이 천적인 바이러스의 유전자 정보를 자신의 DNA에 삽입해두고 있었던 것이다.

세균에 바이러스가 감염되면 대부분의 세균은 죽지만 일부는 살아남아 바이러스 유전자를 조각내어 자기의 유전자 속에 삽입해 두는데 이것이 'CRISPR'이다. 대부분 RNA로 만들어지고 세포 내 단백질 Cas와 결합해 있는 것인데 RNA가 DNA와 결합해 Cas가 타깃을 잘라주어 바이러스의 DNA를 무력화 시키는 역할을 한다.

인간에게는 이런 시스템이 없는데 비교적 유사한 것이 면역세포인 B세포, T세포이지만, 이들은 DNA 상에 이러한 정보를 담아두지 않는다.

유전자 가위의 장점은 방사능을 쪼이면 수십, 수백 군데가 잘라졌다가 연결되면서 변이가 생기는 반면, 유전자 가위는 딱 한군데만 잘라서 고치게 되므로 고전적 육종에 비해 훨씬 정교하고 빠르고 안전하므로 많은 난치병의 치료가 가능해지게 되었다.

세균의 역할로는 대다수는 환경적으로 유익하고 몇몇은 지구를 생명체가 생존할 수 있는 곳으로 만드는데 아주 중요하고 결정적인 역할을 하기도 하는데 세균 중 아주 극소수만이 우리나 다른 생물체에게 해를 입힌다.

세균은 DNA를 주고받는데 우리가 명함을 주고받듯이 세균은 DNA를 열심히 주고받는데, 이는 동물의 섹스와 마찬가지라고 할 수 있다. 세균은 죽거나 썩어가는 것들이 방출한 DNA 조각을 받아들이기도 하고 유전자를 바이러스에 실어 다른 세포로 보낼 수 있는데 이를 '수평유전자 이동'이라고 한다.

세균은 최신 유전자를 가진 것들로부터 유전자를 빌리는데 최신형 유전자를 갖춘 어떤 세균이 나타난다면 주변에 사는 것들도 똑같은 형질을 보유하게 된다. 이런 과정을 통해 대장균과 같이 대장 내에서는 무해한 장내 미생물도 질병을 발생시키는 병원균으로 돌변할 수 있다.

조벨리아 갈락타니보란스(*Zobellia galactanivorans*)라는 바다에 서식하는 해조류를 분해하는 세균은 전 세계에서 일본인들만이 보유하고 있는 인간의 소화관에 서식하는 미생물인 '박테로이데스 플레베이우스(*Bacteroides plebeius*)'에서 조벨리아의 유전자 중 하나가 발견되었는데 조벨리아는 소화관 속에서 사멸되었으나 유전자의 일부를 조벨리아에게 물려주었는데 그것이 '포르피라나아제(porphyranase)'라는 효소이다. 일본인은 김을 소화할 수 있는 박테리아를 가지고 있는데 해조류를 많이 먹는 사람들은 해조류를 분해하는 해양 박테리아를 많이 섭취하게 된다. 박테리아는 유전적으로 관계가 개방적인데 기회만 되면 남에게 DNA를 나눠주는 특징을 가진다. 해조류를 먹는 해양 박테리아는 따라서 해조류를 섭취한 사람의 내장에 들어가서 자기의 해조류 소화 유전자를 내장에 생활하는 박테리아에 나눠주었고 결국 일본인 내장 속 미생물 균체에 김을 소화하는 형질을 가진 박테리아가 자리 잡게 된 것이다. 일본인은 포르피라나아제 유전자를 가진 장내 미생물을 자녀에게도 물려주게 되는데 초밥을 한 번도 먹어보지 못한 신생아의 장내미생물도 포르피라나아제 유전자를 보유하게 된 것이다.

이처럼 우리 몸은 미생물들로 북적이는 장터이며 미생물들은 그 속에서 자신의 유전자 상품을 팔고 사는 상인들인 것이다. 놀라운 것은 인간의 수천 개 유전자 가운데 233개가 보잘것 없는 미물들인 세균들과 공유하고 있다는 사실이다.

2. 바이러스

바이러스는 매우 작고 단순해서 반드시 숙주를 필요로 한다. 동물, 식물, 사람의 세포 아래서만 살 수 있는데 스스로 번식하지 못하므로 숙주의 세포 조직을 공격한다. 바이러스는 수십 년 동안 숙주의 세포에 잠복하거나 숙주의 세포를 죽인다. 이들은 숙주의 단백질 합성에 의존하여 단백질을 합성하므로 숙주를 제거해야만 바이러스를 죽일 수 있으므로 바이러스를 억제할 수는 있지만 치료하지는 못한다.

우리가 바이러스에 대해 가지는 궁금증 중의 하나는 바이러스도 진화를 하는 것인가에 관한 것이다. 바이러스는 유전과 증식능력이 있고, 유전자가 계속 바뀌기도 한다. 그렇지만 대사나 반응능력은 없는 무생물과 다름없는 물질이지만, 살아있는 세포 안에 들어가야만 증식이 가능한 특징을 가진다. 최근 기존의 바이러스와는 전혀 다른 거대 바이러스가 계속 발견되고 있는데 2003년 미미 바이러스(Mimivirus)와 2013년 판도라 바이러스(Pandoravirus)가 대표적이다.

미미 바이러스는 세균만큼 커다란 세포벽을 가지고 있으며, 유전자가 매우 많은 특징을 가진다. 더욱 놀라운 것은 미미 바이러스에 기생하는 바이러스까지 발견되었다는 점이다.

판도라 바이러스는 미미 바이러스보다 더 큰 바이러스인데 이런 대형 바이러스를 진화한 바이러스로 볼지, 퇴화된 박테리아로 볼지 매우 혼란스러운 상태이다. 이 바이러스의 염색체는 DNA와 단백질로 구성되어 있고, DNA가 단백질과 얽혀서 고차원적 구조를 이룬다. DNA를 끊어지지 않게 풀어내면 이중 나선으로 된 DNA의 실이 있는데 DNA는 당과 인산으로 되어 있고, 안쪽에는 아데닌, 구아닌, 시토신, 티민 염기가 붙어 있다.

1) 바이러스는 생명체로 분류할 수 있을까?

바이러스와 고세균은 서로 공유하는 유전자가 거의 없지만 박테리아는 진핵세포와 일치하는 유전자를 7% 정도 가지고 있는데 박테리아와 진핵세포에게 공동조상이 있었음을 나타내는 강력한 증거라고 볼 수 있다. 이들이 세포에 유전물질을 전달하는 방법은 두 가닥으로 이루어진 DNA 한 가지 방법뿐이다. 반면 바이러스는 다양한 방법으로 유전물질을 전달하는데 이중가닥 구조인 DNA가 유전자를 전달하는 바이러스도 있지만 RNA를 한 가닥이나 두 가닥 사용하는 종류도 있다. 바이러스가 저마다의 유전물질을 저장하고 활용하는 방식이 다르다는 것은 바이러스의 기원이 다르다는 것을 의미할 수도 있다.

오랫동안 바이러스는 질병을 유발하여 오랫동안 식물, 동물들을 사멸시켜왔다. 인간을 가장 많이 죽인 천연두가 1979년 전 세계에서 절멸이 선언되었고, 선진국에서는 홍역, 소아마비, 광견병 등은 예방 또는 통제 가능한 수준으로 그 위험성이 현저하게 낮아진 단계에 와 있다. 그러나 새로운 바이러스 질병은 계속해서 생겨나고 있으며 인간의 면역결핍 바이러스로 인해 걸리는 에이즈는 1970년 미국에서 출현한 바 있다. 사스 바이러스에 의해 일어나는 중증 호흡기 증후군은 2003년까지는 알려지지 않았으며 댕기열 바이러스, 웨스트 나일 바이러스, 원두증 바이러스, 에볼라 바이러스, 조류 인플루엔자 바이러스는 유행병을 일으킬 수 있는 잠재적 가해자라 할 수 있다. 바이러스는 인간뿐만 아니라 식물과 가축들 역시 공격의 대상으로 삼는데 2001년 발생한 구제역은 축산업계에 엄청난 경제적 고통을 안겨준 바 있다.

바이러스 유전체는 역동적이다. 스티븐 J. 굴드는 지구는 35억년 동안 모든 생명체의 조상이었던 박테리아의 시대였고 박테리아는 늘 바이러스와 함께 살았다고 주장한다. 바이러스 중에는 자기 유전자를 복제하고 저장하는 도구로 RNA를 활용하는 바이러스도 있고, DNA를 활용하는 바이러스도 있다. DNA와 RNA의 형태도 이중가닥으로 가지고 있는 바이러스도 있고 간단하게 한 가닥만 이용하는 바이러스도 있다.

한편 바이러스 단백질이 태반을 만든다고 알려져 있다. 태반은 필요한 산소나 영양분은 통과시키지만 이물질을 공격하는 림프구 등은 통과시키지 않는다. 태반은 모체 면역세포의 공격에서 자궁 안의 태아를 보호하는 역할을 한다. 태아는 유일하게 인체 면역시스템의 공격을 받지 않는다.

태반은 모체면역시스템으로부터 태아를 보호하는 역할을 하는데 태반에는 합포체 영양막이라는 특수한 막을 구성하는 '신사이틴(Syncytin)'이라는 단백질 때문이다. 신사이틴이라는 단백질이 인간 게놈에 잠복하는 바이러스의 유전자에서 유래한다는 주장이 2000년 네이처 지(誌)에 게재된 바 있다. 바이러스가 없었다면 태반은 제 기능을 못했을 것이고 인간은 지금처럼 번창하지 못했을 것이다.

우리는 바이러스와 일체화되어 있고, 유전자를 부모뿐만 아니라 바이러스에게도 물려받는다. 바이러스는 활동력이 약해지면 단백질이나 광물처럼 결정화된다. 그렇지만 바이러스는 생물의 유전자를 업그레이드시켜 생명을 진화시키는 중요한 역할을 수행하는 두 얼굴의 존재이기도 하다.

2) 바이러스는 어떻게 만들어지는가?

전 세계 유행했던 바이러스로는 2014년 서아프리카의 에볼라 바이러스, 2015년 메르스 바이러스, 남아메리카의 지카 바이러스 등이 있다. 우리는 바이러스를 일상적으로 접하고 있지만 최악의 경우 인류의 생존을 위협할 수도 있다. 인간은 역사적으로 바이러스와 함께 살아 왔으며 역사 속 최초의 바이러스는 '천연두'라는 질병이다. 1918년 발생한 독감 바이러스는 인플루엔자 바이러스로서 1차 세계대

전 중에 전장에서 사망한 군인보다 인플루엔자에 감염돼서 사망한 군인이 더 많을 정도였다. 1940~1950년대 소아마비 바이러스로 불리는 '폴리오 바이러스'가 유행하였으며 에이즈 바이러스는 1982년 처음 보고되었는데 HIV라는 바이러스가 질병을 일으킨다.

바이러스는 그 자체로는 증식할 수 없으며 다른 생물의 세포 안에 들어가 증식해야 한다. 그 이유는 RNA로부터 단백질을 만드는 리보솜을 가지고 있지 않아 숙주생물의 단백질 합성 기구를 이용하여 번식하게 된다.

바이러스가 세포에 침입하는 메커니즘으로는 에이즈를 일으키는 HIV 바이러스는 지질 이중막이기 때문에, 바이러스의 막과 세포막이 융합되면서 바이러스 안의 유전물질이 세포질 안으로 들어간다. 이때 지질 이중 막의 융합은 바이러스 단백질과 숙주 단백질의 결합이 일어나야 막의 융합이 일어나게 된다. 지질 이중 막을 가지지 않는 바이러스는 단백질 껍질로 되어 있는데, 단백질 껍질과 숙주세포가 특이적으로 단백질-단백질 결합을 한 후 주사기로 주입하듯 유전물질을 세포 안으로 집어넣는다.

바이러스의 침입과정은 일면 쉬워 보이지만 항상 모든 세포로 침입할 수 있는 것은 아니다. 사람의 세포에는 들어가지만 돼지세포에는 안 들어가기도 하고, 사람세포라도 신경세포에는 들어가는데 혈액세포 안에는 안 들어가는 등 복잡한 특이성을 가지고 있다.

독감 바이러스는 바이러스에 막을 가지는데 자기가 감염시켰던 숙주의 세포막을 이용해서 만들어 낸다.

바이러스는 유전자로부터 뉴라미니다아제(neuraminidase)와 헤마글루티닌(hemagglutinin)이라는 두 가지 독특한 단백질을 만들어 낸다. 타미플루(Tamiflue)는 뉴라미다아제의 저해제로서 숙주의 세포막에서 터져 나오지 못하게 하는 작용을 하며 독감 초기에만 효과를 낸다.

3) 바이러스의 유전자 복제

DNA가 유전물질인 경우에는 직접 그 자체가 mRNA가 되는 경우 RNA로부터 DNA를 만들었다가 다시 RNA를 만드는 경우도 있는데 이는 센트럴 도그마의 법칙과 반대이기 때문에 이것들을 '레트로 바이러스(Retrovirus)'라고 한다.

자손을 번식하는 측면에서 바이러스는 세균보다 훨씬 더 효율적이다. DNA와 같은 유전물질을 먼저 만들고 껍질 단백질(캡시드)을 많이 만든 다음, 그냥 섞어 주기만 하면 자손 바이러스가 조립되어 나온다. 이런 현상을 '바이러스 단백질의 자기조립'이라하며 세균의 이분법보다 더 효율적이다. 하지만 DNA 없이 껍데기만 있는 불량 바이러스도 있고, 껍데기가 없이 DNA가 만들어 지기도 하는데 많은 자손을 남기는 데는 매우 효율적인 방법이다.

4) 바이러스는 어떻게 세포에서 나갈까?

지질 이중 막을 가진 바이러스는 세포막에 바이러스 단백질을 심은 후 싹이 트는 듯한 모양으로 자손 바이러스가 만들어지는데 이를 출아(出芽) 또는 버딩(Budding)이라 한다.

바이러스는 면역반응과 회피전략을 구사한다. 우리 몸이 외부침입자에 반응하는 것을 '면역반응'이라 하며 선천면역과 적응면역이 있다. 선천면역은 인터페론이 대표적인데 그 영향을 받은 이웃세포에서는 바이러스에 저항하는 단백질을 많이 만들게 된다. 바이러스에 대항하는 적응면역력으로는 '항체'가 대표적인데 항체가 바이러스와 결합함으로서 바이러스가 세포 안으로 못 들어가게 하는 역할을 한다. 바이러스가 세포 안에 들어가 버리면 항체는 세포 안에 들어갈 수 없기 때문에 더 이상 작용할 수 없으며, 최후의 수단으로 'CD8^{+} T세포' 라는 면역세포가 바이러스에 감염된 세포를 죽임으로써 세포 안에서 증식하고 있던 바이러스도 같이 제거되지만 우리 몸도 타격을 입게 된다.

어떤 바이러스는 RNA를 유전물질로 두 가닥인 RNA를 가지는데 정상적인 사람 세포에는 없는 것으로 두 가닥 RNA에만 결합하는 단백질을 세포 안에 가지고 있다. 두 가닥 RNA가 이 단백질에 결합하면 인터페론이 분비되고, 주위 세포에서 바이러스에 저항하는 단백질을 많이 만들게 된다.

어떤 바이러스는 면역반응에 관여하는 숙주 단백질을 그냥 잘라버리기도 하는데 인터페론을 활성화시키는 경로가 없어지면 인터페론이 분비되지 않으므로 면역반응의 싹을 아예 잘라버리는 회피전략을 사용한다. 바이러스에 감염된 세포에서는 '깃발 단백질'에 바이러스 조각을 얹어놓아 바이러스에 감염된 것을 세포 외부에 알려주면 'CD8^{+} T세포'가 죽이게 된다. 그러나 영리한 바이러스가 이 깃발 단백질을 숨겨버려서 바이러스에 감염되더라도 면역세포에 바이러스에 감염되었다고 알려주지 못하게 된다.

바이러스에 대한 항체가 형성되면 바이러스가 우리 몸에 들어와도 세포 안으로

못 들어가게 되므로 바이러스는 증식하지 못한다. 바이러스가 세포로 들어가기 전 항체가 먼저 바이러스와 결합하여 바이러스 단백질이 숙주 단백질과 결합하는 것을 방해한다. 이는 바이러스에 대한 '항체의 중화작용'이라 할 수 있지만 항체와 결합하는 바이러스 단백질 부위에 자꾸 돌연변이가 생겨 바이러스가 면역회피 기능을 할 수 있게 한다.

5) 유달리 인플루엔자 바이러스에 변종이 많이 생기는 이유

다른 바이러스와 달리 인플루엔자 바이러스는 유전물질이 한 가닥으로 되어있지 않고 여덟 조각으로 분절(分節)되어 있다. 인플루엔자 바이러스는 사람 뿐 아니라 돼지나 조류도 감염되는데 한꺼번에 돼지에 걸리면 유전물질이 분절 째로 교환되어 처음에 있던 바이러스에 비해 유전물질이 많이 교환된 신형 바이러스가 만들어진다. 사람에게 감염된다면 이런 바이러스 단백질을 경험한 적이 없기 때문에 면역이 안 되어 빠르게 유행이 된다.

흔히 피곤하면 입술 주위에 단순포진이 발생하게 된다. 단순포진이 사라지면 다 나았다고 생각하지만 바이러스는 신경 절에 숨어 있어 면역력이 약화되면 재발하게 된다. 성인의 대상포진은 어릴 적 수두 바이러스에 의한 것으로 알려져 있다.

면역시스템에 대한 바이러스의 반격방법으로는 'CD4$^+$ T세포'는 '사이토카인(Cytokine, 인체에 바이러스가 침투하면 면역체계가 가동되는데, 이 과정에서 분비되는 면역물질)'을 가지고 세포 간에 의사소통을 하는데 영리한 바이러스는 사이토카인과 유사한 물질을 만들어 대화를 교란시킨다. 또 바이러스에 감염됐을 때, 숙주의 단백질 중에서 T세포 반응을 억제하는 단백질을 만들어 내게 하여 첨단 회피전략을 구사한다.

면역회피에서 최고의 고수는 HIV 바이러스라 할 수 있는데 'CD4$^+$ T세포'를 감염시켜 죽임으로써 후천성 면역결핍증이 일어나게 된다.

바이러스는 RNA로부터 단백질을 만드는 기구들이 없으므로 숙주세포의 것을 이용하여 바이러스 단백질을 만드는데 이용하므로 지구들을 뺏긴 숙주세포는 정상적인 대사나 세포활동을 하지 못하여 죽게 된다.

6) 바이러스 백신

에드워드 제너는 소 젖 짜는 소녀들이 천연두에 안 걸린다는 것에 착안하여 최초의 백신을 만들었다. 우리 몸에 바이러스가 처음 들어오면 면역반응이 약하고 좀

늦게 나타난다. 하지만 백신을 맞아 항체가 남아있으면, 면역반응의 강도가 강하고 빠르게 나타나므로 감염예방 효과가 있게 된다. 바이러스 백신은 기본적 원칙은 진짜 질병을 일으키면 안 되며 어느 정도 흉내만 내는 수준이어야 한다. 불활화 시키면 바이러스는 더 이상 증식은 못하지만 구조는 유사하게 남아있는데, 이것을 백신으로 이용하기도 하고, 약독화(弱毒化)를 시키면 바이러스가 살아 있기는 하지만 매우 약해지게 된다.

생명공학 시대가 되면서 좀 더 세련된 방식으로 백신을 만드는데 바이러스 단백질만 유전공학 기법으로 만들기도 하고, 바이러스 껍데기만 유사하게 만든 바이러스 유사입자를 만드는 경우도 있다. 또 바이러스 단백질의 유전정보를 코딩하는 DNA를 백신으로 주입하면 몸에 있는 세포에서 바이러스 단백질을 만들게 되고 면역반응이 일어나게 한다. 그러나 에이즈를 일으키는 HIV는 백신을 만들지 못한다. 항원이 너무 자주 바뀌면 백신 만들기 어려운데 HIV는 수시로 변이를 일으키기 때문이다. 항체가 충분하지 않은 경우 T세포의 면역반응을 활용해야 하는데 HIV는 T세포를 감염시키므로 성공적으로 백신을 만들지 못하게 된다.

바이러스의 탄생에 대해서는 다른 독립된 존재에서 만들어졌다는 설과 숙주세포로부터 유전물질을 조금씩 가지고 오면서 진화한 것이라는 두 가지 학설이 있다. 1978년 WHO는 더 이상 지구상에 천연두 바이러스는 없다고 공언하였는데 천연두 바이러스는 인류가 바이러스와의 전쟁에서 처음으로 승리한 경우이다.

스페인 군인들이 아메리카 대륙에 건너갔을 때 승리하기 어려운 상황이었지만 자신도 모르는 중요한 생물학적 무기가 있었는데 천연두 바이러스에 걸린 환자가 배에 있었다. 유럽이나 아시아는 천연두를 어릴 때 앓기 때문에 면역력을 가졌지만 아메리카 대륙의 잉카제국 원주민들은 면역력을 전혀 가지고 있지 않아 멸망당하게 된 것이다.

우리 몸 속 바이러스는 세균과 마찬가지로 바이러스 역시 우리 몸에 늘 존재하는데 피부뿐만 아니라 코, 호흡기, 구강과 소화기, 생식기, 혈액에서도 수많은 바이러스가 발견된다. 바이러스는 우리 몸보다 100배, 우리 몸의 세균보다 10배 정도 많은데 1,000조 개 정도가 우리 몸에 존재하는 것으로 알려져 있다.

우리 몸속의 바이러스는 두 종류인데 하나는 진핵세포 안에 살고 있는 '진핵세포 바이러스'이고, 또 하나는 세균에 붙어사는 '박테리아 바이러스'이다. 대표적인 것이 헤르페스 바이러스인데 최소 10종 정도의 바이러스가 우리 몸에 살고 있다.

우리 몸을 이루는 세포들은 바이러스에 만성적으로 감염되어 있다. 그러나 오히려 이런 바이러스에 의한 감염상태가 숙주인 인간의 면역시스템을 계속 긴장하게 만들고 활력 있게 만드는 역할을 하게 된다.

우리 몸의 특정 부위마다 다른 바이러스가 서식하여 우리 몸은 독특한 생태계를 이루게 된다.

우리 몸의 가장 안쪽인 세포 핵 안에서도 바이러스가 존재하는데 이를 '인간 내재 바이러스'라하며 우리 유전자의 8% 정도가 이 바이러스에서 온 것으로 알려져 있다.

우리 몸 속 세균에 사는 바이러스는 세균을 감염시키는데 바이러스는 세균을 포식해 견제하고, 우리 몸속 미생물 균형에 기여하므로 아프리카 사바나 초원의 육식동물처럼 초식동물을 잡아먹는 역할을 수행한다. 그리고 바이러스들끼리 경쟁해 인간면역결핍 바이러스의 증식을 늦추기도 한다.

바이러스는 지구에서 가장 수가 많으며, 지구상 어디나 존재하고, 늘 다른 생명체를 침입하고, 늘 돌연변이를 일으킨다.

7) 바이러스의 DNA도 진화 진화할까?

바이러스의 유전자가 숙주세포의 게놈 안으로 들어가면 바이러스의 유전자는 비활성화되어 일종의 '동면상태'로 잠복하게 되지만 숙주세포의 염색체가 복제될 때마다 함께 복제된다. 바이러스는 세포와 밀접한 관계를 맺고 있으며 RNA로 유전물질을 전달하는 바이러스도 있어 바이러스도 박테리아만큼이나 오래 전에 지구에 출현했을 가능성 큰 것으로 추정되고 있다.

역전사효소로 자신의 RNA를 숙주의 DNA에 끼워 넣는 레트로 바이러스로 알려져 있는 후천성 면역결핍증인 에이즈를 일으키는 사람 면역결핍 바이러스는 극단적인 예외라고 할 수 있는데 감염이 시작된 뒤 약으로 완치할 수는 없어도 성공적으로 통제는 가능해졌다. 이는 바이러스의 생활 패턴에 관한 결정적인 단서를 얻었기 때문에 가능해졌다.

HIV는 레트로바이러스(retrovirus)라는 집단에 속하는데 이들은 유전정보가 반대로 흐르기 때문에 붙여진 이름이다. 일반적인 유전정보 흐름은 세포의 유전자 안의 DNA에서 RNA로 가서 이 유전적 신호가 표출된 다음 단백질로 이어진다. 그러나 HIV를 포함한 레트로 바이러스의 유전정보는 처음부터 반대방향으로 흐른다.

비리온(virion, 내부 중심부에는 핵산(RNA/DNA)이 있고 외부는 캡시드라 부르는 단백질 막으로 이루어진 바이러스 입자)에서 HIV는 유전정보를 RNA 형태로 저장하고 있다. 다른 바이러스들은 세포를 감염시킨 후 저장하고 있던 정보를 단백질 합성을 하도록 흘려보내며 이런 다른 바이러스들은 세포의 DNA에서 RNA까지의 경로를 단축시킬 뿐 반대로 하지는 않는다. 반면 HIV가 가장 먼저 하는 일은 이 흐름을 반대로 바꾸는 것이다. RNA에서 DNA로, 그런 다음 DNA가 숙주세포의 게놈에 직접 들어가는데 바이러스성 DNA에서 바이러스성 RNA로, 그리고 치명적인 '바이러스성 단백질'로 변한다.

숙주세포에는 HIV의 RNA에서 DNA로 가는 과정을 전달할 기관이 없기 때문에 바이러스가 스스로 마련해야 한다. 바이러스는 자신의 비리온안에 있는 중개효소인 '역전사 효소'를 사용해 이를 해결한다. HIV의 복사에 효과적인 역전사 효소는 항-HIV 약제를 위한 이상적인 목표물이 되는데 '티미딘'같은 약은 이 효소를 억제하도록 개발되었다. 이 항-역전사 효소 약제들은 HIV의 번식을 막지만, 완전히 없애지는 못한다. 항-HIV 약제는 HIV 비리온의 안에 있는 여러 개의 바이러스성 단백질이 긴 사슬로 연결되어 있기 때문에 활성을 갖기 위해서는 각각의 단백질로 잘라야내야만 가능하게 된다.

두 번째 바이러스 효소는 HIV 프로테아제인데 HIV 프로테아제는 항-HIV 약제가 숙주세포에 해를 입히지 않고 공격해 비활성화 시킬 수 있는 독특한 바이러스 목표물이 될 수 있는 특성이 있다.

RNA 복제과정의 정확성은 DNA 복제의 정확성보다 상당히 떨어진다. 더욱이 RNA 복제과정에서 생기는 실수는 DNA 복제 시의 실수와 다르게 돌이킬 수 없다.

바이러스의 본체는 핵산이며 담배모자이크 바이러스 입자에는 주성분인 단백질 외에도 핵산의 일종인 RNA가 5% 포함된다. 바이러스는 순화(purification, 純化)하면 단백질과 핵산이라는 물질이 되지만, 살아있는 숙주의 세포에 들어가면 생명체처럼 증식하고 진화하는 특징을 가진다. 바이러스가 생물과 다른 점은 '세포'라는 구조가 없는 것인데 세포막은 기름에 해당하는 부분을 가지고 벽처럼 작용해 막의 양쪽에 있는 용질이 섞이는 것을 방해한다. 바이러스는 한마디로 '집 없는 아이'로 비유할 수 있는데 집 없는 아이가 입양된 '세포라는 서식지'는 천국같은 환경이다. 이 난폭한 아이는 원래의 주인을 무시하고 집안의 가재도구를 마음대로 사용한 뒤 파괴한다.

바이러스는 세포 구조를 갖지 못하고 단백질을 합성하는 리보솜도 없지만 고유의 유전정보로 이루어진 핵산을 가진다. 캡시드는 바이러스 게놈의 핵산을 감싸는 단백질의 집합체인데 게놈 핵산과 함께 '바이러스 입자'라는 구조체를 형성한다.

바이러스의 큰 특징은 게놈을 이루는 핵산의 종류가 다양하다는 것이다. 이중가닥 DNA, 외가닥 DNA, 이중가닥 RNA, 외가닥 RNA 등 다양한 종류의 핵산을 게놈으로 가진다. 세포성 생물에서 게놈이 이중가닥이기 때문에 DNA → RNA → 단백질이라는 정보의 흐름이 일반적이다. 그러나 본질적으로 DNA와 RNA가 갖는 정보는 동등하며 바이러스를 통해 정보의 상호교환이 가능하다. 세포성 생물은 핵산으로 이중가닥의 DNA만을 선택하고 그것을 발현하기 위해 RNA를 만든다. 그러나 RNA 바이러스는 DNA에서 RNA를 만드는 과정을 생략하는 것이 가능하여 RNA 바이러스는 매우 효율적이다.

다양한 유형의 바이러스가 생물 게놈, 즉 핵 내의 염색체 DNA에 침입해 있음이 밝혀졌는데, 식물이나 진균의 세포질에는 외부에서 유래한 것으로 추정되는 각종 RNA, 특히 이중가닥 RNA가 잦은 빈도로 나타난다. 이들은 보통 바이러스처럼 질병의 원인이 되지도 않았고 숙주의 생육불량을 일으키지 않는 등 유해하지 않았다. 가시적인 질병을 일으키는 바이러스도 있지만 이와 같이 질병을 일으키지 않는 바이러스도 상당수 존재하는데 이것을 '품위있는 바이러스'라고 부를 수 있을 것이다.

인간의 장(腸)에는 백억 마리 이상의 세균이 서식하면서, 필수아미노산과 비타민을 합성하고, 항염 인자를 생성하며, 인간이 소화시킬 수 없는 전분, 당, 단백질을 분해한다. 이들 장내세균 안에는 세균 바이러스(bacterial viruses), 즉 박테리오파지도 함께 서식하고 있다. 박테리오파지는 세균을 잡아먹거나 세균과 공생하면서 세균의 수(number)와 행태(behavior)를 조절하는데, 이들은 세균 사이에서 유전자들을 운반하는 역할을 하기도 한다.

미생물학자들은 Nature 지에 실린 논문에서, 마침내 인간의 대변에서 새로운 바이러스의 게놈을 발견하였다고 발표하였다. 그들은 건강한 장(腸)의 말단에 서식하는 바이러스의 구성을 확인했는데, 이 구성은 사람마다 독특하며 시간이 지나도 변하지 않는다고 한다. 심지어 장내 미생물의 구성이 비슷한 일란성 쌍둥이들조차 장내 바이러스의 구성만은 다른 것으로 밝혀졌다. 이와 같이 인체는 미생물과 인간이 어우러져 만들어낸 독특한 생명체인 것이다.

장내 박테리오파지는 증식하거나 자신들이 감염시킨 세균을 살해하지 않고 조용히 '우호적 바이러스(prophage)'로 살아가는 것으로 밝혀졌다. '바다에 사는 바이러스들은 약탈자(predatory)'인 경우가 많다. 그러나 장내 미생물 생태계는 일부

온건파(우호적 바이러스)에 의해 주도되는 것으로 보인다. 이것은 자연생태계에 나타나기 마련인 포식자-피식자 관계(predator-prey)와는 판이하게 다른, 상이한 생물집단이 더불어 살아가는 평화공존의 전형적인 모습인 것이다.

배진우 경희대 교수 연구팀은 염증성 장 질환에 걸린 생쥐와 크론병 환자군의 유전체 데이터를 이용해 장내 바이러스 군집이 바뀌면 염증성 장 질환에 어떤 영향을 주는지를 분석했다. 그 결과 면역세포 내 신호전달체계인 '톨유사수용체 3/7' 기능이 망가지면 염증성 장 질환이 악화된다는 사실을 발견했다. 이를 통해 좋은 바이러스가 '톨유사수용체 3/7'을 활성화하며 이후 면역물질인 '인터페론 베타' 분비를 촉진해 장 면역력을 유지하고 염증성 장 질환을 억제한다는 것을 확인했다고 한다.

실제 항바이러스 약제로 생쥐의 장내 공생 바이러스 양을 줄였더니 염증성 장 질환이 더욱 악화됐다. 항바이러스제 때문에 장속 바이러스의 양이나 종류가 바뀌면 장 건강에 변화를 줄 수 있다는 사실도 확인했다. 바이러스 질환을 막기 위해 항바이러스제 치료를 하면 오히려 염증성 장 질환이 더욱 악화될 수 있다는 사실을 밝혀낸 것이다.

2014년 미국 뉴욕대 의대 켄 캐드웰 교수팀에 의하면 "장내 바이러스는 공생 박테리아의 유익한 기능을 대체할 수 있다"는 것이었다. 이는 바이러스가 장내세균처럼 우리 몸에 긍정적인 효과를 줄 수 있다는 뜻이다. 장내세균은 장 속에 살면서 우리 몸의 면역기능을 높여주고 염증반응을 완화시켜주거나 유익한 물질을 분비한다. 그런데 질병을 일으키는 줄만 알았던 바이러스가 이처럼 좋은 역할도 한다는 것이다.

연구팀은 이 무균 쥐에게 '쥐 노로바이러스'를 투여했는데 쥐 노로바이러스 중에서 증상 없이 감염 상태를 지속하는 종류를 투여했다. 그 결과, 쥐의 융모가 정상 수준으로 두꺼워지고 면역세포 수치가 다시 올라갔으며 위 장관 손상도 회복됐다. 또, 설사나 위 장관 손상을 일으키는 다른 병원균에 쥐를 감염시킨 뒤 다시 노로바이러스를 투여하자 증상이 완화됐다고 보고하였다.

연구팀은 "쥐 노로바이러스가 인터페론-1이라는 물질과 관련된 면역반응을 촉진하는 것 같다"고 추정했다. 인터페론-1은 바이러스에 감염된 세포가 면역계의 명령을 받아 바이러스에 대응하려고 만들어내는 단백질이다. 세포가 인터페론-1을 생성해 세포 밖으로 뿌리면, 주변 세포가 이를 받아 기존의 물질대사를 멈춘다. 바이러스가 굶어 죽도록 세포를 파업시키는 셈이다. 이 때 세포는 바이러스보다 훨씬 크기 때문에 물질대사를 잠깐 멈춰도 바이러스보다 오래 살아남을 수 있다. 이와 같이 바이러스도 오랜 세월 인간과 같이 살아오면서 숙주와 공존하는 방법을 습득한 것으로 보이며, 모든 바이러스가 나쁜 것은 아니고 착한 바이러스도 많이 존재한다는 사실이다.

플라스미드는 세포질에 존재하며 꾸준히 증식하는 핵산성 인자로서 염색체 DNA와는 별도로 독립적인 자율 복제능력을 갖는 유전인자이다. 플라스미드로 분류하는 것 중에도 보유 유전자의 조상이 DNA 바이러스의 조상과 같다고 여겨지는 것들이 있다고 한다.

옐로우스톤에 서식하는 기장(벼과 식물)의 일종도 바이러스와 공생한다. 65℃의 뜨거운 온도에서 생존하는 수수께끼의 식물인데 바이러스가 공생할 때만 내열성을 발휘하고 그렇지 않으면 보통 식물처럼 사멸하게 된다. 이 내생식물을 감염시키는 바이러스는 이중가닥 RNA이며 내생식물에서 바이러스를 제거하면 숙주식물은 고온에 견디지 못하고 고사한다. 바이러스가 스트레스에 저항하는 내생식물의 유전자군이 활발하게 발현하도록 하여 '내열성에 기여함'을 보여주는 흥미있는 사례이다.

2007년 네이처 지(誌)에 헤르페스 바이러스에 감염된 쥐가 병원균인 '리스테리아' 균과 페스트 균의 감염에 강해졌는데 바이러스의 잠복감염으로 면역 활성화하는 인테페론이 증가하고 대식세포가 전신에 걸쳐 활성화되어 헤르페스 바이러스가 '천연백신의 역할'을 수행하는 것이 밝혀졌다.

바이러스가 인간을 만들었다

사람이 죽어도 정자를 냉동해 아이가 태어날 수 있다. 미생물이 자기세포의 DNA 정보를 후대에 전달하는 능력이 남아 있으면 살아있다고 판단한다. 우리는 유전자를 부모뿐만 아니라 감염된 바이러스에게도 물려받는다. 우리는 이미 바이러스와 일체화되어 있고 바이러스가 없었다면 우리는 인간일 수 없다. 바이러스와 인간의 조상은 전혀 다른 존재이며 아무 관계가 없다. 하지만 어느 순간 바이러스는 인간의 조상에게 감염되어 신사이틴(syncytin)을 제공하게 되었고 지금도 몸속에 살아남아 있다. 바이러스가 있었기 때문에 우리는 포유동물인 인간으로 완성될 수 있었다.

바이러스의 생존과 진화의 원동력은 돌연변이이다

RNA 바이러스는 돌연변이 속도가 아주 빠른데 진핵생물이나 단세포 생물에 비해 10만 배 정도 빠르다. 특히 HIV 바이러스는 각 세대마다 게놈을 이루는 염기가 열 개당 한 개씩 변이를 일으킬 정도로 변이가 심하다.

3. 진균

곰팡이와 버섯은 진핵세포이고, 세포벽에 키틴질이 많은 특징을 가진다. 진균은 '진핵세포 세균'을 줄인 말로 거대 다세포 진균부터 단세포 진균인 5㎛의 효모까지 다양하다. 땅에 사는 진균은 나무뿌리에 붙어살면서 식물이 광합성으로 만든 유기물질을 섭취하고 질소와 인 같은 물질을 식물에게 제공하는 공생생활을 한다.

균류에 속하는 효모는 와인을 제조하고 프로바이오틱스로 쓰이는데 장 건강, 면역기능, 아토피 완화에 효과가 있는 것으로 알려져 있다. 진균은 세균과도 공존하는데 곰팡이와 많은 진균들은 실 모양으로 자리 잡으면서, 세균보다 덩치가 큰 사상균들은 자신의 실위에 세균이 같이 살게 한다. 가장 흔한 진균인 칸디다(*Candida*)는 장내 세균들과 공생관계에 있으며, 미생물 군집인 '바이오필름(biofilm, 生物膜)'을 만드는데 기초 역할을 한다.

제4절 생물권의 지배자 세균

생명은 세균이다. 자연에 존재하는 세균은 독립된 단세포일거라는 생각과 달리 대부분 군집을 이루어 살아간다.

금성과 화성은 대기의 90%가 이산화탄소로 구성되는데 비해 지구의 이산화탄소는 0.1% 이하로 극소량만이 존재한다. 대기에서 풍부했던 이산화탄소를 제거하고 산소를 생성한 것은 대부분 세균의 공적이라고 할 수 있다.

세균은 보편적인 유전자 암호를 쓰고 읽는 법을 통해 이를 단백질, 핵산, 다당류, 지질 같은 고분자물질을 만드는데 이용한다. 세균은 모든 생명을 이루는 기본 단량체인 '세포'라는 세포막으로 둘러싸인 구조를 탄생시켰는데, 세균만이 질소를 고정시킬 수 있고, 대기 중으로 기체 질소를 돌려보낼 수 있으며, 식물 세포의 주요 구성요소이자 지구상에서 가장 풍부한 유기 화합물인 '셀룰로오스'를 분해하였으며 만일 세균들이 존재하지 않았다면 지구가 온통 쓰레기로 뒤덮여 우리들은 존재할 수 없었을 것이다. 물론 몇몇 미생물은 우리에게 해를 입히기도 하고 식물이나 가축에 해를 입히고, 음식을 부패시켜 질병을 유발하고, 가끔은 우리를 병들게 하거나 죽이기도 한다. 그러나 이런 해로운 세균은 극소수에 불과하다. 동물들은 생존을 위해 세균으로부터 자신들의 몸을 지킬 복잡한 방어수단인 면역 체제를 갖추도록 진화해왔다.

식물이 독자적으로 양분인 탄수화물을 만드는 능력은 세균으로부터 유래된 유전자 덕분으로 광합성 세균이 세포 안에 갇혀진 엽록체라는 광합성 장치를 이용한다. 오로지 세균만이 스스로 자기 식량을 만드는데, 엄밀히 말해 식물은 세포 내에 식량을 생산하는 일꾼으로 가둬놓은 엽록소가 만들어 내는 양분에 의해 생존하게 되었다.

이와 같이 세균은 인간이 도저히 살 수 없었던 수억 년 전의 원시지구를 지금처럼 동식물과 인간이 함께 살 수 있도록 만든 일등공신이라 할 수 있다. 약 10억 년 전의 지구는 지금보다 훨씬 높은 온도와 압력 속에서 공기가 주로 이산화황과 이산화탄소로 이루어져 있어 현재 지구상에 살아가는 동식물은 전혀 존재할 수 없었던 황량한 상태였다. 이런 상태에서 눈에 보이지 않는 미소한 세균들의 끊임없는 활동과 노력의 결과로 오늘날 생명체가 살아갈 수 있는 현재의 풍요로운 지구로 변화시킨 것이다.

세균을 비롯한 미생물은 열악하고 유독했던 원시지구의 환경에서 공기 중에 산소와 수소를 만들었다. 식물플랑크톤, 산호 같은 미생물은 바다 속 과잉의 이산화탄소를 석회석으로 고체화시켜 이산화탄소의 함량을 낮춤으로써 오늘날 생명체가 살아갈 수 있는 지구환경을 만들었다.

1. 세균과 인간의 역사

우리 몸에 살고 있는 세균의 수는 약 100조개 이상으로 사람의 세포보다 10배 이상 서식하며 무게로는 1 kg이 넘는다. 세균과 인간은 서로의 생존을 위해 필요한 상생관계를 형성하며 살아 왔다. 그러나 지금까지는 미생물은 '물리쳐야 할 적'이라는 생각으로 '균과의 전쟁'에만 집중되어 왔다. 하지만 미생물은 대부분 죽은 사체를 분해하여 다시 새로운 생명의 에너지가 되도록 만드는 자연의 숨은 공로자이다. 그리고 우리 몸의 상주하는 세균들은 면역조절에 도움을 주는 착한 동반자이다. 그러나 지금까지 유해균의 위협에만 과도한 관심을 기울이면서 유익균의 존재를 무시하고 '균과의 전쟁'에만 주력해 왔다.

항생제 처방은 민간인 마을에 침투한 게릴라를 소탕하겠다고 민간인이 평화롭게 생활하는 마을 한 가운데 폭탄을 떨어뜨리는 일처럼 무모하기 짝이 없는 일이다. 세균에 대한 새로운 관점은 유해균을 죽이는 것보다 유해균이 많이 서식할 수 없는 건강한 생태계를 만드는 것이 중요하다. 장에 유익균이 많으면 건강에 도움을 주는 물질이 증가하고 유해균이 많으면 해로운 물질이 많이 생긴다. 건강한 장은 유익균과 유해균이 균형을 이룬 상태가 이상적이며, 일반적인 예상과 달리 유해균은 유익균을 늘 긴장시키며 대비할 수 있게 하는 대항군의 역할을 하기 때문에 오히려 필요한 존재이기도 하다.

현대인의 장은 항생제, 방부제, 살충제 같은 화학약품으로 인해 유익균이 감소하고 있다. 항생제 등 화학약품은 내성균과 새로운 질병을 발생시키게 되어 인체나 동물들의 면역성은 약해지게 된다.

우리는 대부분의 박테리아에 대한 비 호감을 가지고 있지만 수질 정화, 유기물을 분해하여 무기물로 환원시키는 등 환원자(還元者) 및 분해자로서의 역할을 수행하고 있다. 세균을 비롯한 미생물이 없었다면 치즈, 요구르트, 식초, 술, 김치, 된장 등 발효식품은 세상에 없었을 것이며, 인간의 식생활은 특히 한국인이 좋아하는 다섯 번째 맛인 감칠맛을 느끼지 못하는 단순한 식생활을 영위했을 것이다. 만일 세균 등이 없었다면 지구는 생명이 존재하지 않는 오늘날 화성과 같은 갈색의 황량한 행성인 채로 머물러 있었을 것이다.

지구는 생명이 탄생한 후 지금까지 박테리아로부터 시작된 행성이며 그들은 아직도 지구를 지배하는 보이지 않는 권력자이다. 현미경을 통해 미세생물, 박테리아, 조류, 균류, 단세포 동물이 우글거리는 '소우주'가 존재한다는 사실이 알려졌다.

박테리아는 약 30억 년 전 최초로 지구에 출현하여 치열한 진화를 통해 발달해 왔다. 우리 혈액 속을 돌아다니며 신진대사를 촉진하는 화합물의 1/3은 장내 미생물에서 유래하며, 해양의 미생물은 10억 종 정도인데 동물, 식물 종보다 최소 10배 이상 많은 종이 해양에 서식하고 있다고 알려져 있다.

최근 '로돕신(rhodopsin)'이라는 해양박테리아에 존재하는 빛에 민감한 단백질이 발견되었는데 이 단백질은 빛에서 에너지를 얻는 특징을 가지고 있다. 이 로돕신이라는 물질은 동물과 인간의 눈을 구성하는 단백질이기도 하다. 따라서 세균이 인간과 동물의 눈을 만들었다고 해도 과언이 아니다.

박테리아는 영양분이 많이 저장된 장소에 군집을 이루는데 동물의 내장 특히 대장이 대표적인 서식지이다. 인체의 피부와 내장에 살고 있는 박테리아의 수는 무려 약 10조개에 달한다. 박테리아는 어머니 세포로부터 유전자를 물려받지만 주변 동료로부터 수평적으로도 물려받는다. 다른 박테리아 혹은 DNA 조각을 박테리아로 옮기는 바이러스로부터도 유전자를 물려받아 유전정보를 서로 교환하기도 한다. 따라서 바이러스는 박테리아의 천적이면서도 박테리아의 유전적 다양성을 높이는 역할을 동시에 수행하기도 한다.

지구는 세균을 기반으로 이루어진 행성으로 세균은 지구상 모든 생물체를 합한 것보다 많으며 무게도 훨씬 무겁다. 세상에 사는 대부분의 바이러스는 주로 박테리아 세포만을 상대하여 공격한다. 수십억 년에 걸쳐 바이러스와 세균은 끝없는 전쟁을 치르며 서로를 파괴할 무기를 발전시켜 왔다.

엄청난 양의 세균이 강한 바람을 타고 올라가 구름을 형성하거나 눈이 되는 얼음 알갱이를 형성하거나 응집하는 역할을 하며, 세균은 영양분의 재사용과 오염물질을 분해하고 심지어 날씨와 기후에도 영향을 미친다.

미생물은 지구라는 불모지의 행성을 생명이 살 수 있는 곳으로 만들었다. 유출된 기름은 어떤 박테리아에게는 필수적인 에너지원이 되며, 유류 중의 탄화수소를 활발히 흡수하여 '생물정화(bioremediation)'의 역할을 수행하기도 한다. 한편 송유관 내에 부착하여 증식함으로써 '생물막(biofilm)'인 스케일을 형성하여 정유 업계에 피해를 주기도 한다.

생물막(biofilm)이란 여러 겹의 젤라틴 층을 만들어 지나친 건조나 과도한 열 또는 면역의 공격으로부터 박테리아 보호하는 작용을 한다. 해양미생물은 부니나 유기물 파편에 부착하여 생물막의 일종인 '균괴(菌塊)'를 형성하는데, 이것은 지방질과 함께 면역증강물질을 함유하고 있어 어패류 종묘의 초기 먹이로서 매우 중요하다. 따라서 세균은 분해자의 역할과 함께 해양에서도 초미세 플랑크톤으로서 먹이의 역할도 훌륭하게 수행하는 만능 재주꾼이라 할 수 있다.

세균은 대기 중의 불활성 상태의 질소를 동물과 식물에 필요한 유리질소로 변환하거나 고정시켜 암모니아나 그 유도체인 아미노산으로 만들어 식물이나 동물이 필요로 하는 단백질을 공급하는 중요한 역할을 한다. 생물체가 필요로 하는 공기 중 유리질소의 90% 이상을 세균이 고정하므로 세균이 없었다면, 특히 동물의 생명유지에 필수적인 단백질을 만들어내지 못했을 것이며 동물이 탄생할 수도 없었을 것이다.

박테리아들은 독자적으로 생활하기보다는 본능적으로 서로 도와가며 살아가고 있으며, 공동체 집단인 생물막을 형성해 외부 환경으로부터 보호받고 안정적으로 생활을 하게 되는데 생물막은 일종의 안전한 벙커인 셈이다. 생물막 내에서는 종이 다른 박테리아가 서식하게 되고 한 종의 영양분이 다른 종의 독이 되기도 하지만, 여러 층에 정착해서 서로의 능력을 결합시켜 공동의 이익을 이끌어내는 우리의 협동조합과도 같은 완벽한 협력관계를 구축하고 있다.

모든 동물들은 통 생명체(holobiont)이다

생물학자 린 마굴리스(Lynn Margulis)는 미생물학의 발달과 함께 인간과 인체 미생물을 통합해 파악하는 개념으로 통 생명체라는 개념을 도입하여 미생물을 인체의 일부로 보기도 하며 '잊혀진 장기'라고 주장한다. 우리는 몸을 하나의 우주로 삼으며 생명을 영위하는 수많은 미생물과 더불어 존재하는 통 생명체라는 것이다. 마굴리스와 그의 아들 도리언 세이건은 우리 포유류가 태고적 세균으로부터 유래한 후손이며, 여러 가지 세균들과 합쳐서 만들어진 혼합물이라는 사실을 이야기하고 있다.

2. 미생물의 생태

우리 몸속의 세균들은 군집을 이루어 서로 협력하고, 서로 챙겨주며, 의사전달을 위해 신호를 주고받는 공동행동을 한다. 한편으로는 경쟁을 통해 자신의 생명을 더 강하게 유지하려 하고, 심지어 다른 경쟁자들을 죽이며 자신을 보호하기도 한다.

우리 몸을 이루는 모든 세포들도 스스로를 보호하는데 세균이 침투하면 세포들은 항균물질을 가지고 방어하고 만일 방어에 실패하면 마크로파지(대식세포)라는 다른 세포의 도움을 받아 세균을 제거한다.

생명의 역사는 세균의 역사이다. 모든 생물은 세균에서 시작되었고, 세균은 매일 진화를 하지만 여전히 세균으로 남아있는 존재이다. 그러나 가장 많은 생물량을 차지하는 지구의 지배자이며 우리 몸속에는 체세포보다 더 많은 세균 세포들이 존재하고 있다.

모든 생물은 물질대사와 방어기능을 수행하는 자기 자신의 세균 등 미생물 집단과 서로 협력 하며 함께 진화해 왔다. 흰개미는 내장에 서식하는 박테리아로 인해 난분해성인 리그닌이 주 성분으로 이루어진 나무를 소화시키는 능력을 가지게 되었다.

진딧물은 약 1억 5천만 년 전부터 장 내에 상주 미생물을 가지는데 이들은 식물의 수액을 단백질로 변화시켜 공급한다.

우리 몸은 산호초나 열대 정글의 생태계처럼 미생물과 상호작용하는 생명체로 구성된 복잡한 조직이다. 모든 사람은 지문처럼 각각의 고유한 박테리아를 가지고, 동물은 미생물이 만드는 냄새인 페로몬(pheromone)으로 누군지 확인하고 언제 짝짓기에 적당한 때인지 알려 준다. 혈관을 흐르는 피 속의 화학물질 중 절반이상이 미생물의 활동, 즉 음식물을 화학적으로 분해하는 과정에서 얻어지게 된다. 그리고 박테리아는 약물을 화학분해하기도 한다. 우리는 혈액응고에 필요한 비타민K를 만들어주는 장내 박테리아 때문에 결핍되는 일이 거의 발생하지 않는다.

음식의 90%를 탄수화물이 주성분인 고구마만 먹고사는 어떤 원시 부족의 장내 미생물은 탄수화물을 단백질로 변화시키는 작용을 하여 숙주가 생존할 수 있도록 한다.

그렇다면 왜 박테리아는 우리를 해치지 않으며 왜 우리는 박테리아를 거부감 없이 받아들이고 있는 것일까?

그 이유는 모든 생물의 진화는 세균과의 공진화(coevolution, 共進化)로 이루어져 세균 없이 우리는 완전한 생물체가 될 수 없기 때문이다. 이와 같이 다양한 협력의 관계는 우리 주위의 꽃과 꿀벌, 소와 반추위 박테리아, 흰개미와 진딧물은 각각의 생물이지만 물과 고기처럼 서로를 떠나 살 수 없는 존재이기 때문이며, 서로 협력을 통해서만 완전한 생명체가 될 수 있다는 것을 잘 알기 때문일 것이다.

3. 진화의 주역, 미생물

오늘날 해양광합성 세균들은 우리가 호흡하는 산소의 절반을 만들어내며 똑같은 양의 이산화탄소를 흡수하여 동물들을 보호하는 역할을 수행한다. 미생물은 어디에나 존재하는데, 가장 깊은 해구의 물속, 뜨거운 물을 뿜어내는 해수 분출 공, 뜨거운 온천, 남극의 얼음 속에도 서식하며 심지어 구름 속에 살면서 비와 눈의 씨앗이 되기도 한다.

Andrew knoll은 “미생물은 늘 우리 생태계의 일부분이었고, 우리는 그들에게 둘러싸여 진화했다”고 주장한다. 우리의 유전체에 들어있는 어떤 것은 고세균 유전자의 특성을 가지고 어떤 것은 세균 유전자와 비슷한 특징을 가진다.

단세포상태의 진핵세포는 진화한 뒤 서로 협동하여 군집을 이루기 시작하여 동물이나 식물과 같은 다세포 생물을 만들어내는 역할을 성공적으로 해냈다. 흔히 사람은 세포 하나 당 평균 10개의 미생물을 가지는데, 세균 가운데 인간에게 질병을 일으키는 종은 100종 미만에 불과하며, 내장에 서식하는 수천 종의 세균은 대부분 무해하며 인체의 소중한 자산으로 우리의 생명을 지켜주는 역할을 한다.

우리의 세포들은 2만개에서 2만5천개의 유전자를 가지지만 몸속의 미생물은 그보다 약 500배나 많은 유전자를 가진다고 알려져 있다. 음식물의 소화를 도와주고 섭취할 수 없는 영양소를 공급하며, 음식에 부족하기 쉬운 비타민과 미네랄을 생성하여 숙주를 도와준다. 독소와 위험한 화학물질을 분해하며, 항균물질을 분비하여 우리를 질병에서 보호하는 역할을 하는 보디가드 역할을 수행한다. 또한 장기의 성장을 조정하는 분자와 신호전달물질을 분비하여 아군과 적군을 구별할 수 있도록 면역계를 훈련시켜 신경계 발달에도 영향을 미치며 숙주의 행동에도 영향을 미치게 한다.

아름다운 새인 '후투티'는 자신의 알을 '세균이 풍부한 액체'로 코팅하는데 항균물질을 분비하여 유해세균으로부터 알을 보호하는 것으로 알려져 있으며 모든 새들이 이와 같은 항균제를 알에 코팅을 하는 것으로 보인다.

농부처럼 버섯을 재배하는 가위개미는 항균물질을 분비하는 미생물을 품고 다니다 재배하는 곰팡이를 소독하는데 사용한다.

신생아의 미생물 중 4분의 3은 어머니에게서 직접 유래한다. 모유에 조금 포함된 미생물은 아기가 처음 접촉하는 미생물로 아기의 장 속에서 자리 잡게 된다.

곤충은 세균과 숙주의 효소가 협동하여 필수영양소를 생성하는데 이처럼 미생물은 모든 생물에게 있어 필수불가결한 존재라고 할 수 있다.

인간과 세균처럼 이질적인 생물들이 함께 살며 협동할 수 있는 이유는 인간과 세균이 조상을 공유하기 때문이며 인간과 동물은 모두 미생물로 가득 찬 '공생 생태계'라고 볼 수 있다

우리 몸은 모두 일종의 동물원이며 microbiome(미생물군 유전체)으로 불리는 미생물은 우리의 체표면, 체내뿐만 아니라 심지어는 세포 안에서도 서식하고 있다.

우리 몸의 대다수는 세균이지만 진균(효모), 고세균과 바이러스 집단도 존재한다. 바이러스 집단을 virome(바이러스 군)이라고 하는데 바이러스는 모든 미생물을 감염시키며 숙주의 세포까지도 감염시킨다.

'판형동물(*Placozoa*)'은 풍선모양의 해양 동물로 털 납작벌레 1종만이 알려져 있다. 기관과 조직, 신경계도 없는 이 원시적인 동물은 단순한 세포의 점액 덩어리

에 불과(아메바와 비슷함)하지만 미생물을 보유함으로서 생물체의 기능을 훌륭하게 수행하고 있다.

지구 최초의 동물인 해면동물도 젤리형태로 이루어지고 소화계, 신경계도 없는 단순한 덩어리 또는 균체에 불과하지만 수많은 미생물이 모여 다세포 생물체와 같은 기능을 하게 도와주는 역할을 한다.

미국 하버 브랜치 해양학 연구소의 과학자들은 30년간 해면과 미생물을 채취해 19,000종을 확보하는 데 성공했는데, 그 가운데 1,000종에 달하는 방선균(actinobacteria)이 존재하고 이 세균은 내성균에도 감수성을 가지는 다양한 차세대 항생물질을 만들어 낼 수 있는 '신약의 보고'로 알려져 있다.

우리는 미생물과 더불어 살다가 마지막에 미생물에 의해 무기물로 돌아간다.

우리는 혼자서 살아가는 것이 아니다. 우리가 음식물을 먹을 때 미생물도 같이 먹고, 우리가 죽을 때 우리를 분해하여 자연으로 다시 돌려보낸다. 우리는 하나의 몸으로 둘러싸인 미생물의 서식처이자 여러 종으로 구성된 공동체로 만들어진 하나의 우주이다.

1909년 캔들은 '소화관은 매우 완벽한 미생물 인큐베이터'라고 했는데 수많은 미생물 종은 동물과 인간의 정상적인 발육과 생리활성 유지에 필수적 역할을 수행한다.

이제는 미생물을 바로 알아야 할 필요가 있다

흔히 식품오염원으로 지목받는 대장균도 우리 몸에 필요한 비타민을 만들어준다. 장 세균은 우리가 섭취한 음식물을 잘 처리해 배설하게 하고, 장 세포들의 면역력을 키우고 교육시키며, 병을 일으키는 유해 세균들을 방어하는 역할을 수행한다.

미생물에 대한 연구는 질병의 원인을 아는 것이기도 하지만, 우리 인간을 포함한 생명 전체를 알아가는 과정인데 그동안 미생물을 죽이는 데만 주의를 기울여 온 것이 사실이다. 시간적으로나 공간적으로나 지구상에서 가장 많은 영역을 차지하는 미생물에 대한 깊은 이해 없이는 생명 자체를 알 수 없을 것이다. 우리 몸속에는 우리 몸을 이루는 세포보다 더 많은 미생물이 살고, 우리 유전자보다 1,000배가 넘는 미생물 유전자가 존재하고 있는데, 핵 안에 있는 유전자인 DNA에도 미생물의 흔적은 존재하고 있다.

진화론에 의하면 인간유전자의 8%는 바이러스에서, 37%는 세균에서 온 것이라 한다. 미생물이 진화를 거듭해 '나'라는 생물체까지 오는 동안, 셀 수 없는 유전자 전달과 돌연변이, 그리고 상호작용이 있었을 것이다. 따라서 미생물은 나 자신이기도 하고 우리의 조상이기도 하다.

4. 작은 우주, 장 미생물 총(叢)

몸 속 미생물은 인체를 이루는 세포보다 10배나 많은 100조로 추정된다. 인간은 자기 몸 속 미생물에게 일정부분 자신의 기능을 외주로 주고, 자신은 생명과 직결되는 유전자의 진화에 힘써 왔는데 이른바 '아웃소싱(outsourcing)'을 한 것이다. 몸 속 장내 미생물은 인간이 스스로 소화시키지 못하는 복합탄수화물을 분해해 영양소를 만들고 '단쇄지방산'과 같은 면역촉진물질을 만들어 준다. 이렇게 인간 스스로 퇴화시킨 유전자를, 함께 살아가는 박테리아의 유전적 공진화를 통해 아웃소싱을 함으로써 해결하고 있다.

장 박테리아는 수천 년에 걸쳐 진화를 거듭해 오면서 살아남은 '생존의 달인'이지만, 현대에 와서 항생제라는 강력한 폭탄으로 인해 최대의 생존 위기를 맞이하고 있다.

인간의 소화기에는 장 미생물총이라는 또 하나의 '작은 우주'가 존재한다. 장 박테리아는 특히 화학물질을 분비해서 인간이 소화시키지 못하는 식이섬유를 잘게 분해하는 탁월한 능력을 가졌다. 식이섬유는 장 박테리아의 먹이로서 박테리아가 이것을 소화시키면 대장에서 흡수되는데, 우리는 건강을 위하여 장 박테리아들을 잘 부양하고 관리해야 한다.

장 미생물총은 인체 면역계에 큰 영향력 발휘하는데 병원균의 감염을 물리치려면 면역계가 튼튼해야 한다. 장 미생물총이 만들어 내는 화학물질 중 몇몇은 장과 뇌를 연결하는 중추신경계를 통해 뇌에 직접 명령을 내리는데 장박테리아가 인간과 동물의 기분과 행동을 조종하고 신경계 질환의 진행을 재촉하기도 늦추기도 한다고 한다. 이런 메커니즘은 인간뿐만 아니라 동물, 식물, 미생물에게서도 비슷하게 나타날 것으로 보이므로 인간과 동물은 물론 식물과 미생물 모두의 행복을 위해서는 건강한 장 미생물총이 필수적이라는 사실을 인식해야만 한다.

모태 내에서는 무균상태이던 태아는 출산 후 점차 어머니, 가족, 가축, 흙, 식물 등으로부터 옮겨 온 각종 미생물로 인해 완전한 생명체로 형성되어진다. 우리는 아무리 청결하려고 해도 세상은 온통 똥 찌꺼기로 덮여 있으며, 정확히는 박테리아로 덮여 있다고 해도 과언이 아니다.

우리의 장은 100조개에 달하는 박테리아의 군집의 보금자리가 되고 있으며 특히 대장은 가장 좋은 장소가 된다. 박테리아는 어디에나 존재하는 유비쿼터스(Ubiquitous, 언제 어디서나 존재한다는 뜻의 라틴어)이다. 남극의 얼음 밑 어두운 수심 800미터 이상의 심해에도, 수온이 섭씨 93℃에 이르는 심해의 열수 분출 공에도, 그리고 우리의 입 안과 피부 등 어느 곳에도 존재한다. 지구상에서 가장 오래된 미생물은 35억 살이나 먹은 단세포 박테리아로서, 모든 생물의 조상으로서 후손을 보호하고 자신도 생존하기 위해 열심히 번식하고 있다. 세균은 분이나 시간단위로 분열하는 왕성한 번식력을 가지고 있다.

인체는 미생물의 천국이다.

미생물은 우리의 피부와 귀, 입, 소화관 등을 포함해 뚫려있는 모든 구멍에 서식한다. 인체를 보금자리로 삼은 이유는 먹이와 서식처를 제공하는 것 외에도 진화를 거듭하면서 미생물은 어엿한 인체의 보이지 않는 기관으로 자리 잡게 되었다.

인체는 박테리아로 가득 채워진 튜브이다.

사람의 소화기관은 입에서 시작해 항문까지 하나로 이어진 일체형 튜브라고 할 수 있다.

강장동물인 히드라는 몸에 구멍이 하나 뿐이어서 먹이를 먹는 입으로 배설도 한다. 그러나 세균과 공생을 함으로써 아무런 지장 없이 생존할 수 있다.

이처럼 단순한 히드라가 입과 장 및 항문으로 연결된 형태의 고등 동물로 진화하게 된 것은 장내 미생물이 신경조직에 작용하여 두뇌로 발전시키고(장-뇌축 이론 : gut-brain axis), 장(腸)도 튼튼하게 발달시켜서 자신을 연속해서 증식할 수 있도록 배설 기능을 갖추게 한 것이라 한다. 미생물은 숙주와 단순히 공존만하는 것이 아니라 아예 상대가 없으면 살아갈 수 없는 필수불가결한 관계로서 자리 잡은 것이다.

대장에서 사는 박테리아들은 음식 찌꺼기를 분해하여 에너지를 만들어 낸다. 배설되는 박테리아의 양은 대변 덩어리의 절반을 차지한다. 대장은 미생물이 가장 많이 서식하는 곳이지만 초짜 세균들이 진입하여 정착하는 것이 용이하지는 않다. 강산성의 위산 지역을 무사히 통과해야 하고 대장에 도착했더라도 이미 정착한 1,000여 종의 정착 박테리아가 방해하는 가운데 자신의 부착공간을 확보해야 한다.

우리는 미생물과의 동맹을 맺어 자신을 지켜야 한다. 항생제를 마구 사용하여 장 미생물을 소멸시키는 것은 장내 생태계와 우리 몸을 스스로 해치는 어리석은 자해행위라고 할 수 있다. 미생물의 천국인 지구에서 무균 청정상태를 유지하려면 인체의 면역계는 각종 미생물을 처리하는데 엄청난 부하가 걸려 아무런 역할도 수행할 수 없을 정도가 될지도 모른다.

장 미생물이 하는 중요한 역할로서 장 내벽을 덮고 있는 끈적이는 점막은 장 미생물이 인체조직에 접근하지 못하게 막는 물리적 장벽 역할을 한다. 장점막이 하는 일 중 하나는 장 미생물의 먹이인 탄수화물을 공급하는 것으로 탄수화물이 풍부한 장 점막은 탄수화물 의존도가 높은 특정 유익균에게 먹이가 된다. 그들은 먹이를 얻는 대신 숙주에 대한 병원균의 침입을 막아내고 면역계 균형을 유지하는 역할을 수행한다. 대장균을 비롯한 유해세균이 장에 도달하면 최초 도착지점에서 점액층을 파고들어 침투하기 전에 점액층을 덮고 있는 장 미생물총 군집을 1차로 돌파해야 한다. 장 미생물은 침입한 균들에게 파고들 공간을 내어주지 않는 물리적 방어와 항생물질 등 생화학무기를 모두 동원해 방어 역할을 수행한다.

장 미생물이 우리의 장 속에서 섬유질을 먹으면 폐기처분해야 하는 부산물이 생기는데 박테리아의 부산물은 대부분 해롭지 않으며 오히려 건강에 득이 된다. 장 내 미생물총이 만들어 내는 대표적인 부산물 중에는 '단쇄지방산'이 있는데 단쇄지방산은 조절 T세포가 장에 모이도록 돕는 작용을 하여 염증을 완화시킨다.

면역계의 감시자로서의 장 미생물의 역할을 살펴보면 병원균은 장을 통해 혈관으로 침투할 기회를 호시탐탐 노린다. 한편 면역계는 기동성이 뛰어나 면역세포는 위 장관에 근접 배치되어 장 미생물로부터 긴밀한 연락을 받으며 다른 곳으로 신속히 이동할 수 있다. T세포는 스스로를 빠른 속도로 복제해 전신에 퍼뜨리는데 장 미생물은 침입자가 들어왔음을 다른 조직과 장기에 신속히 전파하면 병원균은 이미 대기 중인 T세포에 의해 사멸되게 된다. 이와 같이 장 미생물이 유능한 정찰병의 역할을 해 침입자를 발견하는 즉시 경보를 전달하는 덕분에 면역계는 신속한 대비가 가능하게 된다. 장 미생물의 구성이 부실해서 면역계와의 의사소통이 원활치 않으면 건강에 좋지 않은 결과로 나타나게 된다.

그동안 음식물을 배설물로 바꾸는 작은 미생물 이상으로 보지 않았던 장 미생물 총이 주목받고 있다. 면역반응의 완급을 지휘하는 장 미생물 없이는 인체 면역반응의 메커니즘을 설명하는 것이 사실상 불가능하다. 면역반응은 세균이 장점막

세포를 공격하면 점막세포가 '사이토카인(Cytokine)'이라는 분자를 분비하게 되는데, 분비된 사이토카인의 양에 따라 인체 면역계에 위기의 수준을 알리게 된다. 연락받은 면역계는 B세포와 T세포를 보내 특수 면역세포들과 연합하여 침입자를 격퇴하게 된다.

장 미생물의 최대의 적인 항생제는 우리 몸과 동물을 튼튼하게 만들지 못하며 장 미생물이 유해균과 싸우는 능력은 오히려 감소하고, 면역체계는 혼란에 빠진다. 항생제는 단순히 세균을 죽이는 역할만 수행할 뿐 나쁜 균과 좋은 균을 구분하여 스스로 처리하는 스마트 폭탄이 아니라, 피아를 구별하지 못하는 멍텅구리 폭탄에 불과하다.

항생제가 발견된 이후 반세기가 넘는 기간 동안 항생제가 필요이상으로 과다하게 사용되면서 우리 몸, 특히 장내 세균의 구성이 변하고 있으며 최강의 항생제에도 내성을 가진 슈퍼세균이 출현하고 있다. 항생제 내성은 세균의 세포 내에 있는 플라스미드(plasmid)라는 곳에 항생제 내성에 대한 유전정보를 보관하고 있으며 주변에 있는 세균에게 이 형질을 전파해 줌으로서 발생하게 된다. 역설적으로 인간이 연약한 세균을 잘못 관리하여 오히려 괴물로 만들어 인간에게 위협을 주는 항생제 내성은 미생물과 공생하는 원시적인 해면동물을 비롯한 하등생물을 통해 해결해 나가려는 노력이 진행 중에 있다. 많은 과학자들은 해면 추출물질이 항생제의 내성을 되돌릴 수 있으며 생물막의 형성을 방해하여 항생제의 효과를 복귀시켜줄 새로운 약물이 될 것으로 기대되고 있다.

제5절 미생물의 도시, 바이오필름(biofilm)

미생물은 하나의 생명체로 독립적으로 존재할 수 있고, 급성 감염을 일으키며 우리를 침범해 괴롭힌다. 자연이나 생물계에서는 미생물이 단독으로 살아가는 것은 0.1%도 되지 않고 정착하지 못하고 떠다니면 죽거나 몸 밖으로 밀려나게 된다.

미생물이 어딘가에 붙으면 바로 공동체가 형성되고 세포분열을 시작해 공동체를 키우는 동시에, '세포외 당(extra cellular matrix)'라는 끈적끈적한 물질을 분비하기 시작한다. 이렇게 되면 미생물이 정착해 살기 좋은 환경이 되고 미생물 공동체의 규모는 점차 커지게 되는데 이것을 바이오 필름(生物膜)이라고 한다. 이것은 흡사 인류가 원시시대부터 공동체를 만들고 문화와 규범을 통해 스스로를 보호하며, 종의 생존능력을 높여가는 과정과 비슷하다고 볼 수 있다. 바이오필름이 형성되면 미생물은 안정적인 공동체를 이루게 되는데, 세균끼리 서로 먹여 주기도 한다. 한 세균이 탄수화물을 완전히 소화하는 것이 아니라 적당히 소화하고 내놓은 배설물을 다른 세균이 받아먹는 방식이다. 어떤 미생물들은 다른 세균이 먹고 살 수 있는 영양소를 만들어 분비해서 다른 세균의 생존을 돕기도 하는데 세균 사이에서도 서로 먹이를 챙겨주는 사례도 있다.

대장균(*E. coli*)은 다른 세균의 몸과 직접 연결되는 관을 만들어 영양소를 공급해 주는데 인간 사회보다 오히려 협업과 조직화가 잘되어 있다.

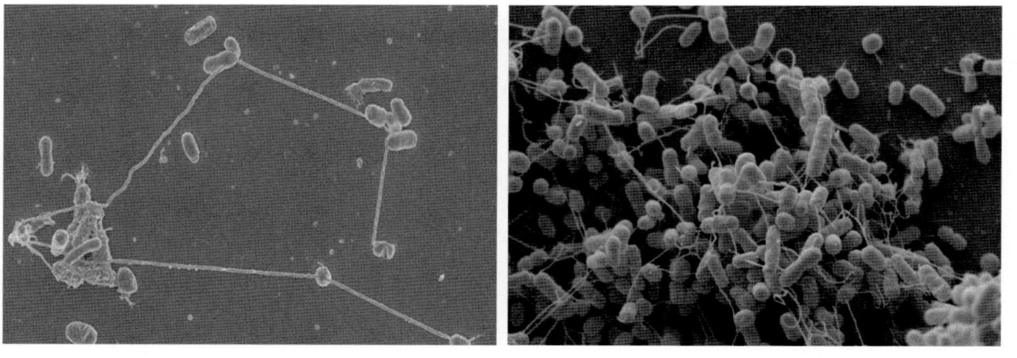

그림 3. 나노 관으로 연결해 필요한 영양분을 교환하는 대장균들 (출처/막스플랑크)

세균은 오랜 진화의 과정에서 필요에 따라 서로의 생존을 위해 이와 같은 관계를 맺어왔을 것이다. 바이오필름은 어디에나 형성되는데 이것은 미생물이 생존하는 일반적인 방식이며 우리 몸에 일어나는 다양한 질환의 원인이 되는데 대표적인 것이 이빨에 생기는 '플라크(Plaque)'이다. 바이오필름은 미생물 덩어리인데 바이오필름 안에 사는 미생물들은 인체의 면역세포나 항생제에 대한 저항성이 훨씬 더 높은 것으로 알려져 있다. 세균과 세균이 분비한 물질이 함께 어우러져 형성된 보호막이 면역세포나 항생제를 차단하여 항생제의 효과가 떨어지게 하는 작용을 한다. 바이오필름 안의 특정 세균을 없애려면 혼자 있는 세균을 없애는 것보다 100배에서 1,000배 높은 농도의 항생제가 필요하다고 한다.

미생물도 자기들만의 언어로 의사소통을 한다. 미생물은 생물막이라는 성곽을 만드는데 이 때 '화학언어'를 사용하여 세균을 불러 모은다. 최근 미생물이 생물막을 만드는 것을 사전에 차단하여 병원성 미생물의 화학언어를 교란시켜 질병을 예방하거나 치유하는 신약이 개발되었으니, 집단으로 이루어진 협동체인 생물막이 얼마나 강한지를 알 수 있다.

바이오필름은 미생물의 피막과도 같은 역할을 한다. 피막이 있으면 미생물은 세포가 건조되지 않게 하고 미생물을 단단한 표면에 달라붙게 만들어 그 장소에서 쓸려 나가지 않게 도와준다. 피막으로 인해 미생물은 질병을 일으키는데 잔토모나스 캄페스트리스(*Xanthomonas campestris*)라는 세균은 많은 양의 피막을 형성하는데 질병을 일으키는 것보다 훨씬 많은 양의 피막을 만든다. 잔토모나스는 식물을 감염시키는 박테리아로서 죽은 세포는 '잔탄검(Xanthan Gum)'으로 불리며 걸쭉한 요리를 만드는데 쓰이는 점증제로 쓰인다. 폐렴구균이 치명적인 질병을 일으키는 이유도 피막 때문인데 폐렴구균은 침입자를 잡아먹는 백혈구가 피막 때문에 파괴하지 못해 질병에 감염되기 쉽다. 비브리오는 인체에 감염되었을 때 자신의 무기인 독소가 충분히 사람에게 해를 입힐 수 있다고 판단될 때 비로소 공격을 시작하는데 충분한 숫자로 증가하면 미생물은 화학언어로 대화를 하여 대량으로 독소를 생산하게 된다고 한다.

박테리아의 의사소통 방법은 생물막을 구성하는 박테리아들이 의사결정을 내릴 때 '균체 밀도 감지(quorum sensing)'라는 방식으로 의견을 통일하게 된다. 박테리아는 끊임없이 신호전달물질(자가 유도물질)이라는 특별한 분자를 만들어 세포막 밖으로 분비하는데 균체밀도 감지과정은 생물막에서 박테리아 종이 어떤 식으로 성장하고 증식할지를 결정하는 중요한 역할을 하게 된다. 스트렙토코쿠스 무탄스(치아 우식증의 원인균)가 '반응능력 자극단백질'을 분비할 때 균체밀도 감지는 중요한 역할을 하는데, 이 단백질은 스트렙토코쿠스 무탄스가 자기 게놈의 DNA를 다른 개체와 서로 교환해 형질을 전환하는데 필요한 물질이다.

생물막은 미생물의 국회의사당과 같다. 미생물 공동체에서 미생물은 단순히 달라붙어 함께 생활하기만 하는 것이 아니다. 이들은 서로 자극하고 양분을 공급하며, 화학신호를 주고받는 상당히 민주적인 방식으로 의사소통을 한다. 미생물이 생물막 안에서 자라면 혼자 자란 미생물보다 항생제에 내성이 훨씬 강하다고 하는데 아마도 바이오필름이라는 폐쇄적인 공간 내에서 상호간에 유전자 교환이나 정보교환을 통해 항생제 내성을 확보했을 것이다. '부르크홀데리아(*Burkholderia*)'라는 박테리아는 사람의 폐 안에서 녹농균 박테리아와 생물막 안에서 함께 자랄 때 훨씬 더 유독해진다. 생물막은 무계획적으로 미생물이 단순히 서로 모여 만들어진 것이 아니라, 각각의 박테리아가 다른 세균들을 적극적으로 불러 모아 만들어진다. 각 세균들은 소량의 아미노산 글리신(glycine)을 방출하여 다른 세포를 불러들이는데, 모여든 세균집단은 각각의 세균보다 더 많은 글리신을 생성하고 더욱 강력한 유인 물질을 분비하여 생물막의 크기를 키워간다.

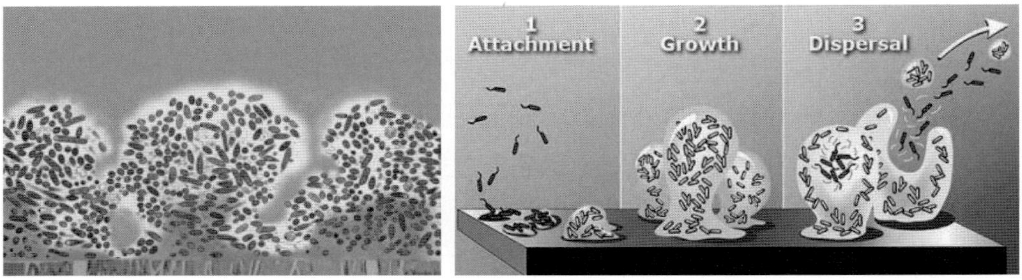

그림 4. 바이오필름의 구조와 형성과정

제6절 바이오러스와 비타민C

우리는 기존의 질병에 대한 치료의 한계를 어떻게 극복할 것인가에 고심해왔다. 이외로 해법은 우리 곁에 있는 자연물에 있었을 수도 있다. 이제는 지금까지 멀리만 바라보았던 고착화된 시선을 세포 내 환경에 맞추어야 할 필요가 있다. 바이러스에 노출되어도 어떤 사람은 질환에 걸리고, 어떤 사람은 바이러스를 물리치게 된다. 바이러스가 들어가기만 해도 어떤 사람에게는 급속히 퍼져 가는데 어떤 사람은 가볍게 스치듯 지나가기도 한다. 한마디로 씨는 그대로인데 토양이 다르다는 것이고 이것을 면역력의 차이로 볼 수 있다. 바이러스를 물리치려면 바이러스가 자라나는 세포 내 환경, 바이러스가 심어지는 토양을 바꾸어야 가능하며 그런 작용을 하는 것으로는 글루타치온(GSH, glutathione)을 생성시키는 비타민C와 '엔-아세틸 시스테인(NAC, N-acetyl cystein)'이라는 아미노산 물질이 있다. 바이러스의 증식을 억제할 수 있는 토양을 만드는 데는 비타민C와 글루타치온이 커다란 역할을 하여 바이러스의 감염을 방지하게 된다. NAC는 안정된 형태의 비 필수 아미노산 L-시스테인으로서, 인체 내로 빠르게 흡수되어 글루타치온을 생성할 수 있게 하는 글루타치온의 전구물질이다.

인간의 바이러스성 간염은 비타민C가 잘 듣는 질병으로 알려져 있으며 ,바이러스 질환에 대한 예방책이 없다고 하는 것은 잘못된 결론일 수도 있다. AIDS 바이러스에 대한 비타민C와 NAC의 효과에 대한 논문이 발표되었는데 HIV 바이러스의 발현을 억제한다고 한다.

1. 신종플루 바이러스의 정체

바이러스 질환을 만나면 기존의 치료방법은 효과를 보지 못하는데 인체 내의 면역력 처리에 크게 의존하게 된다. 매년 독감에 걸릴 가능성이 많은 노약자나 만성 질환자에 예방주사를 접종하지만 바이러스의 예방주사의 성분이 매년 바뀌고 대상 바이러스의 모습도 바뀌게 된다. 그 이유는 인플루엔자 바이러스는 변신을 거듭하는 존재이기 때문이다.

인체 내의 면역체계는 한번 앓고 난 후 바이러스의 모습을 기억하지만 바이러스의 모습이 큰 차이를 보이면 처리에 어려움을 겪게 된다.

인플루엔자 바이러스는 두 가지 물질을 이용해 번식하는데 '헤마글루티닌(hemagglutinin)'과 '뉴라미니다아제(neuraminidase)'이 그것이다. 헤마글루티닌은 인플루엔자 바이러스가 호흡기 점막에 부착해 세포 내로 들어가는데 중요한 역할을 하는 물질이고, 뉴라미니다제는 바이러스가 세포 내에서 증식한 후 다른 세포로 이동하기 위해 숙주세포를 터뜨리고 나오는데 중요한 역할을 한다. 이중 하나만 차단해도 인체는 바이러스를 물리칠 수 있다.

신종플루는 미국에서 돼지독감이라고도 한다. 신종플루 이전 주목을 받았던 조류독감은 H5N1였는데 둘 다 인체가 접해보지 못했던 변종 바이러스였다.

2. 타미플루(Tamiflu)는 인플루엔자(Flu, Influenza)의 침입을 막지 못한다

타미플루는 신종플루 출현 이전 계절 독감의 치료제로 처방되어 오던 항바이러스제이다. 감염 후 48시간이라는 짧은 기간의 약효 때문에 잘 처방되지 않은 약인데 타미플루는 인플루엔자 바이러스가 세포 내로 들어와 증식을 마치고 세포 밖으로 나갈 때 필요한 '뉴라미니아제' 효소만을 저해하는 물질이다.

우리 몸속의 세포들은 저항하며 바이러스를 차단하려고 하지만, 바이러스는 효소로 저항을 무력화시키면서 증식된 바이러스들을 세포 밖으로 방출하게 된다. 타미플루는 바이러스 효소의 작용을 약화시켜 증식된 바이러스가 다른 세포로 대규모 이동하는 것을 막는 역할을 한다. 그러나 타미플루는 바이러스가 세포 안으로 들어오는 것을 막지는 못하므로 타미플루를 예방약처럼 복용하는 것은 아무런 의미가 없는데, 바이러스가 점령한 세포를 떠나가는 시점의 바이러스만을 목표물로 하기 때문이다.

이제는 바이러스라는 씨가 심어져 자라는 세포라는 토양을 주시해야 한다. 만일 타미플루에 대한 내성을 가지는 변종이 나타나거나 예방 백신이 듣지 않는 변종이 나타난다면 어떤 결과를 초래할지 예측할 수 없을 것이다.

인디애나 의과대학의 고(故) 하병근 박사는 이제 바이러스만을 바라보는 기존의 시각을 벗어나 바이러스가 자라나는 세포 내 환경을 바꾸어 바이러스의 증식을 억제하는 새로운 시각이 들어서야 한다고 주장한다.

현재의 신종플루 대처법에는 상당한 문제가 있는데 타미플루와 릴렌자(Relenza)는 독감의 초기단계 치료제이지 예방약이 아니며, 초기단계를 지난 독감에는 무기력해지는 항바이러스 제에 불과하다. 지금 세상에는 바이러스에 맞설 자연물질들이 수도 없이 널려있으나 지금까지는 항바이러스 제에만 의존하고 있는 실정이다. 예방 접종을 해도 신종플루는 무섭게 퍼져나가며 신종플루에 내성을 가진 바이러스 독감이 매년 출현하고 있다.

인플루엔자 바이러스는 변신에 능하기 때문에 백신을 접종했더라도 변이 바이러스가 나돌게 되면 그해 예방접종은 허사가 되고, 고스란히 계절 독감을 앓게 될 것이다. 예방주사를 맞았는데 독감을 앓는 것은 인플루엔자 바이러스의 현란한 변신력 때문인 것이다.

신종플루 백신은 바이러스의 헤마글루티닌을 항원으로 이용해 무력화 시킬 수 있는 항체를 사람이 몸에서 만들어 내게 하는 것이다. 헤마글루티닌은 바이러스가 세포 속으로 들어 올 때 입구를 여는데 쓰이는 열쇠 역할을 한다. 백신 접종을 통해 항체가 만들어진다면 인체는 신종플루가 들어오는 것을 막을 수 있다

3. 변종 플루, 신종 플루의 무서운 후폭풍

신종플루의 유전자에는 사람의 유전자와 조류의 유전자, 돼지의 유전자가 뒤섞여 있다. 병원성이 강한 바이러스가 나타난 퍼져간다면 예방백신이 만들어질 시간적 여유가 없으므로 현실적으로 백신의 개발속도는 바이러스의 변이속도를 따라갈 수가 없다.

신종플루에 대처하기 위해서는 비타민C 분말을 이용한 고용량 비타민C 요법이

필수적이라고 (故) 하병근 교수는 주장한다.

비타민C와 글루타치온이 바이러스의 증식을 억제한다는 것이다. 비타민C와 글루타치온은 세포 내로 유독물질이 스며드는 것과 발암물질이 세포를 자극하여 유전자 변이를 초래하는 것들을 방지하고, 유해물질을 무해하게 처리해 배출하는 역할을 한다고 한다.

비타민C는 우리 몸이 스스로 만들어내지 못하는 반면, 글루타치온은 우리 몸이 스스로 만들어낸다. 질병이 발생하여 세포 내에 바이러스가 퍼지기 시작하면 세포 내의 비타민 C와 글루타치온은 빠르게 소실되어 간다. 이를 빨리 보충해주지 않으면 소방용수의 고갈과 함께 바이러스가 무제한 복제를 시작하게 된다. 불이 붙은 세포는 다 타고 나면 옆집으로 옮겨 붙게 되는데, 바이러스가 숙주세포를 터뜨리고 나오는 과정이 그것이다. 이때 바이러스의 전이를 막기 위해 투여되는 것이 타미플루인데 타미플루가 48시간의 짧은 약효를 나타낼 수밖에 없는 이유는 발화한 불이 맹렬하게 번져나가면 잡을 수 없기 때문인 것이다.

글루타치온은 경구 방식으로는 제대로 흡수되지 않는다. 글루타치온의 세포 내 농도를 빠른 시간 안에 상승시키는데 제일 효과적인 방법은 NAC를 이용하는 것이다. 그러나 NAC는 공기 중에서 쉽게 산화되고 변질되므로 개별 포장되고 빛으로부터 차단되어 있는 것을 사용해야 한다.

비타민C는 사람의 몸을 지탱하는 필수물질이다. 비타민C는 초고용량에서도 인체에 무해한 물질이며, 비타민B도 고용량에서 대부분 안전한데 수용성이라 체내에 축적되지 않는 특징이 있다. 반면 지용성 비타민은 A, D, E, K, 베타카로틴 등이며 고용량에서 독성을 나타낼 가능성이 높다,

동물은 비타민C를 스스로 만들어낸다. 사람과 달리 동물들은 비타민C를 스스로 만드는데 10g이 넘는 경우도 있다. 곤충이나 무척추동물, 그리고 물고기들은 비타민C를 만들지 못한다. 사람과 원숭이, 기니피그(guinea pig, 쥐 과에 속하는 애완동물) 등을 제외한 대부분의 동물 들이 비타민C를 체내에서 만들 수 있다. 오래 전 물속에서 생활하던 생물이 육지로 올라오면서 비타민C가 체내에서 만들어지기 시작했는데 파충류, 조류 등 동물은 콩팥에서 비타민C가 만들어 진다. 포유동물로 올라오면서 비타민C를 만들어내는 기능은 콩팥에서 간으로 이전된다. 그러나 영장류로 들어서면 비타민C 생성능력이 사라지고 조류 중에 최상위에 있는 맹금류들도 비타민C 생성능력을 잃어버리게 되었다.

아마도 영장류에서는 간에서 해야 할 일이 너무 많아 비타민C 생산을 중단하고 자연물로부터 보충하게 되었을 것이다. 산업화된 현대사회가 가져온 각종 공해들은 사람에게 필요한 비타민C의 양을 가파르게 증가시킨다. 염소는 하루에 2g 정도의 비타민C를 매일 만들어 내는데 스트레스 환경에 빠지면 하루 10g이 넘는 비타민C가 간에서 만들어져 나온다고 하며 쥐나 토끼도 70kg 사람으로 환산할 경우 하루 10g이 넘는 비타민C를 만들어내고 생산량을 늘려서 몸을 보호한다고 한다. 사람은 동물과 비교할 수 없는 극심한 육체적·정신적 스트레스가 쏟아지므로 건강을 지키기 위해서는 비타민C 보충제를 필수적으로 섭취해야 한다고 한다.

비타민C가 체내에서 대사되는 과정을 살펴보면 비타민C를 간에서 스스로 만들어내는 동물의 경우 동물의 체내에 존재하는 포도당으로부터 만들어지게 된다. 당에서 비타민C가 만들어지기 위해서는 4가지 효소의 순차적인 작용이 필요하다.

사람에게는 4가지 효소 중 제일 마지막에 필요한 효소인 '굴로놀락톤 산화제(L-gulonolactone oxidase)'가 존재하지 않는다. 비타민C는 옥수수와 같은 곡물로부터 얻어지는 전분을 화학반응을 통해 포도당으로 분해하는데, 포도당 효소들을 이용해 비타민C로 변환시킨다. 비타민C는 항산화작용 외에도 콜라겐을 만드는데 필수요소이고, 혈당을 조절해주고, 당뇨 합병증을 막아주며, 콜레스테롤 수치 조절에도 도움을 주는 역할을 한다. 백혈구를 비롯한 면역세포들의 기능을 항진시켜 바이러스나 세균과의 전쟁에 큰 힘이 되어주고, 호르몬을 비롯한 신경전달물질을 만들어 내는데 깊이 관여한다. 따라서 비타민C는 생명체를 떠받치는 기둥역할을 수행하고 있다.

비타민C는 체내에서 항산화제로서의 임무를 다하면 산화비타민으로 변하고, 산화비타민은 물을 만나면 디케토굴로닉산(diketogulonic acid)으로 변하며, 다시 라이오닉산, 자일로닉산, 자일로스, 스레오닉산, 옥살산으로 분해된다.

비타민C는 바이러스의 체내 침투를 막는다. 멕시코에서 처음 발견되어 전 세계적으로 수천 명이 사망한 신종플루가 상륙했다. 바이러스 전파를 막기 위해 손을 씻고, 혼잡한 곳을 피해야 한다는 소극적 방법 외에는 대책이 없었다. 바이러스가 들어오면 생체는 침입자를 물리치기 위하여 여러 가지 방어시스템을 작동하는데 무기 중 큰 역할을 하는 것은 바이러스에 대한 항체와 비타민C이다.

인체가 바이러스에 저항하기 위해서 만들어내는 면역기능 항진물질들에 의해 발열증상이 나타나는데 항체와 더불어 포유동물의 몸속에서는 비타민C의 생성이 왕성해지게 된다. 포유동물의 비타민C 생산 공장인 간에 바이러스의 침입이 알려지면 비타민C 생산량이 급증하면서 면역체계가 무장을 하게 된다. 군수공장이 전시체제로 돌입하여 생산라인을 풀가동하는 상황인 것이다. 사람은 비타민C 생성력이 소멸되어 버리는 바람에 바이러스에 대항하는 무기가 항체 밖에 남지 않았다.

바이러스 침입 초기에 비타민C가 소진되어 버리면 인체는 바이러스 공격에 무방비 상태가 되고 비타민C가 고갈된 세포 속은 바이러스에게는 무방비 상태의 천국이 된다.

비타민C는 노화와 질병을 막는 항산화제의 역할을 한다. 철이 녹이 슬 듯 인체도 산화를 유발하는 물질을 만나 이들의 공격을 받으면 제 모습을 잃고 병들게 된다. 인체 내에는 미토콘드리아라고 하는 여러 개의 화학공장에서 필요한 에너지를 공급받는다. 기계들이 돌아가고 에너지를 만드는 과정 중에 사람 몸에 해가 되는 노폐물질이 함께 생기는데 공장에서 물건을 만드는 과정 중에 매연과 폐수가 생기는 것과 같은 이치이다. 우리 몸에 폐수 같은 오염물질이 생기면 세포 속의 하천으로 퍼져가면서 사람 몸은 병들게 된다. 폐수가 유전자를 건드리면 암이 생기고, 사람 몸 이곳저곳을 부수기 시작하면 노화가 진행된다.

항산화제는 '활성산소(active oxygen, 活性酸素)'와 '자유기(free radical)'라고 불리는 폐수들을 정화해 사람 몸을 지켜 주는 역할을 한다. 그러나 항산화제의 양이 폐수들을 완전히 처리할 만큼 미치지 못한다. 나이가 들거나, 유해환경에 노출되어 있거나, 약물을 장기간 복용하게 되면 항산화제의 양이 더욱 줄게 된다. 사람 몸속은 산화제와 항산화제의 싸움터라고 할 수 있다. 이 때 큰 도움을 줄 수 있는 것이 비타민C이다. 비타민C는 폐수에 몸을 던져 자신을 산화시켜 폐수들을 중화한다. 부작용을 유발할 수 있는 다른 항산화제와 달리 비타민C는 고용량에서도 해를 끼치지 않는 안전한 항산화제인 것이다. 비타민C는 우리 몸을 향해 날아드는 총알을 온몸으로 막아내는 충직한 보디가드의 역할을 한다.

비타민C는 병을 다스리는 물질이다. 비타민C의 치유력을 받아들이지 않는 의학계와의 전쟁을 마다않고 비타민C의 참모습을 알리려 했던 라이너스 폴링은 노벨상 수상자보다 비타민C 운동의 아버지로 널리 알려져 있다. 폴링이라는 과학자는 주류 의학계 의사들의 정면대결을 펼쳤고, 투철한 과학자였던 폴링이 사람을 바라보는 의학을 토대로 비타민C 고용량 복용법을 주장해 나간 반면, 주류 의학계 의사들은 철저하게 과학으로 일관하며 폴링의 논리를 반박했던 것이다.

추운 날씨에 감기에 잘 걸리는 이유 중 하나로 비타민C의 부족 때문인데 날씨가 추워지면 비타민C의 소모량이 커지게 된다. 바이러스 질환에 무기력하게 대응하며 해법을 찾지 못하고 있는 의학은 이제 비타민C를 끌어안아야 할 시기가 된 것이다.

수산양식에도 다양한 종류의 바이러스가 발생하여 해마다 큰 피해를 끼치고 있다. 그러나 유일한 대책인 백신만으로는 신출귀몰한 바이러스를 퇴치하기에는 역부족인 실정이다. 따라서 사료에 비타민C를 섞어 정기적으로 공급하는 것만으로도 바이러스의 피해를 줄일 가능성도 매우 높다. 양식생물이 바이러스를 막아내는 길은 자신이 키운 면역력에만 의존해야 하는데, 비타민C를 공급하게 되면 바이러스로부터 양식생물의 면역력을 높일 수 있고, 비타민C의 지속적인 투여만이 자동차의 연료처럼 엔진이 꺼지지 않고 생명력을 유지하는 최선의 방법이 될 수 있을 것이다.

제7절 장내미생물과 프로바이오틱스

1. 프로바이오틱스의 재발견

최근 박테리아로 질환을 치료하는 세균 요법으로 프로바이오틱스가 각광을 받고 있다.

프로바이오틱스는 'pro(anti와 반대, ~를 위한)와 biotics(생명)'이라는 단어가 합쳐진 것이다. 프로바이오틱스는 유산균뿐만 아니라 비 유산균을 포함한 건강에 이로운 모든 살아있는 균을 의미한다.

프로바이오틱스는 균이 가지고 있는 성질 중 '서로를 위하고 도와주는 공생·상생 능력'을 이용하여 건강을 도모하는 접근방법이다. 우리나라는 김치와 된장에 이르기까지 발효과정을 통해 음식물의 부패를 막고, 맛과 영양가를 높이기 위한 방법으로 프로바이오틱스 활용해왔다.

미국 자료에 의하면 항생제 내성으로 죽어가는 사람이 에이즈로 사망하는 환자보다 많다고 한다. 따라서 항생제의 대안으로서 프로바이오틱스의 중요성이 부각되고 있다.

사람의 몸에 상주하는 장 미생물과 달리 프로바이오틱스 균주들은 장에 잠시 머물다 떠난다. 그러나 프로바이오틱스 생균은 사람이 질병에 걸릴 위험을 낮출 뿐만 아니라 금방 낫게 한다고 한다.

프로바이오틱스 균은 소화기를 유랑하면서 장 미생물과 장 세포 모두와 교류하게 되며, 이 과정에서 면역계가 유용한 정보를 많이 얻기 때문에 프로바이오틱스를 먹는 사람은 감기나 독감, 설사 등을 쉽게 이겨낸다고 알려져 있다. 발효는 박테리아가 우리 대신 음식을 미리 약간 소화시켜 놓은 것으로 요구르트가 대표적인 식품이다. 요구르트는 당의 일종인 락토스(유당)가 풍부한 우유에 특정 박테리아를 넣어 만든다. 미생물이 음식을 발효시킬 때 요구르트의 락토스와 같은 단순당을 모두 소비하여 단순당의 함량을 낮추어 준다.

메치니코프는 대장은 분변을 담아 두는 것 말고는 공간만 차지한다고 단순히 생각했다고 한다. 대장에서 프로바이오틱스는 잠시 동안 미생물 총 무리와 어울리다가 몸 밖으로 빠져 나간다. 프로바이오틱스 균 중에 장에서 생존하는 것이 더러 있으나 대부분 잘 정착하지 못한다. 프로바이오틱스는 유제품 속에서 태어나 살다가 남의 나라, 즉 사람의 장을 방문한 여행객에 비유할 수 있다. 그러나 프로바이오틱스가 스쳐가기만 해도 놀랍게도 인체의 방어력이 향상된다. 그것은 장세포를 자극해 장벽을 강화하고, 장벽의 점액분비를 촉진하여 유해 세균의 침입을 차단하기 때문이다.

프리바이오틱스(Prebiotics)는 프로바이오틱스의 콤비이다

프리바이오틱스는 식이섬유라는 흔한 음식 성분으로 복합탄수화물, 즉 다당류의 형태를 지닌다. 사람의 장에서 흡수·분해되지 않기 때문에 대장 박테리아들의 차지가 되는데, 장 미생물총은 이것을 분해하고 발효시켜 성장과 번식에 필요한 에너지를 얻는다.

동물에게는 뇌와 장관을 연결하는 축이 존재한다

강력한 신경전달물질 중 행복감을 조절하는 세로토닌(serotonin)이라는 호르몬이 있는데 장 미생물 총이 세로토닌의 수치를 변화시킬 수 있다고 한다.

이처럼 동물복지의 측면에서도 프로바이오틱스는 매우 유용하다고 할 수 있다.

무균 쥐는 무모한 행동 특징과 함께 기억력이 나쁘다고 하며, 장 미생물이 없어 완전한 생명체의 기능을 다하지 못한다. 장 미생물총은 장 속에서 화학물질을 통해 숙주에게 끊임없이 신호전달을 한다.

모유는 장 미생물의 훌륭한 먹이이다

사람의 모유에는 모유 올리고당이 들어 있는데 지방과 락토스에 이어 세 번째로 많은 물질이다. 모유 올리고당은 화학구조가 복잡해서 사람은 소화가 불가능한데도 모유에 존재하는 이유는 몸속의 장 미생물을 먹일 양분이 되기 때문이다.

신생아의 장에는 HMO(Human milk oilgosaccharide, 모유 올리고당)를 가장 선호하는 비피도 박테리아(Bifidobacteria)와 같은 미생물이 많다. 이 HMO의 또 다른 역할은 유익균 박테로이데스(Bacteroides)의 정착을 돕는데 박테로이데스는 식이섬유를 분해하는데 탁월한 능력을 가진다.

비피도박테리아의 상당수는 아기의 변에서 발견된다. 세상에 프로바이오틱스가 가장 많이 숨어있는 보물섬은 흙이며, 많은 동물은 흙을 섭취함으로써 프로바이오틱스를 섭취한다.

장내 미생물은 대장에 모인 섬유질을 철저히 분해하여 최대한 많은 단쇄지방산을 만들어 낸다. 에너지원이 부족했던 우리의 선조들은 장내 미생물이 식이섬유를 분해해준 덕분에 기초열량을 채워 생존이 가능했을 것이다.

장 박테리아들은 생활력이 매우 강해 식이섬유가 없는 환경에서도 생존하지만 궁핍할 때 선호하는 탄수화물 공급원은 장 점막이다. 장 미생물들이 점막 탄수화물로 식량을 삼을수록 보호벽 역할을 하는 장 점막이 얇아져 방어기능이 약해지고 염증이 잘 생기게 된다.

일본인의 장내에 존재하는 해조류 분해효소의 유래는 해양박테리아가 김 조직에 묻어 사람 뱃속에 유입되었다는 설이 유력한데 식재료가 너무 깨끗하지 않은 것이 오히려 유익한 미생물을 정착시키는데 유리하다.

장내 미생물 군집은 물리적 장벽으로 저항을 한다

병원성 미생물은 소화관을 따라 이동해 대장에 이르면 막강한 장 미생물총 군집과 마주치게 된다. 유익균들은 똘똘 뭉쳐 살모넬라와 같은 침입자들을 막아내는 '군집 저항'을 한다.

방어방식은

1) 물리적 공간을 차지하고 영양소를 선점하여 병원균이 발을 못붙이도록 막는다.
2) 일부 장 미생물 총 균주가 살균효과가 있는 화학물질(박테리오신)을 살포해 살균한다.
3) 장 미생물총이 면역계를 부추겨 방어활동을 강화하여 바이러스 등 미생물을 퇴치한다.

그런데 항생제는 이런 충직한 장 미생물총 생태계 전체를 무참히 파괴한다. 폭격을 맞은 장 미생물총 생태계는 파괴되어 황폐해지며, 이들이 사라진 빈 공간은 정체불명의 새로운 균주들로 충원되고, 이중 일부는 공생균과 같은 착한세균이지만, 대부분 공격적이고 유해한 병원균이 침입할 여지가 생긴다.

항생제로 인해 장이 깨끗이 청소되어 경쟁자가 없고 자원은 풍부한 새로운 환경이 조성되면 병원균의 포자가 더 멀리 더 빨리 퍼져나간다.

Clostridium difficile(중증 설사와 장 염증 원인균)는 장내 개체 수가 적을 때는 함부로 독소를 만들지 않지만, 집단이 적당히 커지면 독소를 분비하여 장벽을 손상시키고 설사를 일으키게 된다. 대책으로는 장 미생물총 군집을 회복함으로써 클로스트리륨의 침입을 효과적으로 제한하고 감염증세를 제어할 수 있다.

뇌와 미생물총과의 커뮤니케이션은 양방향으로 일어난다. 장 미생물총이 사람의 기분과 기억에 영향을 미치지만 뇌도 장 미생물총의 일상생활에 관여한다. 예를 들면 억지로 어미에게서 떼어 놓은 실험동물은 스트레스를 받거나 침울해져 장 미생물총이 나빠진다(단장(斷腸)이라는 고사성어를 기억해 보자).

이처럼 스트레스와 장 미생물총과 면역계는 긴밀하게 얽혀있어 스트레스가 사라지더라도 면역계에는 장기적으로 영향을 미치게 되며 우울증이 생긴 실험동물에 프로바이오틱스를 먹였더니 행동이 개선되는 결과가 나타났다고 한다. 이처럼 장은 전신의 면역계와 긴밀하게 연결되어 있다.

토양 시료에서 검출되는 박테리아의 종류는 인간의 장에서 발견되는 것보다 3배나 많다고 한다. 흙을 통해 환경 미생물에 많이 노출되는 사람은 자가 면역질환에 잘 걸리지 않는다는 것이 연구 결과로 검증되고 있다. 따라서 노지양식장에서 양식하는 수산생물이 육상의 깨끗한 수조에서 양식하는 생물보다 질병에 잘 걸리지 않을 수도 있을 것이다.

2. 건강한 장과 프로바이오틱스

유해균이 장에 감염을 일으키려면 장 점막에 부착해야 하는데 장내 유익균은 불규칙한 표면을 가진 세포돌기의 틈새에 먼저 자리를 잡고 살면서 유해균이 부착할 장소를 없게 만든다. 이를 '경쟁적 억제'라고 하는데 유익균들이 장소에 대한 경쟁을 통해 유해균을 억제하는 기작이 이루어진다.

유익균은 숙주의 건강을 지키는 것이 자신의 생존과 직결되어 있다는 것을 아는 영리한 균이다. 살모넬라균은 보호막 역할을 하는 장 상피세포를 파괴하여 인체에 침입한다. 반면 프로바이오틱스는 상피세포를 강화시키고 결합 형성을 증가시켜 장벽막의 강화에 기여한다.

장벽에 코팅막을 형성하여 장상피세포가 소화효소나 산으로부터 손상되지 않도록 하는 역할의 '뮤신(mucin)'이 존재하는데 뮤신은 탄수화물 코팅에 의해 둘러싸여진 당단백질로 점액에 점성을 주는 물질이다. 뮤신은 장상피세포가 분비하는 젤 같은 점성을 가진 물질로 유해균이 장벽에 붙지 못하도록 하는 기능을 담당한다. 양질의 프로바이오틱스를 섭취하면 뮤신의 형성이 증가하게 된다.

면역계는 장 미생물이 주는 정보를 가지고 미생물을 처리할 계획을 세우게 된다. 면역계는 인체를 유해균으로부터 보호하기도 하지만, 수시로 장내 미생물과 대화하고 협력관계를 구축한다.

면역체계는 외부에서 병원균과 같은 유해물질이 몸 안에 들어오지 못하도록 방어하고 들어 온 유해물을 제거하는 작용과 세포 유전자가 손상되면 정상적으로 복구하는 기능을 수행하며, 유전자의 손상과 변형으로 세포가 암세포로 변이될 경우 변종세포를 찾아내어 없애는 역할도 한다. 면역체계에 이상이 생기면 몸의 조직이나 세포를 스스로 파괴하는 자가 면역질환(아토피 등)이 발생할 수도 있다.

후천적 면역체계가 기능을 발휘하기 위해서는 적응과정을 거쳐야 한다. 감기에 걸리면 한 번에 낫지 않고 며칠 후 차차 회복되는 것은 후천적 면역체계가 침입한 바이러스에 대한 항체를 만드는데 시간이 걸리기 때문이다. 후천적 면역체계가 정상적으로 가동하기 위해 훈련과정이 필요하게 되는데 밀접한 관련을 가지는 것이 유익한 상주균이다. 우리의 면역기능에 문제가 생기기 시작하면서 아토피를 포함한 알레르기 질환, 암, 자가 면역질환이 꾸준히 증가하고 있는 추세에 있다.

세균이 없는 깨끗한 장은 절대 건강하지 않다. 무균 쥐는 장 세포들이 정상적으로 발육되지 못하고 소화효소의 활성이 감소하게 된다. 또한 면역기능의 약화로 장 면역에 중요한 글로불린A를 형성하는 B림프구의 수가 일반 쥐에 비해 1/10 정도 밖에 되지 않는다.

새롭게 밝혀진 면역조절 효과로 도움 T세포는 다양한 면역세포 중 하나인데 이것은 면역세포가 유해인자를 물리치는데 도움을 주는 역할을 한다. 에이즈를 일으키는 HIV 바이러스가 감염시키는 세포 중 하나가 도움 T세포인데, 도움 T세포가 제 기능을 수행하지 못하면 면역체계가 정상적으로 작동하지 않게 되는데 프로바이오틱스는 도움 T세포를 활성화시키는 작용을 한다.

감기 바이러스는 공기 중에 노출되어도 오랫동안 생존하고 접촉이 많은 사람은 특히 취약하다. 면역기능을 증가시키는 방법은 훼손된 장내 유익균을 복원하는 것으로서 감기에 걸리더라도 증상을 경미하게 만들고 회복기간을 단축시키는 역할을 한다. 프로바이오틱스는 면역 글로불린A의 형성을 증가시켜 바이러스나 유해균이 점막상피에 부착하지 못하게 하고, 바이러스 감염 시 항체형성을 증가시키는 작용을 한다.

염증성 질환에 가장 잘 검증된 프로바이오틱스로는 락토바실러스 4종, 비피도박테리아 3종, 스트렙토코쿠스 서머필루스이 있다.

장수마을 사람들의 장에는 유익균인 락토바실러스와 락토코커스가 도시인에 비해 5배 많았고, 도시인의 장에는 유해균인 클로스트리듐 퍼프리젠스 및 살모넬라 엔테리카의 수가 상대적으로 많은 것으로 나타났다.

최초의 미생물들이 신생아의 몸속에 정착하도록 하기 위해 특수임무를 지닌 면역세포들이 면역계 전체를 중단시키는데, 이 시기가 아이들이 감염에 취약한 시기로서 면역계가 고의로 침묵하는 기간이다. 모유에는 성인의 미생물 군집을 통제하는 항체가 다량 함유되어 있어 수유기 동안 미생물을 통제하게 된다. 모유는 유해세균들이 난폭한 행동을 하지 못하게 억제하는 역할을 수행하므로 모유는 '슈퍼푸드'라고 불러도 손색이 없다. 모유는 엄마가 자기 몸을 녹여 흰 액체로 만든 다음 분비하는 진액인데 '올리고당'이 포함되어 있다. 모유 올리고당(HMOs)은 젖당과 지방에 이어 3번째로 많은 모유 성분인데, 신생아들은 모유 올리고당을 소화시키지 못하며 모유를 먹은 아기들에게 더 많은 비피더스가 발견된다. 모유 올리고당은 '비피도박테리움'을 선택적으로 먹여 살리는데, '비피도박테리움'은 HMOs를 소화시킬 때 '단쇄지방산(SCFAs : short chain fatty acids)'를 방출하며, 소화관세포와 직접 접촉하여 '접착성 단백질'과 항염 분자 생성을 유도한다.

세균이 섬유질을 분해하면 단쇄지방산이라는 화학물질이 생기는데 염증 억제세포의 유입을 촉진하여 소란한 면역계를 고요한 상태로 회복시킨다. 섬유질이 부족하면 굶주린 세균들이 닥치는 대로 섭취하는데 그 중에는 장벽을 감싸는 점액층까지 포함된다. 점액층이 사라지면 세균은 장벽에 점점 더 가까이 접근하여 바로 밑에 있는 면역세포의 반응을 촉발시키게 된다.

많은 곤충들이 둥지에 미생물을 듬뿍 발라 새끼가 깨어나는 즉시 미생물과 접촉하도록 하며 노린재의 일종은 흰 점액으로 코팅된 알을 낳는데 새끼가 점액을 삼켜 장내 미생물을 보유하게 된다. 코알라는 어미의 젖을 떼면 유칼립투스 잎을 먹기 전 어미의 꽁무니에 코를 비비는 행동을 하는데 어미는 팹(pap)이라는 액체를 분비하고 새끼는 그것을 삼킨다. 이것에는 미생물을 다량 포함하고 있어 질긴 유칼립투스 잎을 소화하는 능력을 가지게 된다, 흰개미는 동료의 항문을 핥아 미생물을 획득하고 우리가 아는 동물 중 상당수가 정기적으로 동료의 똥을 먹는 '식분증'을 가지는데, 이 역시 미생물을 확보하기 위한 하나의 방법이다.

장내 미생물은 인간에게는 자기가 만든 에너지의 10%를 제공하며 소와 양에게는 에너지의 70%를 제공한다. 동물이 식물을 먹으려면 엄청난 양의 미생물이 필요한데 식물을 소화시키는 작용을 하는 것은 미생물이 담당한다.

소와 같은 초식동물이 소화관의 일부를 확장하여 발효실을 만든 목적은 ① 장내 미생물의 수용 ② 음식물의 통과속도를 지연시켜 미생물에게 발효시킬 시간적 여유를 부여하기 위해서이다.

장내 미생물의 소화를 위한 공간이 맨 끝에 있는 이유는 미생물에게 음식물을 제공하기 전에 최대한 영양소를 뽑아내기 위함이다. 발효실이 앞에 있으면 영양소의 일부를 미생물에게 제공한 다음 미생물과 음식물을 통째로 먹어 치우는데 세균까지도 먹어 치우게 된다. 소와 같은 전장발효 동물은 되새김질을 통해 미생물에게 더욱 많은 분해시간을 제공하게 된다. 흰개미 안에는 원생동물의 군집이 있는데 이들은 셀룰로오스를 분해하는 효소를 분비한다.

질긴 난소화성 식물에서 최대한의 영양소를 추출하는 미생물이 없었다면 초식동물은 존재할 수 없었을 것이고, 초식동물이 없었다면 육식동물도 존재하지 못했을 것이고, 인간도 존재하지 못했을 것이다. 따라서 오늘날 인간을 비롯한 모든 동물들은 미생물 때문에 생존할 수 있었던 것이다.

미생물 생태계는 수많은 구성요소들이 뒤섞여 상호작용하는 대규모 네트워크라고 할 수 있다. 프로바이오틱은 숙주의 건강을 증진하는데 사용가능한 미생물이라면 모두 프로바이오틱이 될 수 있다. 미생물은 소화관 내에서 오랫동안 정착하지 못하더라도 좋은 영향을 미치게 된다.

농도가 높은 프로바이오틱스라도 고작 수천 억 마리의 세균 포함하고 있는 정도에 불과하며 실제적으로 요구르트에 들어있는 세균들은 장내 미생물 생태계를 구성하는 구성원이 아니다. 대체로 젖산을 만드는 락토바실러스나 비피도박테리움 계열은 배양하기 쉬운 특징을 가지고 있으나, 유산균 음료에 포함된 대부분은 인간의 소화관 내에서 성장하지 않으며 미생물 생태계의 구성도 바꾸지 못한다. 그러나 요구르트가 장내 미생물과 접촉하면 탄수화물 소화효소를 활성화하게 되고, 락토코쿠스는 죽으면서 염증 억제효소를 방출하여 염증을 감소시키는 작용을 한다.

3. 대변 미생물총 이식

많은 동물들은 식분증(食糞症)이 보편적이며 미생물을 섭취하기 위하여 서로의 똥을 먹는다. 호박벌과 흰 개미도 이런 식으로 세균을 확보한다.

장 미생물들은 인체의 하수구인 대장에 서식하면서 단쇄지방산을 만들어낸다.

지방산은 화학적으로 카르복실기(COOH)에 긴 고리가 붙은 화학구조물인데 단쇄지방산(SCFA, short chain fatty acid)은 지방이 아니라 식이섬유에서 생긴다. 장에서 장내 미생물에 의해 식이 섬유가 분해되면 그 부산물로 COOH가 붙어있는 단쇄지방산이 만들어진다. 단쇄지방산에는 아세트산, 부티르산, 프로피온산 등이 속한다. 단쇄지방산은 지방의 역할인 에너지 저장과는 별 상관이 없고 고리가 짧아 장쇄지방산 만큼 에너지를 저장하지 못한다. 단쇄지방산의 역할은 장내 산도를 낮춰 산성 환경을 조성하여 병원성 세균의 확산을 막고 조절 T세포가 장에 모이도록 돕는 작용을 한다. 조절 T세포는 우리 몸의 면역 활동을 적절히 조절하는 역할을 하는데 면역 활동이 약하면 염증이 빨리 진행되고, 너무 왕성하게 일어나면 면역기능이 우리 몸을 공격하게 된다. 단쇄지방산은 장세포를 자극하여 면역력을 높이게 하고, 장에서의 염증반응이 과도하게 일어나지 않도록 조절하는 역할을 한다. 또한 정상적인 장세포의 증식을 도우면서 암 조직의 생장을 억제한다. 무균 쥐는 장 주위 면역조직의 발달이 상당히 느리지만, 무균 쥐에 미생물을 공급하면 면역조직의 발달이 활성화된다고 한다.

발효는 인체의 장에서 특히 많이 일어나는데 우리는 산소호흡을 하지만 장은 혐기성 환경을 유지한다. 발효를 통해 장 미생물의 생태계가 유지되고, 장세포가 에너지를 얻고 건강을 유지한다. 식물이 가지는 셀룰로오스를 포함한 많은 다당류(NSP, Non-Startch Polysaccharide)를 소화할 능력을 인간은 가지고 있지 않다. 이것을 소화하는 것은 장 미생물이고, 구체적으로 장 미생물의 발효과정이다. 장내 미생물은 셀룰로스나 이눌린 같은 탄수화물을 발효시켜 자신들에게 필요한 에너지를 얻고, 부산물로 단쇄지방산과 같은 최종산물을 만들어 우리에게 제공한다.

단쇄지방산이 많이 생성되면 장-세포 간 결합도가 높아져 장 누수현상이 방지되고 인체의 방어막이 튼튼해진다. 현대의 병은 자연으로부터, 흙을 너무 멀리하여 생기는 것이다. 장에서 식이섬유는 유산균 일종인 비피도 박테리움과 같은 특정 미생물 먹이가 되는데 식이섬유를 통해 원래 장 내에 서식하는 유산균의 수를 늘리는 데 효과적이다. 식이섬유로는 프락토올리고당, 갈락토올리고당, 락툴로오스 등이 있고, 프로바이오틱스와 프리바이오틱스를 함께 섭취한다면 시너지 효과를 가지게 되는데, 이를 신바이오틱스(Synbiotics)라 한다.

산성도는 위에서 pH 2～3이지만 대장의 pH는 7정도이다. 대장에서는 연동운동이 그다지 강하게 일어나지 않으므로 박테리아가 빠른 속도로 증식할 수 있는 최적의 서식처가 된다.

우리 몸에서 소화관과 피부에 가장 다양한 미생물 유전체가 서식하는 이유는 두 기관에는 미생물 유전체가 없으면 하루도 작동할 수 없는 기능이 있으며, 사람의 피부와 장은 미생물과 함께 진화해 왔다. 유산균 속(屬) 박테리아는 다른 세균의 표면을 파괴하는 분자(박테리오신)를 생산해 유해한 박테리아의 세포막에 구멍을 뚫는다. 유산균 속 박테리아들은 다른 미생물은 공격하지만, 자신과 동일한 종은 공격하지 않는다. 우리 페에도 수많은 미생물이 살며, 혈관에도 미생물이 아주 많다. 우리 몸의 다른 기관들도 전혀 무균상태가 아닌 것이다.

장-뇌 축에서는 신경과 호르몬이 복잡하게 상호작용을 한다. 생쥐의 미생물 유전체는 스트레스와 우울증이 밀접한 관련이 있음을 보여준다.

분변 미생물 이식을 통해 클로스트리듐 디피실리균에 감염된 사람들의 목숨을 구하는 방법으로 건강한 사람의 배설물을 확보하여 소금물에 배설물을 풀어 고체입자가 녹아있는 현탁액을 만들어 감염된 환자에게 주입하는데, 튜브를 코로 넣거나 대장내시경을 통해 넣거나 항문에 관장하여 주입한다.

남미 정글 속에 사는 사람들의 세균(분변, 피부, 입 등)을 채취한 결과 석기시대부터 내려오는 우수한 상주미생물 확보하였는데 이것들은 더러운 세균이 아닌 '엄청난 보물'이라 할 수 있다.

양식분야에서도 BFT나 프로바이오틱으로 사육된 어패류들의 배설물에서는 유용세균이 다량 포함되어 있으므로, 이런 세균들을 양식대상종이 서로 섭취하고 나누면서 착한 세균을 공유할 수 있게 되어 집단전체의 건강을 도모할 수 있게 될 것이다.

참고문헌

- 전준현, 2016, 식물 안의 숨겨진 세상 : 내생 미생물의 기능을 정의하는데 있어서 고려해야 할 생태학적 그리고 진화학적 요인들에 관하여, BRIC view 2016-R02.
- 오태광, 2009, 보이지 않는 지구의 주인 미생물, (주)양문, pp.13-30, 77-96, 101-141.
- 김윤선, 2012, 대사효소와 슈퍼유산균이 건강을 지킨다, 모아북스, pp.8-25, 42-63.
- 坂井拓夫·전홍기·안영희·허문수, 생활미생물학, 2013, 구미서관, pp.3-14, 85-98.
- JIM DECON, 2006, 균류 생물학, 월드사이언스, p.132.
- 김연재, 2009, 최신미생물학, 월드사이언스, pp.59-69, 91-99, 121-131, 167-183.
- Monroe W. Strickberger, 2004, 진화학, 월드사이언스, pp.139-146, 319-334.
- Linda E. Graham·James M. Graham·Lee W. Wicox, 2005, 조류학, 바이오사이언스, pp.19-29.
- James W. NYBAKKEN·Mark D. BERTNESS, 2008, 해양생물학, 라이프사이언스, pp.118-154, 333-374.
- 김석진, 2016, 내 몸의 유익균, 하서출판사, pp.15-26, 33-60.
- 김혜성, 2017, 미생물과의 공존, 파라사이언스, pp.16-52, 154-179.
- 김홍표, 2017, 먹고사는 것의 생물학, 궁리출판, pp.73-95.
- 노정혜·조윤제·김빛내리·김성훈·조진원·윤해영·정종경·김병문·박종화·김진수·신의 철, 2018, 물질에서 생명으로, 반니, pp.18-36, 76-118
- 박재용, 2017, 모든 진화는 공진화다, MID, pp.18-78, 88-114, 130-147, 252-278.
- 진 록스턴, 2017, 거룩한 똥, 목수책방, pp.181-198.
- 앤드류 H. 놀, 2007, 생명 최초의 30억년, 뿌리와 이파리.
- 마이클 J. 벤턴, 대멸종, 2007, 뿌리와 이파리.
- 리처드 도킨스, 2005, 조상이야기, 까치글방, pp.539-540, 594-597.
- Isao Inoue, 2016, 30억년의 조류자연사, 전남대학교출판부, pp.262-284, 328-334.
- 강신성·강영희·길봉섭·김영진·김윤식·김억수·윤용달·이정주, 2000, 생물과학, 아카데미 서적, pp.16-26, 60-67, 200-205, 326-331, 428-442.

- 고정삼·고영환·김진현·오남순·인만진·채희정, 2009, 생물공학, 유한문화사, pp.21-48, 60-75.
- 가와하타 호다카, 2012, 지구표층환경의 진화, 씨아이알.
- 송지영, 2003, 화석 지구40억년의 비밀, 시그마프레스, pp.119-131.
- 송홍규·오계헌, 2007, 환경미생물학, 동화기술, pp.2-85.
- 정동효, 2002, 식품의 천연독, 유한문화사, pp.103-114.
- 이원재외, 2001, 해양미생물학, 월드사이언스, pp.103-114.
- D. 아텐보로, 1985, 생명의 신비, 학원사, pp.21-31, 35-64.
- 민승규, 2011, 작지만 아름다운 미래의 보물 - 微생물, 美생물, 未생물, 농촌진흥청
- 예하미디어 편집부/2005, 미생물의 이해, 예하미디어, pp.100-211.

자료 출처

- 인간의 장(腸)에 서식하는 착한 바이러스
  /http://www.nature.com/news/2010/100714/full/news.2010.353.html
- 장속 착한 바이러스가 크론병 막는다/한국경제/2016.4.26.
- 지속감염 바이러스는 착한 바이러스이다/KISTI 과학향기(제2829호)
- 생명을 살리는 바이러스/2017.2.4/과학동아
- 작지만 아름다운 미생물 “발효”//2017.9.6/순천농업기술센터

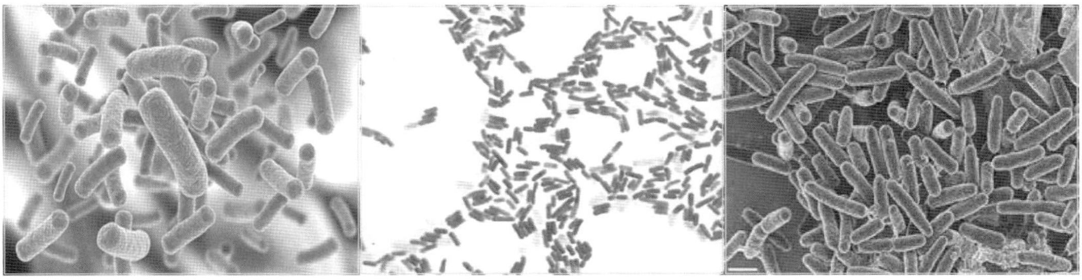

제2장

미생물의 산업적 응용

제2장

미생물의 산업적 응용

제1절 발효(醱酵, Fermentation)와 발효세균

발효는 어떤 기능 때문에 우리 몸에 유익한지 알기 위해서는 먼저 우리의 소화과정을 이해해야 한다. 소화란 음식물을 좋을 정도로 잘게 부수어지는 과정(단백질과 지방질의 연결고리를 끊는 것)이라 할 수 있다. 이렇게 잘게 부수어지는 과정을 위해 소화효소를 분비하며 또 장내 미생물을 이용하여 우리 몸에서 급속도로 음식물을 분해하는 것을 소화라 하고, 음식물이 미생물에 의해 천천히 분해가 이루어지는 것을 부패라고 하는데, 발효는 우리에게 유익한 미생물에 의한 음식물의 분해과정이라 할 수 있다.

발효는 유익한 미생물에 의해 만들어지는 것으로 항산화물질, 항암물질, 면역증강물질 등의 생리활성물질이 만들어지게 되고 음식물의 1차적 분해를 담당해 소화기관에서의 흡수율을 상당히 높게 끌어 올리게 된다. 영양소 중에서 특히 단백질은 '가수분해 단백질(hydrolyzed protein, 물을 첨가하는 조건으로 분해되는 단백질)'로 만드는 것이 중요한데, 체내에 쉽게 흡수되기 때문에 가장 좋은 단백질이고, 단백질을 펩타이드(peptide)형태로 분리해내기 때문에 체내에 더욱 빠르게 흡수·소화된다. 따라서 수산양식에서 발효사료를 이용할 경우 사료효율을 상당히 높일 수 있다.

발효는 미생물이 자신이 가지고 있는 효소를 이용해 유기물을 분해시키는 과정이라고 할 수 있다. 발효반응과 부패반응은 비슷한 과정에 의해 진행되지만, 분해

결과 우리의 생활에 유용하게 사용되는 물질이 만들어지면 발효라 하고, 악취가 나거나 유해한 물질이 만들어지면 부패라고 한다. 우리가 즐겨먹는 김치, 요구르트 등은 모두 발효를 이용해 만든 식품이다.

대부분의 생물은 호흡을 위해 산소를 필요로 하고, 산소호흡을 통해 활동에 필요한 에너지를 얻는다. 반면 땅 속 깊은 곳이나 호수의 밑바닥과 같이 산소가 부족한 환경에 사는 생물들은 그러한 환경에 적응하여 산소가 없이도 에너지를 얻을 수 있는데, 이러한 호흡을 무산소호흡이라 한다. 발효는 바로 이러한 무산소호흡의 하나이다.

발효 과정

사람은 탄수화물과 같은 유기물을 섭취하면 산소호흡을 통해 유기물을 이산화탄소와 물로 분해하고 에너지를 얻는다. 그렇지만 무산소호흡을 하는 생물들은 유기물을 완전히 분해시키지 못하고 다른 종류의 유기물을 만들어내기도 한다. 또 발생하는 에너지의 양도 적다. 발효과정에서 역시 유기물이 분해되어 또 다른 유기물이 만들어지고 적은 양의 에너지를 생성하게 된다. 최근 회자되는 '포스트바이오틱스(Postbiotics)'는 발효과정에서 균이 생성하는 대사산물로서 다양한 효과와 장점을 가지는데, 미생물로부터 얻어진 대사산물이기 때문에 살아있는 균에 비해 부작용이 적고 면역력 증진, 항염과 항균, 피부염 등에 효과가 있다고 알려져 있다.

알코올 발효

포도당을 담은 그릇에 효모를 넣고 뚜껑을 닫으면 미생물인 효모가 효소를 이용해 유기물인 포도당을 분해한다. 이때 뚜껑이 덮여 있기 때문에 산소를 통한 호흡이 불가능하며 무산소호흡이 이루어진다. 효모는 포도당을 완전히 분해시키지 못하고 에탄올을 만든다. 이러한 발효를 알코올 발효라고 하며 알코올 발효를 이용하여 막걸리나 맥주와 같은 술을 만들 수 있다.

젖산발효

젖산균을 무 산소상태에서 포도당과 반응시키면 젖산을 만들어내는데, 이러한 발효를 젖산발효라 한다. 요구르트나 치즈, 김치 등이 젖산발효에 의해 만들어지는 음식이다. 젖산발효는 음식을 만드는 과정뿐 아니라 우리 몸속에서도 일어나는 경우가 있다. 무리하게 달리기를 하고 나면 숨이 차 헐떡이게 된다. 몸이 빠르게 움직이면서 짧은 시간 동안 많은 에너지를 필요로 하기 때문에 빠르게 산소를 흡수하여 에너지를 보충하기 위함이다. 달리는 동안 소모되는 에너지의 양이 산소호흡을 통해 얻어지는 에너지의 양보다 크면 모자라는 양 만큼 무산소호흡을 통해 얻어야 한다. 그리고 이때 우리 몸속에서 일어나는 무산소호흡이 바로 젖산발효인 것이다.

젖산발효가 일어나면 젖산이 만들어지는데 이는 우리 몸에 피로를 느끼게 하는 물질이다. 심한 운동을 하고 나서 근육이 피로해지는 이유가 바로 여기에 있다.

발효의 메커니즘

발효는 호흡과 더불어 생물이 에너지를 얻는 대사반응(代謝反應)의 대표적인 방식인데, 산소적 및 무산소적 호흡이 산소 또는 다른 무기물을 산화제로 사용하는 것과는 달리, 발효는 무산소적 조건 하에서 유기화합물 자신이 산화되는 기질(基質)과 산화제를 겸하는 것이 특징이다.

발효의 종류

대표적인 것으로는 효모에 의한 알코올 발효, 젖산균에 의한 젖산 발효, 장내(腸內) 세균에 의한 포름산 발효, 클로스트리듐 속(屬) 세균에 의한 부티르산-부탄올-아세톤 발효, 프로피온산균에 의한 프로피온산 발효, 메탄 세균에 의한 메탄 발효, 또한 수소 발효와 효모에 의한 글리세롤 발효 등을 들 수 있다.

발효의 이용

발효는 여러 가지 생리현상 중에서 그 대사양식, 기작이 가장 확실하게 밝혀진 것 중 하나이다. 생물 진화의 입장에서 보면 원시생물은 산소가 없는 조건하에서 무산소적 발효에 의해서 에너지를 얻었다고 생각된다. 그 후 진화과정에서 지상에 산소가 출현하는 것과 함께 산소를 이용하는 다양한 산소적인 에너지 획득 형식으로 이행하였을 것이다. 그러나 오늘날의 어떠한 산소적인 생물도 에너지 생성의 제1단계로서 먼저 유기물의 무산소적 분해과정(해당 또는 발효)을 거쳐야 한다. 발효는 미생물이용공업, 발효공업으로서 널리 인류에게 활용되고 있다.

공업약품, 의약품으로서는 에탄올, 부탄올, 아세톤, 시트르산, 이타콘산(itaconic acid) 외에 글루탐산이나 리신 등 아미노산의 제조, 발효양조 식품으로서 갖가지 알코올성 음료, 조미료, 유제품(乳製品), 빵의 제조(이 경우는 발효에 의해서 생기는 이산화탄소를 이용한다) 등이 있다.

글루코오스 등 당류를 분해하여 젖산을 생성하는 세균을 유산균이라고도 한다.

젖산발효에 의해 생성되는 젖산에 의해서 병원균과 유해세균의 생육이 저지되는 성질을 유제품, 김치류, 양조식품 등의 식품제조에 이용한다. 또, 포유류의 장내에 서식하여 잡균에 의한 이상발효를 방지하여 정장제(整腸劑)로도 이용되는 중요한 세균이다. 그람양성균이며, 통성혐기성 또는 혐기성으로 락토바실러스 속과 스트렙토코쿠스 속에 여러 종류가 알려져 있다.

락토바실러스 균은 락트산균 또는 유산균이라고도 한다. 젖산발효에 의해 생성되는 젖산에 의해서 병원균과 유해세균의 생육이 저지되는 성질을 유제품(요구르트, 치즈 등), 김치류, 양조식품(청주, 된장, 간장 등) 등의 식품제조에 이용한다.

운동성은 없고 대부분이 카탈라아제 음성이고, 생육에는 각종 비타민, 아미노산, 일종의 펩티드 등을 요구한다.

형태학상으로는 젖산 간균(桿菌 : 락토바실러스 속)과 젖산 구균(球菌 : 스트렙토코쿠스 속, 페디오코쿠스 속, 류코노스톡 속)으로 구별되고, 생리학적으로는 당을 혐기적으로 분해하여 주로 젖산만을 생성하는 호모 발효균과, 젖산 외에 부산물(알코올·이산화탄소 등)을 생성하는 헤테로 발효균으로 분류된다.

① **락토바실러스 속** : *L. bulgaricus*는 불가리아 젖산균이며 가장 오래 전부터 알려져 있다. 요구르트의 제조에 사용되며 생육 최적온도는 40℃이다. 이 종은 순수 배양한 균을 치즈나 발효 버터 제조 시의 스타터(starter)로도 사용한다. *L. acidophilus*는 호기성 젖산균으로 사람 및 모든 포유류와 그 밖의 동물의 장에 존재하며, 버터·우유의 제조나 장내 자가 중독의 치료에 사용된다.

L. delbriickii 는 녹말질인 당화 액이나 당밀을 원료로 하는 젖산의 공업적 생산에 사용된다. 생육 최적온도는 45℃이다.

L. casei 는 치즈 제조 및 우유나 유청(乳淸)을 원료로 하는 젖산제조에 사용되며 생육 최적온도는 30℃이다.

L. lactis 는 'DL-젖산'을 생성한다. 이 종은 항상 우유 속에 존재하여 버터, 치즈 제조에 사용되며 낙농용 젖산균으로서 가장 중요한 균종이다.

L. plantarum 은 D-젖산과 L-젖산을 생성하고 김치, 엔실리지(埋葬 사료)등에 항상 존재하며, 또 치즈의 풍미를 내는 데 작용을 한다.

L. bifidus 는 분지 젖산균으로 유아의 장내에 항상 존재한다.

② **스트렙토코쿠스 속** : *S. faecalis* 는 정장제로 이용되고 *S. lactis* 는 치즈 제조의 스타터로 사용된다.

③ **페디오코쿠스 속** : 4연구균(四連球菌)이다. *P. soyae*는 간장, 된장의 양조과정에서 발견되며 식염 20% 이상에서 생육할 수 있는 호염성 젖산균이다.
P. pentosaceus 는 김치에서 발견되는 종이다.

④ **류코노스톡 속** : 쌍구균이다. *L. mesenteroides* 는 당질에서 다량의 점질물을 생성하므로 의료용 인공혈장으로서 덱스트란(dextran)제조에 이용된다. 이 밖에 젖산균에는 영양 요구성에 따라 비타민이나 아미노산의 검정과 정량에 도움이 되는 것도 있다.

효모균류(酵母菌類, Yeasts)

원래는 효모, 즉 이스트 속에서 볼 수 있는 균류를 말하며 사카로마이세스(*Saccharomyces*)라는 속(屬)에 들어가는 곰팡이류를 지칭하는데, 근래에 와서 이스트 이외에 그 체제가 간단한 점에서 아주 비슷한 균이 다수 발견되었으므로 이것을 총괄하여 효모균류라고 한다. 이 균류는 곰팡이류라고 하지만 균사(菌絲)가 발달하지 않고, 대부분이 구형(球形), 타원형, 또는 긴 타원형의 단세포이다.

효모균류의 분류

네덜란드의 J. 로더 등은 효모균류를 자낭 효모균류, 사출포자(射出胞子) 효모균류, 무포자 효모균류의 3군으로 크게 나눴다. 제1군은 사카로마이세스(*Saccharomyces*)로 대표되고 자낭이 형성되는 자낭균류이다. 제2군은 스포로볼로마이세스(*Sporobolomyces*)로 대표되며 포자가 담자균류의 담자포자처럼 스테리그마(작은 자루)라는 작은 돌기 위에 생기고, 성숙되면 사출되는 성질을 가진다. 그리고 아직 자낭도 확인되어 있지 않아서 담자균류와 관계가 깊은 균류로 여겨진다. 제3군은 크립토코쿠스(*Cryptococcus*)로 대표되고, 분아(粉芽)에 의해서만 번식하는 것으로, 불완전균류에 포함된다.

효모균류와 야생 효모균류

토양 속, 수중, 생물의 몸속 등, 효모균류는 생태적으로 다양한 분포를 보인다. 토양의 시료에 대하여 그 속에 존재하는 미생물을 분리한 연구에 의하면 매우 흔하게 효모균류가 발견된다. 그러나 토양 중에는 거꾸로 효모균류의 발육을 저지하는 항생물질을 생산하는 세균, 방선균(放線菌), 사상균(絲狀菌) 등도 종종 발견되므로 그들 상호간의 생태적인 관계는 복잡하다.

수중에 분포하는 효모균류는 배수구 등에 생기는 점질물 속에서 다수 발견되고 있으며, 또 각지의 해수로부터 칸디다(*Candida*)를 비롯한 여러 효모균류가 발견되었다는 보고가 있다.

고등식물의 잎 면에는 스포로볼로마이세스, 크립토코쿠스, 로도토룰라(*Rhodotorula*) 등의 효모균이 착생하고 있다. 또 과실에 대해서는 포도의 과실의 포도효모균을 비롯하여 딸기, 벚나무, 자두나무, 까치밥나무 등의 과실에 한제눌라(*Hansenula*), 칸디다(*Candida*), 토룰롭시스(*Torulopsis*), 클로에케라(*Kloeckera*) 등의 효모균류가 알려졌다.

꽃 꿀의 효모균류도 많으며 꽃에 따라서는 특수한 것도 볼 수 있고, 밀조효모(蜜糟酵母)라는 것도 있다. 또 삼림에서 나무를 자른 면에 침출하는 수액(樹液)에는 사카로마이세스를 비롯하여 피키아(*Pichia*), 클로에케라, 나드소니아(*Nadsonia*), 엔도마이세스(*Endomyces*) 등 수많은 속이나 종의 효모균류가 발견되고 있다. 또 야외에서 여러 버섯류를 채집해 보면 그 위에 번식하는 효모균류를 관찰할 수 있다.

동물에서 채집되는 효모균류로는 먼저 꽃 꿀 효모와 밀접한 관계가 있는 곤충과 수액이나 버섯에 모이는 곤충 등의 몸에 붙어 있는 것을 들 수 있다. 또 그 곤충들의 소화관 내나 저장한 꿀 등에도 많은 종류의 효모균이 생육하고 있는 것을 볼 수 있다. 특히 야생의 초파리, 벌류, 딱정벌레류에 대하여 이러한 효모균의 연구가 이루어지고 있다. 곤충의 분변에 효모균류가 존재하는 것은 말할 것도 없지만 야외에 배출된 분변에도 효모균류가 적지 않게 존재하며, 특히 초식성 동물의 분변에 많이 존재한다.

효모균류의 이용

효모균류 중 당을 분해하여 알코올을 생성하는 능력이 뛰어난 것은 옛날부터 술 양조에 이용되었다. 맥주 효모균(*Saccharomyces cerevisiae*)은 1883년 맥주발효를 일으키는 종으로 기록되었다. 청주의 양조에 사용되는 효모균은 1897년 *Saccharomycs sake*라는 다른 종으로 기재되었으나 최근의 연구로는 맥주효모균과 동종인 것으로 알려졌다. 또 일반적으로 사용되는 빵효모도 이 종에 속하는 것으로 알려졌다. 포도주 발효에 사용되는 효모균은 실은 포도밭에 야생하는 것이 포도의 과실에 붙은 것이다.

효모는 당을 발효시켜 에탄올과 이산화탄소를 생산하는 능력을 가진 것이 많다. 이 성질은 맥주의 제조나 빵의 발효에 이용되고 있으며, 기원전 수천년경에 이미 상당히 완성된 형태로 행해졌던 것이 확인되었다. 효모 자체는 값싼 지방, 단백질원으로 사료에 사용되는데 비타민 B군을 풍부하게 함유하고, 또 비타민 D를 함유하는 것도 있으며, 의약품 공업에도 사용되고 있다.

광합성 세균이란?

빛에너지를 이용하여 탄소동화작용을 하는 세균을 말한다. 엽록소 대신 박테리오클로로필(세균엽록소)을 가지므로 이산화탄소와 수소화합물을 재료로 광합성이 가능하다.

일반적으로 세균은 동화색소를 가지고 있지 않으므로 광합성을 할 수 없지만, 홍색황세균이나 녹색황세균은 원시적인 박테리오클로로필을 가지고 있어, 이산화탄소와 수소화합물(H_2S 등)을 재료로 광합성을 하여 당분을 만든다. 광합성세균과 조류(藻類), 고등 녹색식물의 광합성을 비교해 보면 산소의 발생 유무, 클로로필의 종류와 차이, 동화기관의 다양성 등 차이가 많다.

태양에너지를 이용할 수 있는 색소를 가진 세포가 최초로 출현하였을 무렵, 지구의 대기 조성은 물 이외의 무기물이 수소의 공여체로서 이용되었을 가능성이 크다. 그러므로 세균형의 광합성은 진화의 역사에서 조류나 고등식물의 광합성보다 옛 형으로 생각된다. 그 후 물을 환원제로서 이용할 수 있는 메커니즘인 클로로필a나 보조색소, 광화학계Ⅱ가 출현하였다고 추론하면, 산소를 방출하는 조류형의 광합성은 세균형보다 한층 더 진화한 것으로 보인다.

홍색황세균과 녹색황세균 이외의 광합성 세균에는 녹색세균의 클로로비움(*Chlorobium*), 황홍색세균의 크로마튬(*Chromatium*), 비황 홍세균의 로도스피릴룸(*Rhodospirillum*), 로도슈도모나스(*Rhodopseudomonas*) 등이 있다.

광합성 세균은 자연계에 존재하는 미생물로써 토양이나 수중에서 사람이나 동물의 먹이 찌꺼기나 배설물 등의 유기물이 분해되면서 나오는 유화수소나 질소화합물 등 작물이나 가축 그리고 어류의 생육에 해로운 물질을 자신의 먹이로 섭취 제거하면서 증식하고, 증식과정에서 발생되는 분비물은 토양이나 가축의 장내에서는 유산균, 방선균 같은 유익 미생물의 증식을 촉진하며, 수중에서는 클로렐라 같은 녹색미생물의 발생과 증식을 늘리며 자신은 동물성 플랑크톤인 윤충이나 알테미아 등의 영양을 풍부하게 하기 위한 먹이로도 활용된다.

또한 광합성세균의 균체는 영양학적으로도 훌륭하며 동물에 대한 독성이 전혀 없으므로 가축, 어류의 초기 사료가 됨은 물론이고, 사료첨가물로도 훌륭한 영양 공급원이 되며, 작물에 있어서도 생육촉진과 수량이나 품질을 향상시키는 비료로 활용되는 등 그 이용도가 다방면에 걸쳐 연구되고 있는 우수한 균이다.

광합성세균(photosynthetic bacteria)의 이용

홍색을 띠는 광합성세균이라고 해서 똑같은 광합성세균이 아니다. 홍색을 띠는 광합성 세균의 종류는 37종이나 되며 그 중에서 작물이나 가축, 그리고 양어에 가장 잘 이용되고 있는 홍색 광합성세균의 종류만 해도 무려 16종이 넘는다.

이러한 홍색 광합성세균은 첫째, 균종에 따라 영양물질, 생육촉진 물질, 항균물질 생성능력, 악취 제거능력, 유기물 분해 능력 등 특성이 크게 다르다.

둘째, 균종에 따라 땅속에서 잘 자라는 균, 해수나 담수에 잘 자라는 균, 가축의 분뇨에서 잘 자라는 균 등 좋아하는 환경이 각각 다르다.

셋째, 같은 종이라 해도 키우는 환경(빛의 유무와 밝기의 정도, 산소의 유무), 먹이의 종류에 따라 배양액 중에 방출하는 영양물질이 달라지므로 광합성세균의 배양액은 농업, 축산, 수산의 사용용도에 따라 필요한 균종을 배지를 달리하여 배양하여야 한다.

환경의 정화와 보전에 필수적인 광합성세균

광합성세균은 유황이 관여하는 홍색유황세균과 녹색유황세균, 그리고 유황이 관여하지 않는 홍색비유황세균의 3과로 크게 분류하고 있다.

홍색 및 녹색유황세균은 유황생성에 관여하고 있고, 이들 세균을 이용해 유황을 기업적으로 생산하고 있는 호수가 전 세계적으로 많이 있다. 그밖에도 온천의 진흙에서 많은 광합성세균의 살고 있는 것이 확인되고 있다. 이와 같은 광범위한 환경에서 광합성세균은 광합성을 하여 이산화탄소(CO_2)를 고정(약 1.0~10mg/L/day)하고, 질소도 고정(CO_2 고정량의 약 1/3 정도)한다.

일반적으로 유기물이 풍부한 환경에서는 종속영양미생물들이 유기물을 분해하면서 왕성하게 생장하여 그 속에는 그들의 균체가 증식되고, 유기물이 분해되어 생긴 생산물이 축적되면서 상대적으로 유기물(먹이)이 감소하여 이들 종속영양미생물들은 서서히 사멸하기 시작한다. 이 무렵부터 광합성세균은 빠르게 생장하기 시작한다. 그 이유는 종속영양미생물들이 생산한 물질들(유기산, 아미노산, 황화수소 등)은 광합성세균에게는 아주 좋은 먹이가 되기 때문이다. 일반적으로 오수나 폐수는 이러한 물질들이 많이 포함되어 있기 때문에 광합성세균은 오수정화에도 요긴하게 활용되고 있다.

초기에 BOD(생물학적 산소요구량)가 1,000~10,000ppm 이상으로 부패정도가 매우 높았던 오수가 광합성세균의 밀도가 최상으로 될 때에는 BOD가 수백 ppm까지 정화된다. 광합성세균이 생장한 다음에는 미세조류가 왕성하게 생장하면서 BOD가 수십 ppm까지 감소하면서 정화된다.

이처럼 광합성세균은 다른 미생물과 상호간에 연계하면서 자연환경의 정화와 보전에 크게 관계하고 있는 중요한 세균이다.

제2절 축산에서의 발효사료와 미생물

1. 미생물 영양과 대사

1.1. 영양소

1) 주 영양소 : 95% 이상이 탄소, 수소, 산소, 질소, 황, 인, 칼슘, 칼륨, 마그네슘, 철 등으로 구성된다.

2) 미량원소는 망간, 아연 코발트, 니켈, 구리, 몰리브덴 등으로 적은 양으로도 생장에 충분하며 일부 효소 활성부위와 인산기 전이 촉매효소에 도움을 주고 질소 고정에 필요하며, 비타민 B_{12}의 구성요소 등을 구성한다.

3) 생장인자는 미생물에 의하여 합성되지 않는 유기화합물로서 아미노산, 퓨린과 피리미딘, 비타민 등이 있다.

1.2. 탄소원

독립영양생물은 이산화탄소를 탄소원으로 하며 종속 영양생물은 탄소원과 에너지로서 모두 유기영양소를 이용한다.

1.3. 미생물 대사와 에너지

영양물질 분해과정에서 방출되는 화학에너지는 ATP, 티오에스테르(acetyl CoA), 크레아틴 인산 등의 고에너지 화합물에 저장했다가 재이용한다.

혐기적 대사는 무산소 상태에서 증식하는 발효(fermentation)를 말하며 ATP 생성은 기질수준에서의 인산화에 의해 얻어진다.

호기적 대사는 산소 이외의 화합물(NO_3, H_2SO_4, CO_2)을 전자수용체(산화제)로 사용하는 경우 혐기적 호흡을 한다.

포도당의 에너지원에 있어서는 호흡에서 총 에너지의 44%를 ATP로 저장했다가 합성에 재이용하며, 발효에서는 30%밖에 회수하지 못한다.

호기적 대사는 혐기적 대사보다는 ATP 수율 면에서 19배 더 크고, 에너지 양에서 비교하면 13.2배 더 크다.

지방산의 대사는 지방산이 완전히 산화되면 많은 양의 에너지 발생하는데 16개의 탄소원자로 구성된 팔믹산(palmic acid)은 130개 분자의 ATP를 만든다.

아미노산 대사는 아미노기가 NH_3가 되고, 다른 아미노산으로는 되지 않는다. 탈탄산반응에 의해 카르복실기는 CO_2로 되고, 다른 아미노산은 아민으로 된다.

병원성 세균인 *Streptococcus, Staphylococcus*, *Bacillus*와 같은 토양미생물, *Pseudomonas*와 같은 식품 부패균은 단백질을 분해해 얻은 아미노산을 이용해 생장에 이용한다.

단백질을 분해하는 효소는 2종이 있는데 하나는 펩타이드로 분해하는 것이며, 다른 하나는 펩타이드를 더 잘게 절단하는 효소로서 이를 통틀어 프로테아제라고 한다.

1.4. 미생물 생육

1) 생물적 요인

(1) 공생작용

가. 호혜공생 : 서로 도움을 주는 영향을 말한다.
나. 편해공생 : 한편이 다른 미생물에게 억제되도록 작용하는 영향을 말한다.

(2) 공동작용 : 단독으로 존재할 경우 나타나지 않던 기능이 공존할 경우 나타나는 현상을 말한다.

(3) 길항과 경합

미생물 혼합계에서 영양소, 산소, 생활공간 등을 두고 경합적으로 경쟁을 하거나, 한 종류의 미생물이 다른 미생물에게 불리한 대사산물(유기산 등)을 생산하여 저해(pH 저하 등)하는 현상(길항)이다.

(4) **항생** : 박테리오신인 bacteriocin, nisin 등의 항생물질을 생산하여 다른 미생물의 생육을 억제하는 작용을 말한다.

(5) **기생** : 한쪽 미생물이 다른 미생물에 기생하는 경우를 말한다.

2) 화학적 요인

(1) **수분** : WA(Water Activity, 수분활성도)는 미생물이 생육할 수 있는 최저한계의 수분활성도로서 중요하며, 수분활성도가 저하하면 세포분열 속도의 감소현상이 일어난다.

(2) **수소이온농도** : 세포 내부의 pH는 원형질막이 양성자에 대해 비투과성이기 때문에 중성을 나타낸다. 그 이유는 양성자와 수소이온은 세포 내부의 pH를 유지하기 위해 세포 밖으로 배출된다. 식품 부패균은 pH5.5 이하에서는 거의 생육하지 못하며, 강한 단백질 분해력이 있는 미생물의 경우는 알칼리성 식품에서도 생육한다.

(3) **산소** : 과산화수소를 산소와 물로 변화시키는 카탈라아제와 산소로 변화시키는 SOD(Super Oxide Dismutase)등이 있다. 산소 내성 미생물은 '슈퍼옥시드 디스뮤타제'를 가지고 있으나, 절대 혐기성 세균은 이들 효소가 없다.

(4) **살균제**

식품공장 사용되는 살균제로는 염소계가 주로 쓰이며 세척수 중에 0.2ppm의 염소가 존재하면 대장균 등의 무포자 세균은 30초 이내에 사멸한다. 바이러스는 저 농도에서 불활성화 되지만 세균 포자에 대한 사멸효과는 매우 낮다. 염소농도 50~100ppm의 차아염소산 용액에 침지하거나 200ppm을 소독액으로 분무하여 살균한다.

계면활성제 중에서 비 이온 계, 음이온 계는 살균력이 없으며, 양이온 계면활성제(역성비누)는 세정력은 없으나 살균력을 가지므로 소독용으로 사용된다. 양성계면활성제는 세정력도 있으므로 손, 용기, 기구 소독제로 모두 사용된다.

3) 물리적 요인

(1) 온도 : *Bacillus*의 포자는 60℃에서 30분간 가열처리, *Neurospora*의 포자는 50℃에서 수 분간 가열에 의해 오히려 발아가 촉진된다.

(2) 광선 : 가시광선은 곰팡이를 제외하고는 광합성 에너지원으로 이용된다. 식품 표면에 서식하는 미생물들은 광산화에 의한 세포 손상을 방지하기 위해 카로티노이드 색소를 이용한다.

자외선은 단파장과 높은 에너지 때문에 모든 미생물에 대하여 살균작용이 있으며 미생물의 변이를 일으킨다. 파장영역 250~260nm에서 살균력이 강하게 나타나는 것은 핵산의 최대 흡수 파장에 가까워 핵산이 손상되는데 이는 파장의 높은 에너지 때문이다.

(3) 압력 : 세포는 주변으로부터 영양분을 흡수하여 세포 내의 삼투압을 높인다. 미생물은 세포의 모양과 조정능력을 유지하기 위해 주위 환경보다 높은 원형질의 삼투압을 유지하는데 외부 삼투압에 대한 저항성을 차이를 이용하여 미생물 억제할 수 있다.

2. 사료용 미생물

1) 서론

1974년 Parker에 의해 생균제(probiotic)이란 용어를 사용하기 시작하면서 가축의 생산성을 개선시킬 목적으로 *Saccharomyces cerevisiae, Lactobacillus acidophilus, Aspergillus oryzae, Bacillus subtilis* 등을 부형제와 섞는 형태로 제조되었고, 국내에서도 1980년대 후반부터 생균제가 처음으로 보급되기 시작하였다.

생균제와 발효사료의 효과에 있어서는 연구자 간에 많은 논란이 있는데 효과가 인정되는 경우와 그렇지 않은 연구가 함께 나오고 있는데, 이는 미생물이 갖는 미온적인 특성도 있고, 장기적인 투여에 의해서만 효과가 나타나는 경우가 많아 연구결과의 원인을 규명하기 어렵기 때문이다. 그러나 항생제 대체물질로서 일부 축산 농가들이 생균제의 효과를 인정하고 있으며, 농축산물의 경쟁력 강화와 친환경 축산을 위해 다시 가축용 미생물의 사용이 증가하고 있는 추세이다.

2) 생균제

항생제 대체제와 기능성 물질로서 미생물이 생균제(probiotics)라는 이름으로 관심을 끌게 되었다. 생균제의 의미는 1974년 Parker가 장관 내 세균총의 균형을 조절할 수 있는 세균이나 물질로 정리한 후, 1989년 Fuller에 의하여 「**장내 미생물의 균형을 개선함으로써 숙주동물에게 유익하게 작용하는 생균 첨가물**」로 정의되고 있다.

기본적으로 생균제는 소화관 내에서 증식되고 있는 유해균을 배제하고, 젖산균 등의 유용균을 증식시켜 정상적인 장내 균총의 균형을 회복 유지하는 효과를 발휘한다. 생균제에 대한 관심이 높아지고 있는 것은 미생물이 소화관내에 도달해서 소화관 내에서 증식되고 있는 유해균을 배제하고, 젖산균 등의 유용균을 증식시켜 정상적인 장내 균총의 균형을 회복 유지하여 건강을 증진시키고 동물의 영양개선에 기여하기 때문이다.

2.1. 생균제의 미생물

(1) 젖산균(Lactic acid bacteria)

일반적으로 가축의 장이나 분변에서 채취 분리한 젖산균 중에서 생균제 능력이 뛰어난 것이 주로 이용된다. 조건적 혐기성 미생물이기는 하나 공기가 있건 없건 잘 자라며, 젖산을 생산하여 장의 산도를 pH 3.0~4.0으로 낮추어 잡균의 오염을 방지하며, 살아서 가축의 소장에 도달하여 장 상피세포에 서식하면서 과산화수소 및 천연 항생물질을 생산하여 병원성 미생물의 증식을 억제한다. 각종의 비타민, 아미노산, 핵산, 항균물질 등을 생산하여 가축 장내 미생물 균총의 안정, 사료효율 증대, 내병성 증대 등의 효과와 가축 분변의 암모니아, 황화수소 가스 등 악취제거 효과가 있다. 한편 젖산균에 의해 생성된 유기산(젖산, 초산)은 그람음성 병원균의 저해제로 작용한다. 또 acidophilin, acidolin, lactocidin, nisin 등과 같은 '천연 항균물질'인 박테리오신을 분비하며, 균주에 따라 이들의 생성하는 능력의 차이가 크다.

비피더스 균은 모유를 먹은 유아의 분변에서 최초로 분리된 절대혐기성 미생물인데 인체와 동물의 장내 우점균으로 초기 면역능력이 약한 어린아이의 면역력을 지켜주는 것으로 추정된다.

(2) 효모(Yeast)

맥주, 청주, 빵 등의 발효에 이용되는 균주로서 효모가 분비하는 amylase, cellulase, protease 등은 소화흡수를 돕는다. 아미노산의 조성이 우수하며 알코올, 글루타민산 등의 천연 향미물질을 생산하여 사료의 기호성을 증진시키고, 비타민B와 UGF(미지 성장인자)를 합성하며, 지방합성의 전구물질인 초산을 생성한다. 또한 산소와의 결합능력이 있어 장내 혐기성 박테리아의 활동을 도와준다. 맥주효모는 *Saccharomyces* 속의 효모로서 맥 즙의 발효가 완료되어 맥주를 여과하면 맥주 효모가 분리되며, 이 효모를 잘 세척하여 건조시켜 미국에서는 양계 사료로 이용한다. 효모는 수산용 사료의 첨가물로도 성장촉진등에 상당한 효과를 보이고 있어 앞으로 사용이 확대될 것으로 보여진다.

(3) 곰팡이(Fungi)

대부분 유해 곰팡이가 많으나 유용한 곰팡이로는 *Aspergilus orizae*와 *Aspergilus niger*가 많이 사용된다. 청주, 된장 등에 사용되어 왔으며 녹말 당화력, 단백질 분해 능력이 뛰어나며, 아밀라제를 생산하여 사료 중의 탄수화물 분해 능력을 높여준다. 사료 성분 중에서 포도당 등을 이용하여 구연산, 초산, 젖산 등의 유기산을 생성하고, 독특한 항균성 대사산물을 생성하여 유해 미생물의 증식을 억제한다.

(4) 바실러스(Bacillus)

콩에 존재하는 균주로 *B. subtilis, B. coagulans, B. lentus, B. licheniformis, B. pumilus* 등이 있으며, 메주 발효균으로서 포자를 형성하는 특징이 있어 열에 강하여 펠릿, 압출, 분쇄 등에 대한 내성이 있다. 특히 체외 효소로서 가축 소화에 필요한 단백질 분해효소를 생산한다.

'DPA(dipicolinic acid, 디피콜린산)'이라는 항균성 물질을 생산하여 소화기 내의 유해미생물을 억제하며, 젖산균 등 장내 유익 미생물 균총의 증식을 촉진하고 비타민 B군의 합성능력이 있다.

(5) 광합성 미생물

빛을 자신의 에너지원으로 이용하는 홍색 비 유황 계통의 광합성 미생물로서 붉은 색소(카로티노이드)를 생성한다. 특히 *Rhodobacter capsulatus*는 효모보다 아미노산이 풍부하여 어류의 사료로도 사용되고 있다. 유해 미생물의 생장을 억제하는 길항작용을 하며, 발효미생물과는 상호적 공생관계에 있는 미생물로서 오폐수 정화 및 가축분뇨의 악취(유화수소, 암모니아, 페놀류 등) 제거에 효과적이며, 이들 유해가스 및 유해가스 제거 반응기작은 다음과 같다.

$$CO_2+H_2S \rightarrow (CHO)+H_2O+2S$$

$$C_4H_7O_2\text{-}Na+2H_2O+2CO_2 \rightarrow 5(CHO)+NaHCO_3$$

$$C_6H_60_5+H_2O \rightarrow (CHO)_2+2CO_2+H_2\uparrow$$

2.2. 생균제의 제조방법

생균제의 균주는 계대 배양하여 활력을 유지하며, 각 균주에 해당하는 산업용 미생물 배지를 만들고, 발효기 120℃, 1기압의 조건으로 20분간 멸균하고 냉각시킨 다음, 생균제 균주를 접종하여 각 균주에 따라 1~3일간 30~40℃에서 배양하면서 발효시킨다. 배양된 미생물 균체를 미강, 왕겨, 제올라이트, 질석(蛭石, Vermiculite) 등의 부형제와 30분 정도 혼합하여 제조를 완료한다.

생균제의 사용효과는 다음과 같다.

표 1. 생균제의 사용효과

소	돼지·닭·개	양어 및 친환경 농업
TMR사료(단순혼합사료) 발효제	육성돈 생산성 증가	피부질병 예방
송아지 설사 예방	고급 브랜드육 생산	소화촉진 및 증중율 향상
젖소 유량, 유질 개선	성장촉진 및 사료효율 개선	수질개선 및 오염방지
고기소 육질 개선	분뇨의 악취제거	면역기능 향상
사료효율 개선	장 개선 및 질병예방 효과	유기질 비료 발효 부숙제
분뇨냄새 개선	산란율, 난질 개선	작물 병해 길항작용
면역기능 강화	소화율 향상	작물의 성장 촉진
수명 연장	면역기능 강화	

2.3. 외국에서의 생균제 이용

본래 probiotics는 인체에 해당하는 생균제를 지칭하고 있으나, 한국에서는 인체용, 가축용을 가리지 않고 사용하고 있다. 미국에서 불리는 가축/사료용 생균제의 정식명칭은 DFM(Direct Fed Microbials)이다. 미국에서는 생균제 균주의 사용범위를 FDA에서 공인한 GRAS에서 규정하고 있으며, 유럽 등의 선진국에서 생균제의 사용은 자가 배합사료 위주로 경영되기 때문에 사용되는 양은 규모가 많지 않고 가격도 비싼 편이다. 사용목적은 비육돈, 비육우, 젖소, 육계, 식용 토끼 및 칠면조에서도 사용된다.

일본에서 생균제는 배합사료 회사 중심으로 사용되고 있고, 배합사료에 대해서도 0.02~0.2%의 비율로 첨가 혼합되고, 가축의 생산성 향상을 목적으로 사용하고 있다. 동물용 의약품으로서의 생균제는 설사 등의 소화기 질병 치료를 주목적으로 사용하고 있다.

3. 발효사료

3.1. 발효사료의 정의

주변에서 쉽게 구할 수 있는 각종 부산물을 가축의 특성에 따라 배합비에 맞게 구성하여 가축의 대사를 촉진, 방지 또는 원활히 해줄 수 있는 특수 미생물과 혼합하여 일정기간 발효 및 건조시켜 만드는 사료를 말한다.

3.2. 발효사료의 필요성

FTA 협약에 따른 축산물의 경쟁력 강화와 고급 축산물에 대한 소비욕구가 증대하고 있는 현 상황 하에서는 그 어느 때보다 질 좋은 사료가 절실히 필요하다. 이상기후로 인한 국제 곡물가의 상승으로 사료원료를 전량 외국에서 수입해야 하는 우리로서는 주위에서 값싸게 구할 수 있는 각종 유기질의 부원료를 이용한 발효사료 제조가 절실히 필요하다.

기능적으로는 축산물의 각종 질환, 질병을 예방하고 축산농가의 환경을 개선하고 나아가 축산물의 국제경쟁력을 강화시키기 위해 안전한 축산물을 공급해야 한다. 발효사료는 각종 유용한 폐자원을 이용함으로써 폐기물 처리비용을 줄이고, 환경을 보존하며, 축산농가 소득에도 기여할 수 있는 일석삼조의 효과를 거둘 수 있다.

3.3. 발효사료의 특성

발효사료의 미생물은 사료성분 중의 전분, 당을 분해하여 유기산 및 알코올로 전환시키므로 pH가 대략 4.0 정도로 낮아져 유해 미생물의 증식이 억제되어 사료 안전성과 저장성을 높여주는 특징이 있다. 또 발효사료는 다즙성 사료나 폐기 부산물을 가축에 맞게 재활용할 수 있어 생산비 절감에도 도움이 되며, 장내 균총의 유익한 미생물 평형을 이루어 가축의 건강과 성장증진을 이루어 생균제제 대체 역할이 가능하다.

발효사료의 장점은 곡류와 콩류의 성분을 미생물 발효에 의해 분해하고 소화를 돕는 효소생성 및 생체에 유용한 생균제(probiotics)를 공급하게 되며, 휘발성 지방산의 합성이 일어나 흡수 에너지 량이 증가하며, 조단백질, 중성세제 불용성 섬유와 산성세제 불용성 섬유의 소화율이 증진된다. 지방의 포화도에 변화를 주어 불포화지방산을 증가시켜 육질 내의 지방산 조성을 변화를 주고, 스트레스 완화로 인하여 결과적으로 육질개선 효과를 부여해 준다. 특히 효모가 첨가된 알코올 발효사료는 탄수화물과 당을 휘발성 지방산으로 전환하고, 에너지 흡수율을 높여 주고 사료 섭취량을 증가시킨다. 조단백질, 비단백태질소, 아미노산 등을 가수분해하여 저분자의 물질로 분해하며 사료의 이용성을 증진시킨다. 그러므로 발효사료는 가축의 생산성 증진 및 사료효율 개선과 세균성 및 식이성 설사 예방, 생체 면역력 증강, 악취발생 감소로 안전 축산물 생산에 유용하다고 할 수 있다.

3.4. 발효사료의 급이 효과

1) 사료효율이 좋기 때문에 증육률이 높다.
2) 사료의 향미가 좋기 때문에 기호성이 높다.
3) 육질이 개선된다.
4) 출산일이 단축되는 등 수태, 출산의 안정도가 높다.
5) 미생물제제를 사용하므로 축분을 양질의 비료로 재활용할 수 있다.
6) 설사, 호흡기 질환, 소화기 질병 등 발병률이 줄어든다.
7) 가축분뇨의 수분 감소와 악취제거로 사육환경 개선 및 환경오염을 방지한다.
8) 섭식량 증가, 면역기능 향상으로 유량 유지율 증대와 체세포 수가 감소한다.

3.5. 축산 발효사료에 사용되는 미생물 종류

표 2. 축산 발효사료 구성 미생물의 예

미 생 물	종 류	미생물 수
Lactic acid bacteria	*Lactobacillus acidophilus* *Lactobacillus plantarum* *Lactobacillus casei* *Lactobacillus fermentum* *Lactobacillus animalis* *Bifidobacterium infantis* *Bifidobacterium thermophilum* *Bifidobacterium longum* *Enterococcus facium*	1×10^7 cfu/g
Yeast	*Saccharomyces cerevisiae* *Candida utilis* *Candida kefyr*	1×10^7 cfu/g

미 생 물	종 류	미생물 수
Fungi	*Aspergilus niger* *Aspergilus oryzae*	1×10^7 cfu/g
Bacillus	*Bacillus subtilis* *Bacillus licheniformis* *Bacillus coagulans*	1×10^7 cfu/g

3.6. 발효사료의 제조방법

1) 원료사료

단미사료 및 보조 사료를 주원료로 사용할 수 있다. 보조 사료는 쌀겨, 키토산, 식료품 제조 부산물을 사용할 수 있으며 스피룰리나, 맥주 효모, 곤충 애벌레 등을 첨가하여 사료의 향미 및 기호성을 높일 수 있다.

한편 식료품 제조 부산물인 비지박 및 맥주박을 발효사료 제조 원료로 이용하여 사료단가를 낮추려는 노력이 시도되고 있다.

2) 일반사료 배합기

발효사료 제조기는 밀폐식 배양장치 중 회전 드럼식을 이용하여 완전 무균은 아니지만 미생물 발효가 신속히 이루어지도록 회전을 하면서 일정한 배양온도를 유지하도록 한 것을 많이 사용하고 있다.

발효사료 배합기는 소형 발효기계는 1일 1.5~2톤 정도의 생산용량으로 일반 농장에 적합하다. 용량에 따라 중형 발효기계(3톤/일)와 대형 발효기계(5~30톤/일)가 있다.

운전방식은 투입 → 살균 → 부자재·미생물 투입 → 발효 → 건조 → 배출 → 포장 순으로 이어진다. 발효시간은 수분 함유량과 미생물의 종류 및 원료의 구성 등에 따라 차이가 있으며, 약 1~3일 정도까지 다양하다고 할 수 있다.

일반 축산 발효사료의 제조 예는 다음과 같다.

① 미생물 제제 준비
② 물 40(20~25) ℓ + 당밀 300mℓ + 생균제 1 ℓ 혼합
③ 분말(펠릿)사료 100kg과 충분하게 혼합
④ 용기(비닐봉지)에 밀봉 저장 : 발효단계

- 20~30℃, 부분 혐기성 상태 유지
- 여름 1~2일, 겨울 3~5일

⑤ 개봉 후 급이(알코올 냄새 발생) : 하루 1회 급이

사료에의 이용분야는 곡류와 두류에 포함된 전분, cellulose, hemicellulose 등의 성분을 미생물에 의한 고체발효법으로 반가공하여 일부 분해하고 미생물에 의해 생성된 효소를 사료에 잔류시켜 가축의 소화·흡수를 높이는데 이용한다. 미생물로는 *Bacillus, Aspergillus* 속이 이용되고 amylase, protease, cellulase, 그리고 *xylanase 등 효소를 생성하여 사료를 일부 가수분해 하는데 생성된 당과 아미노산은 가축의 사료섭취량을 높이는 효과를 부여한다. 여기에 효모를 접종하여 발효하면 단백가가 높아지고 성장인자(growth factor)의 공급효과가 예상된다.

* 크실란을 가수분해하여 크실로오스 및 올리고당을 생성하는 반응을 촉매하는 효소. 달팽이, 전복, 왕새우 등 무척추동물의 소화액 속에 존재하며, 맥아나 곰팡이에서도 발견된다.

4. 프로바이오틱(Probiotics)

4.1. 프로바이오틱의 개념

probiotics는 그리스어로 "생명을 위한(for life)"란 의미를 가지고 있다. 장내 미생물 균형을 조절하여 숙주의 건강에 도움을 주는 살아있는 미생물 제제를 의미한다.

건강한 사람과 동물의 장 내에는 미생물들이 균형을 맞추어 서로 공생 또는 길항관계를 유지하며 사람과 동물의 장내에 서식하고 있다. 그러나 숙주의 생리(소화관내 pH, 장운동, 효소 등), 음식, 약물, 기후, 감염, 스트레스, 그리고 장내 미생물의 상호작용에 의해 장내 미생물 균총이 불균형을 나타내면 장 질환, 노화, 암 발생 등의 원인이 되며, 면역체계에 영향을 줄 수 있다. 따라서 처음에 probiotics는 많은 위 장관 기능장애들이 장내 미생물의 교란과 불균형에 의해 발생된다는 사실에서부터 출발하였다. 그러므로 probiotics는 장내 균총의 균형을 유지하며 미생물 기능장애를 예방 또는 개선함으로써 숙주의 건강에 영향을 주는 살아있는 미생물 배양물로 정의되었다.

1950년대부터 수의학적인 질병 감염의 예방목적이나 성장촉진 효과를 위해서

항생제가 가축사료에 첨가되기 시작하였다. 그러나 항생제는 축산식품에 잔류하게 되어 사람에게 전이되거나, 병원성 미생물의 내성증가가 질병 치료 시에 문제를 발생시키며, 병원균뿐만 아니라 체내에 유익한 미생물까지 사멸시켜 장내 미생물 균총의 불균형을 일으킬 수 있는 여러 가지 부작용을 나타내자 유럽의 여러 나라에서 가축의 사육에 항생제 사용을 규제하고 있다. 따라서 최근에 항생제의 대안으로서 가축용 probiotics의 사용이 관심을 끌게 되었다.

4.2. 선발기준

젖산균은 숙주 특이성을 갖고 있기 때문에 사람에게 사용할 probiotic 젖산균은 사람에게 유래한 균주를 사용해야 하며, 사용균주의 안전성이 확보되어야 하므로 GRAS(Generally Regard As Safety)로 인정된 균주를 사용해야 한다.

모든 젖산균들이 probiotic 기능을 갖고 있는 것은 아니기 때문에 젖산균이 인체에 유용한 효과를 나타내려면 소화기관을 통과하는 과정에서 생존하여 소장과 대장에 정착할 수 있어야 한다. 따라서 probiotics 균주들이 갖추어야 할 필수조건들은 다음과 같다.

① 위산에 대한 저항성을 갖고 있어야 한다. 따라서 probiotic 균주가 강한 산성인 위를 통과하여 장내에 도달하여 정착하기 위해서는 낮은 pH에 대한 저항성이 있어야 한다.

② 담즙에 대한 저항성을 갖고 있어야 한다. 담즙의 구성성분인 담즙산은 미생물의 생존을 크게 억제한다.

③ 장 상피세포에 대한 부착능을 갖고 있어야 한다. 젖산균이 장내에서 정착하여 생장하기 위해서는 소화액의 흐름에 쓸려가지 않도록 장벽세포에 흡착하여 생장할 수 있어야 한다.

4.3. Probiotics의 건강증진 효과

가) 영양적인 우수성

대부분의 probiotics는 유제품 자체의 영양적 우수성과 probiotics 균주의 건강증진 효과를 동시에 얻을 수 있다.

나) 비타민 합성, 미네랄과 미량성분의 이용성 증가

장 내용물의 pH를 낮춤으로써 칼슘의 이용성을 증가시키며, 어떤 probiotic 균주는 비타민B군을 합성한다.

다) 유당 분해효소 생산

젖산균의 증식에 따른 젖산균에서 유당 분해효소가 분비된다.

라) 감염에 의한 설사예방

일반적인 감염성 설사에는 여행자 설사병과 rotavirus 장 설사병이 있으며, 원인균으로는 *Shigella, Salmonella, Clostridium difficile,* 장 독성 대장균, rotavirus 등이 있다. *Lactobacillus*는 이러한 감염성 설사병에 대해 좋은 치료수단이 될 수 있는 것으로 알려져 있다.

마) 항생제 및 방사선 치료와 관련된 설사 예방

바) 혈중 콜레스테롤 수준 저하

사) 면역체계 촉진

염증 반응 시 면역반응을 촉진하며 알레르기에 대한 면역반응을 감소시킨다.

아) 장운동 촉진 및 변비 예방

장 내용물의 산도를 증가시켜 소장의 연동운동을 원활하게 하여 소화·흡수를 도와주고 대장에서는 장의 연동운동을 조절하여 변비와 설사를 예방한다. 특히 *Bifidobacteria*가 함유된 발효유 섭취에 의해 장의 연동운동이 촉진되어 음식물의 장내 체류시간이 짧아지는 것으로 보고되고 있다.

자) 유해 미생물 억제

젖산균이 생산하는 대사산물들(유기산, 지방산, H_2O_2, diacetyl)은 항균효과를 갖고 있다. bacteriocin은 미생물이 생산하는 천연 항균성 단백질 또는 단백질태 물질로서 주로 병원성 세균이나 장내 유해균에 대하여 항균력을 갖는 물질을 말한다.

5. 결론

생균제는 그동안 괄목할만한 성장을 해 온 것은 사실이나 많은 미생물 업체가 생산을 하고 있고, 신속한 효과 또한 미미하여 소비자에게 많은 혼란을 주고 있다.

생균제의 효과는 긍정적으로 인식되고 있으므로 기능성 미생물과 특징 있는 제품을 생산하여야만 차별화될 수 있으며 경쟁력을 가질 수 있다고 본다. 발효사료는 최근에야 개발되기 시작한 사료의 일종으로서 미생물을 소재로 야외에서 무살균 배양에 의해 제조되는 것이다. 많은 발효사료에 여러 가지 원료가 이용되고 있으나 미생물 발효조건 측면에서 연구는 부족한 편이고, 주로 현장 사육효과 실험이 보고되어 왔다. 금후 계절의 변화에 어떻게 대응할까 또는 급이에 있어서도 사료성분의 변화를 어떻게 이용할까 라는 생각은 분석결과와 가축의 상태를 보면서 대응하는 것이 필요하다. 식품부산물과 같이 처리 곤란한 것을 영양원으로 이용하면 사료비용을 낮추어 주면서도 건강, 비육, 수태, 생산 코스트 등에는 충분히 효과가 있기 때문에 더욱 새로운 발효사료가 가축 품종에 맞게 개발되어야 한다.

한편 축산분야에 비해 프로바이오틱 응용이 매우 뒤떨어진 수산분야에서는 이제라도 다양한 발효세균 균주의 선발확보와 생물실험을 통한 효과검증, 항생제 대체 가능성 조사, 체 성분 변화 등에 대한 다양하고 체계적인 연구가 필요한 시점이다. 이를 통해 사료비의 절감은 물론 사육어종의 고급화와 브랜드화가 이루어질 수 있을 것이다.

제3절 소화와 분해

1. 소화 효소에 의한 영양소의 가수분해 반응

사람의 경우 탄수화물은 타액에 있는 아밀라제에 의해 전분이 맥아당과 포도당으로 가수 분해되는 것으로 시작된다. 셀룰로오스나 헤미셀룰로오스는 소장에서 분해되지 않고 대장으로 들어가 세균의 작용을 받아 일부는 소화되지만 일부는 흡수되지 않고 배설된다. 소장에서 흡수된 포도당은 글리코겐으로 저장되어 간과 근육에 저장되거나 지방으로 전환된다. 글리코겐이나 지방으로 전환된 탄수화물은 일단 포도당이 되어 연소과정에 합류되면서 에너지가 발생한다.

지방은 담즙이 분비되면서 담즙산의 스테롤 부분은 지방층의 지방분자와 결합하여 리파아제에 의해 가수 분해되면서 디글리세라이드, 모노글리세라이드, 유리지방산, 글리세롤 등 다양한 형태로 흡수된다.

지방산의 분해산물 중 글리세롤과 '단쇄지방산'은 소화세포로 쉽게 확산되어 들어가며 모노글리사이드와 '장쇄지방산'은 중성지방을 형성한다. 글리세롤과 단쇄지방산과 중쇄지방산은 직접 모세혈관으로 들어가 즉시 에너지로 사용될 수 있는 장점이 있다.

단백질은 위산에 의해 단백질의 소화가 일어나기 시작하면서 단백질의 변성이 일어나고 단백질의 3차원적 구조가 일직선으로 풀어짐으로써 단백질이 소화효소의 작용을 받기 쉬운 형태로 전환된다. 소장에서 펩티드 결합을 끊어주는 다양한 소화효소의 작용에 의해 작은 단위의 펩타이드가 되고 개별 아미노산으로 분해된 후, 소장의 상피세포를 통해 혈액으로 흡수된다.

탄수화물, 단백질, 지방 등은 각 영양소의 소화 효소들에 의해 분해되어 체내에서 흡수할 수 있는 최소 단위로 분해된다. 이 소화 과정이 화학적으로 가수분해 반응이 일어나는 것으로, 이때 작용하는 소화 효소를 가수분해 효소라고도 한다. 다음은 단백질과 지방의 가수분해 과정의 화학 반응식이다.

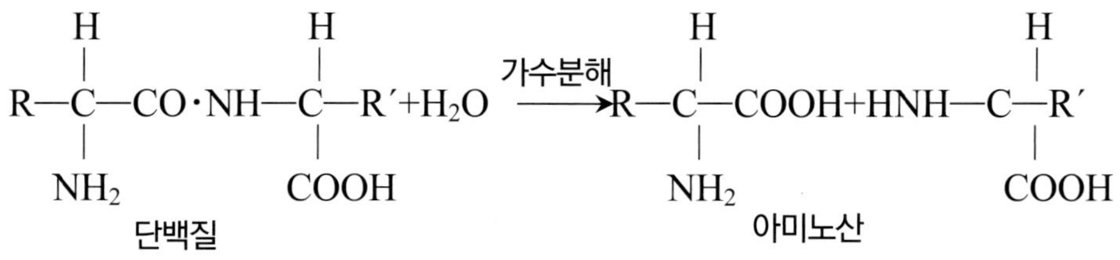

그림 5. 단백질의 가수분해 반응

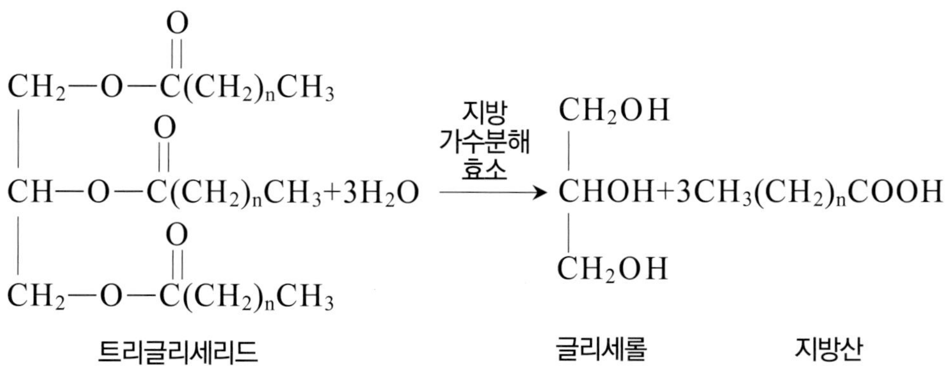

그림 6. 지방의 가수분해 반응

단백질과 탄수화물은 1g당 4cal 열량을 만들어낸다. 문제는 두 영양소를 소화시키는 데 필요한 열량이다. 우리 몸은 1g의 단백질을 소화시키는 데 3cal를 소모하는데 1g의 탄수화물을 소화시키는 데는 1cal이면 되지만, **단백질은 많이 섭취할수록 더 많은 에너지가 소모**되는 것이다.

따라서 사료의 단백질을 전 처리해서 단백질로 구성된 소화효소의 양을 줄일 필요가 있다.

단백질은 아미노산들로 분해된다. 식품의 단백질은 아미노산의 공급원으로서 우리 몸에서 합성할 수 없는 아미노산은 반드시 음식을 통해서 얻어져야하며 이들을 필수 아미노산이라고 한다. 음식으로 섭취한 단백질은 장에서 흡수되어 아미노산들이나 작은 peptide로 분해되어 혈액으로 운반된다. 아미노산의 또 다른 공급원은 체세포 단백질의 분해에 의해서도 이루어진다.

결과적으로 단백질의 소화는 위에서 시작되고 장에서 완성된다.

단백질의 소화는 위에서 시작되는데 위의 산성 환경은 단백질을 변성시킨다. 변성된 단백질은 분해되기 더 쉬워진다. 위에 있는 단백질 분해효소인 pepsin은 pH=2에서 최대의 활성을 가지는데, 이처럼 다른 효소들을 불능하게 하는 위의 강한 산성 조건에서도 pepsin은 활성을 가지게 된다. 부분적으로 분해된 단백질은 위에서 소장이 시작되는 곳으로 이동하며 음식물의 낮은 pH와 더불어 pepsin분해의 polypeptide 산물은 호르몬 방출을 자극한다. 호르몬은 음식물의 pH를 중화하는 췌장에서 탄산수소나트륨과 여러 췌장 단백질 분해효소를 방출한다. 이 효소들은 비활성인 zymogen형태로 분비되어 활성으로 전환되며 기질들은 효소작용에 의해 dipeptide와 tripeptide, 자유 아미노산으로 분해된다. 그후 장세포막에 존재하는 aminopeptidase N 같은 단백질 분해효소들에 의해 소화가 한층 더 진행된다. aminopeptidase는 아미노 말단에서부터 단백질을 소화한다. dipeptide, tripeptide, 개개의 아미노산들은 내강에서 장 세포 안으로 운반되며 각기 다른 아미노산에 특이적인 적어도 7개의 다른 운반체들이 존재한다. 흡수된 아미노산들은 다른 조직에 사용되기 위해 여러 개의 Na^+-아미노산 역수송체에 의해 혈액으로 방출된다.

2. 효소의 특성

효소란 살아있는 세포 안에서 만들어지는 단백질의 생체촉매이며 영어로는 enzyme이라고 한다. 효소에 의해 매개되는 화학반응을 효소반응이라고 하는데 생체내의 화학반응은 거의 효소 반응이고 물질대사는 대부분 효소계에 의존하고 있다.

1) 효소는 촉매이다

효소는 화학적 반응의 속도를 조절하며, 그 자신은 변화과정에서 이용되지 않는다. 그러므로 여러 번이라도 사용될 수 있다. 효소는 반응의 속도를 조절할 수 있지만 에너지를 증가시키는 반응은 일으키지 않는다.

2) 효소는 거의 단백질 분자이다

대부분의 효소분자는 100에서 1,000개의 아미노산이 특이한 순서로 구성되어 있는 단백질이다. 아미노산 순서에 개입하며 삼차원적인 단백질의 구조가 촉매반응에서 중요한 역할을 한다. 예를 들면 효소에 열을 가하면 분자구조가 바뀌며, 촉매능력이 파괴된다.

3) 효소는 특이적인 작용을 한다

아무리 간단한 미생물이라도 1,000개 이상의 상이한 효소를 가지고 있으며 각 효소는 특이한 반응을 촉매할 수 있다. 일반적으로 살아 있는 생체에서 일어나는 유기분자를 합성 및 분해할 때 각 단계에서 촉매 작용을 하는 효소의 종류가 다르다.

4) 효소는 세포의 대사 유형을 결정한다

생체 내에서 일어나는 모든 중요한 반응은 효소가 작용하고 있다. 그러므로 세포의 종류는 그들이 가지고 있는 효소의 종류와 양에 따라 결정된다. 예를 들면 단백질의 양분을 흡수하는 능력은 프로티나아제(proteinase)라는 효소군의 존재 여부에 따라 결정된다. 이러한 효소들이 없으면 단백질을 소화할 수 없게 되며, 효소는 또한 세포의 합성 능력도 결정한다.

사람의 경우 하루에 1리터가 넘게 소장으로 분비되는 소화효소 자체가 생명활동의 재료이자 매개체인 단백질이다. 이런 활동으로 인해 근육을 움직이기 위해 쓰여야 할 에너지는 상대적으로 줄어들게 된다.

따라서 수산양식의 경우에도 미리 발효를 시켜 소화효율을 높이면 소화효소로 소모되는 에너지가 절약되고 결과적으로 살이 찌는데 유리할 수 있다. 결과적으로 발효사료의 공급을 통해 사료량을 줄일 수 있는 반면 사료효율을 높일 수 있는 일석이조의 효과를 가질 수 있으므로 발효사료를 통해 경쟁력 있는 양식과 양식

생산물의 브랜드화가 가능해질 수 있을 것으로 전망된다.

3. 어분의 대체사료로서 식물성 단백질 콩의 소화흡수율

우리는 보통 단백질이 동물성 식품에 풍부하다고 생각한다. 사람의 단백질 섭취도 주로 동물성 식품을 통해 얻는 것으로 알기 쉽다. 그런데 사람이 섭취하는 단백질의 70% 이상은 곡물과 콩과식물에서 얻는다. 사람이 얻는 단백질의 대부분은 식물성인 셈이다.

이 중 콩은 단백질이 가장 풍부한 식품으로 널리 이용되고 있다. 콩은 단백질이 20~45%, 지방이 18~22%, 탄수화물이 22~29%, 무기질이 4.5~5%로 구성돼 있다. 특히 콩은 우리 몸에서 합성되지 않으면서 꼭 필요한 필수 아미노산 9가지 성분도 함유하고 있어 영양학적 가치가 높다.

단백질이 가장 풍부한 식품으로 널리 이용되는 콩은 단백질이 20~45%, 지방이 18~22%, 탄수화물이 22~29%, 무기질이 4.5~5%로 구성돼 있다.

1) 영양학적 가치가 높은 콩

일반적으로 단백질의 영양학적 가치는 필수 아미노산의 양과 비율이다. 사람이 필요로 하는 20종의 아미노산 중 몸에서 합성하지 못하는 아미노산은 9가지인데, 대두는 콩과식물 중 유일하게 9가지 필수 아미노산을 모두 포함하고 있다. 콩에는 9가지 필수아미노산에서 곡물에 부족한 라이신 함량이 높아 쌀밥과 함께 콩을 먹으면 필수아미노산을 자연적으로 보충할 수 있다.

1993년 미국 식품의약청(FDA)이 단백질의 가치를 평가하는 방법으로 새롭게 도입한 단백질 소화흡수율(PDCAAS)에 따르면 콩 단백질은 완전단백질로 불리는 달걀이나 우유와 함께 1로 가장 우수한 단백질을 함유하고 있는 것으로 나타났다. 반면 쇠고기는 0.92, 완두콩은 0.69, 밀은 0.4였다.

콩은 종류에 따라 영양 성분에서 다소 차이가 있다. 우리나라에서 널리 이용하고 있는 검정콩과 노란 콩은 지방질이 20% 내외로 큰 차이가 없으며, 단백질 함량도 검정콩과 노란콩이 45~48%로 높은 특징을 가진다.

2) 항암효과를 비롯해 만성질환 위험도 낮춘다

2001년 농촌진흥청 농촌생활연구소가 삶은 대두 100g과 쇠고기 100g의 영양성분을 비교 분석한 자료에 따르면 열량은 대두가 175kcal, 쇠고기는 298kcal 함유돼 있으며, 단백질과 지방은 대두가 각각 17.8g, 7.7g, 쇠고기는 각각 25.3g, 20.3g이다. 무기질인 칼슘은 대두가 75mg으로 쇠고기 8mg보다 매우 높게 나타났다.

건강에 도움을 주는 콩의 성분으로 최근 관심이 높은 것은 이소플라본이다. 하지만 콩은 조직이 단단할 뿐 아니라 소화를 방해하는 물질이 있어 단순하게 조리해서는 소화해서 흡수하기 어렵다는 단점이 있다. 이런 특성은 콩 뿐만 아니라 곡물, 감자, 옥수수도 비슷하다. 이들에게는 단백질을 분해하는 효소가 제대로 기능할 수 없도록 막는 방해 물질이 들어 있기 때문이다.

콩에는 소화효소인 트립신을 방해하는 물질이 들어 있는데 이 물질은 열을 가하면 성질이 바뀌어 기능을 제대로 하지 못한다. 1992년의 락키스 교수팀 연구에 따르면 100℃에서 10분 동안 가열하면 '트립신 저해제'가 80% 불활성화되고 단백질 이용률이 최대에 이른다. 즉 굽거나 삶으면 소화 흡수율이 높아지는 셈이다.

3) 가공과 발효를 통해 소화흡수율 극대화

그런데 우리 조상들은 콩의 단백질의 소화흡수율을 삶는 것보다 더 높은 방법을 찾아 이용해왔다. 콩의 껍질을 걸러내 부드러운 두부를 만들거나 된장과 고추장처럼 발효시켜 소화흡수율을 극대화한 것이다.

콩을 익혀 먹으면 소화흡수율이 60%에 이르지만 된장으로 만들어 먹으면 85%, 청국장은 90%, 두부는 95% 정도로 소화흡수율이 높아진다. 단백질 함량이 높은 콩이라도 그냥 먹으면 소화흡수율이 낮아 실질적인 흡수량도 낮아질 수 있다. 그런데 우리 조상들은 된장이나 두부처럼 가공과 발효라는 생활 속 지혜를 활용해 단백질 흡수율이 뛰어난 방법을 찾아냈다.

특히 콩으로 된장이나 간장을 만들어 먹으면 콩이 발효 되면서 원래 콩에 없거나 부족했던 비타민B_1, B_2, B_6, B_{12} 등이 새로 생기거나 늘어난다. 콩으로 콩나물을 만들면 된장에도 없는 비타민C를 새롭게 만들어 주고, 비타민A는 콩의 18배로 늘어난다.

이처럼 우리 주변에 있는 농업과 축산 부산물을 비롯한 많은 사료 대체원들이 수없이 존재하지만 수산분야에 적용 가능한 사료원을 아직 제대로 개발하지 못한 단계이다. 따라서 대두박 정도의 연구에 그치고 있는 사료개발을 보다 폭넓게 발굴할 필요성이 날로 높아지고 있다고 생각된다.

제4절 축산에서 항생제의 대안으로서의 프로바이오틱스

세계적으로 질병예방과 성장촉진용으로 쓰이는 사료 첨가용 항생제에 대해선 규제하거나 사용량을 줄여나가고 있다. 이는 돼지와 육계의 경우 성장촉진용 항생제를 사용하지 않게 되면 건강상태 악화로 각종 질병이 발생되고 사료섭취량 저하, 폐사율 증가, 계군의 균일도 저하, 일당 증육량 감소 등의 여파를 극복하기가 쉽지 않기 때문이다.

그럼에도 불구하고 축산물의 안전성 확보는 축산업의 생존과도 직결되면서 가축의 성장 저하를 방지하고 사료 섭취량을 증가시킬 수 있는 사료 첨가용 항생제 대체제의 개발이 시급한 과제로 떠오르고 있다. 특히 성장촉진용으로 사용되어온 항생제가 가축이 섭취한 영양소들을 더욱 효과적으로 흡수 이용할 수 있도록 하는 사료효율 및 개선효과에 기여해온 만큼, 항생제를 대체할 물질에 대한 관심이 높아지고 있다.

사료 첨가용 대체제 개발

지금까지 판매된 사료 첨가용 항생제 대체물질로는 생균제, 유기산제, 효소제, 약초와 향료, 프로바이오틱, 프리바이오틱 등의 물질이 부각되고 있다. 이 가운데 미생물의 발효에 의해 생산되는 생균제, 유기산제와 효소제가 성장촉진용 항생제를 대체할 수 있는 가장 근접한 조건을 갖춰 세계적으로 많이 사용되고 있는 물질이다.

특히 생균제, 유기산제와 효소제는 항 미생물 작용과 사료의 맛을 개선시켜 사료의 섭취를 증가시키는 효과와 가축의 소화기관에 작용해 영양소를 분해시켜주는 역할을 하게 된다. 다만 유기산제는 사료 내 유기산의 첨가수준이 너무 높을 경우 오히려 사료 섭취를 억제하는 부작용도 나타날 수 있다는 단점이 있다.

생균제가 갖추어할 조건

위내의 낮은 산도에서 생존할 수 있는 내산성, 십이지장의 담즙에 대한 내 담즙성, 제조 과정에서의 내열성, 기존 사료에 첨가돼 사용되어 온 항생제에 대한 항생제 내성 등이다.

현재 세계적으로 사용중인 생균제로는 락토바실러스, 엔테로코쿠스, 비피도박테리아, 바실러스 등이며 일본에서는 생균제의 사용이 사료첨가물로 허가돼 유산균, 낙산균, 고초균 등이 이용되고 있다.

국내에서도 락토바실러스와 스트렙토코쿠스 등의 생균제가 사료관리법의 보조사료로서 공정규격이 제시돼 있다. 이 가운데 락토바실러스는 면역체계 자극, 발암물질 생산에 관여하는 산소의 억제, 가축의 성장촉진 효과를 가져다주는 특징을 갖고 있다.

주로 한방에 기초를 둔 약초와 허브 등 향료도 항생제를 대체할 사료 첨가제로의 개발이 이뤄지고 있다. 약초와 향료는 상호간 복합제를 사용할 경우 가축의 후각을 자극해 사료 기호성을 증진시킬 뿐이지만 다소의 항균 및 소화율 개선효과를 가져오기도 한다.

사료 첨가용 항생제 대체제의 개발은 이처럼 구체적으로 이뤄지고 있다. 특히 생균제는 단순히 성장촉진을 위한 사료첨가제로서의 역할 뿐만 아니라 항생제를 대체하는 약용물질에 준하는 기능성물질로서 각광을 받고 있다. 또 장내 미생물 대사에 변화를 줘 가스 생성을 조절함으로써 축사환경에 개선하는 환경개선제로의 역할도 담당하고 있다. 그러나 생균제를 비롯한 이들 대체제에 대한 질병예방 효과와 경제성 등은 아직 확실하게 밝혀지고 있다고는 볼 수 없다.

더욱이 대부분의 프리바이오틱스가 현장 검증을 거치지 않은 제품이 유통되면서 신뢰도가 크게 떨어지고 있다는 점도 간과할 수 없는 부분이다. 여기다 생균제 이용 시 사료 가공처리의 열처리 조건에 견딜 수 있는 점과 기존 항생제에 대한 감수성 시험 등도 필요로 하고 있다.

실제 생균제 개발의 선두 국가라고 할 수 있는 일본의 경우 전 축산 종에 걸쳐 정부가 제시하는 항생물질 허가 조건에 버금가는 조건을 충족시켜야 한다. 사료 첨가용 항생제 사용을 규제하고 있는 유럽연합(EU)에서도 유용한 생균제에 대한 인증절차 등 관련 법안을 마련 중에 있다. 그러나 국내 실정은 항생제 대체제로 생균제를 꼽으면서도 이에 대한 연구와 법안 등은 미미한 수준이라는 지적이 일고 있다. 특히 현장 검증을 통해 밝혀지지도 않은 상태에서 생균제가 모든 것을 해결할 수 있는 것 같은 과장 광고가 성행하고 있다.

이에 따라 생균제 등 항생제 대체제에 대한 품질과 규격 등을 제시하고 허가할 수 있는 제도적 장치마련이 시급히 요구되고 있다. 단순한 성장개선제의 기능에서 벗어나 항생제를 대체할 수 있는 제품으로 거듭나기 위해서는 다양한 현장 연구가 필요할 것이다.

1. 축산분야에서 유산균 투여를 통한 구제역 예방사례

1) 서론

구제역은 공기 전파가 가능하다고 알려져 있으며, 전염력이 매우 강하다. 소독약을 사용한 무차별 소독에도 불구하고 큰 효과를 나타내지 못하고 있다. 구제역 바이러스는 바람을 타고 전파되어 감염된 소와 돼지는 막대한 양의 바이러스를 증폭하여 다시 발산한다. 이처럼 무서운 구제역 바이러스도 산도에 매우 약하다는 약점이 있다. 구제역 바이러스는 pH7.2~7.6에서 가장 활동성이 좋으며 온도가 4℃이라 하면 pH6.7 이하 또는 pH9.5 이상에서도 상당기간 동안 살아남을 수 있으나 pH5.0 이하 또는 pH11.0 이상에서는 급속히 사멸한다. 따라서 농장을 구제역 바이러스도 유해균도 살아남을 수 없도록 만들어야 한다.

2) 구제역을 막고 가축을 튼튼하게 만드는 유산균

구제역 바이러스와 유해균을 없애기 위해 가장 쉬운 방법은 유산균을 사용하는 것이다. 유산균은 포도당, 설탕과 같은 당(糖)을 이용하여 발효산물로 젖산을 만들어내는 세균을 통틀어 일컫는 이름으로, 막대기 모양의 유산 간균(桿菌), 공 모양 유산 구균(球菌), Y자 모양 비피더스균을 비롯한 여러 종류가 있다. 유산균은 사람과 가축의 소장뿐 아니라 동식물이 분해되는 곳이라면 자연 어디에서나 발견될 정도로 널리 존재하는 통성혐기성균으로 산소가 적거나 없는 곳에서 왕성하게 활동한다.

유산균은 독특한 신맛을 내는 젖산을 만들어 내는 것이 대표적 특징이다. 대부분의 유해균은 구제역 바이러스와 마찬가지로 젖산이 녹아있는 산성(酸性) 환경에서 잘 자라지 못한다. 유산균이 시큼한 젖산을 만들어내는 것은 먹이 경쟁에서 다른 박테리아를 물리치기 위한 뛰어난 생존 전략이지만, 사람의 입장에서는 식품의 저장 기간을 늘려준다는 이점이 있어 예로부터 거의 모든 문화권에서 유산균을 이용하여 전통식품을 만들어 왔다. 우리나라의 경우 김치, 오이지, 젓갈 등이 유산균을 이용한 대표적 식품이며, 다른 나라에서는 소, 양, 염소, 낙타처럼 포유류에 속하는 가축의 젖을 발효시킨 요구르트, 치즈가 유명하다.

유산균에 의해 만들어진 젖산이 풍부한 식품을 섭취하면 장에 있는 유해 세균의 번식이 억제되어 정장(整腸) 효과가 있다고 알려져 있다. 장내 유산균은 박테리오신이라는 천연 항생 물질과 과산화수소를 생성하며 낮은 pH로 유해균 증식을 억제함으로써 이상적인 장내 세균총을 유도한다.

2002년 축산기술연구소 보고서를 보면 유산균이 대장균에 강한 항병성을 갖고 있으며, 가축에 급이 시 증육량이 개선되고, 설사발생이 줄어든다고 밝히고 있다. 또한 육질등급이 향상되고, 분변 내 휘발성지방산과 암모니아 같은 유해가스도 현저히 감소시키는 것으로 보고되었다.

3) 유산균을 매일 가축에 급이하는 방법

구제역도 막을 수 있고, 가축 생산성에도 뛰어난 효능을 지닌 유산균을 가축에 매일 급이할 수 있는 방법은 무엇일까? 섬유질 발효사료는 농산 부산물을 잘 혼합해 유산균과 효모로 발효시킨 사료다. 섬유질 발효사료는 버려지는 농산부산물을 양질의 사료로 바꿔 사료비가 절감 되고, 소의 생리에 가장 잘 맞는 비율을 유지할 수 있을 뿐 아니라, 김치처럼 유산 발효되어 풍미를 갖게 된다. 장이 편안하고, 면역력이 향상되니 자연히 건강한 소가 되어 살이 찌고, 출하 등급도 오르는 것이다.

외기 온도는 20~30℃를 유지하면 좋고, 최소 15℃ 이상은 되어야 발효가 잘 된다. 추운 겨울철에는 창고와 같은 실내에서 보온덮개를 덮고, 일주일 이상 발효해야 한다. 발효가 잘 되면 용기를 열었을 때 새콤하고 톡 쏘는 냄새와 술 냄새가 난다. 발효사료가 제조되는 동안 유산균이 폭발적으로 증가하고, 이 유산균이 만들어낸 유익한 대사산물과 항균물질이 가축을 튼튼하게 하고, 구제역 바이러스와 유해균을 사멸시킨다. 발효사료를 만든 후에는 가능한 빨리 신선한 상태로 급이하는 것이 좋다. 여름철에는 1~2일이면 발효가 완료되기 때문에 매일 배합하여 다음날 급이하는 방식이 좋다.

4) 유산균 효과를 더욱 강력하게 만드는 구연산

구연산 1% 수용액은 pH는 2.25이며 강력한 살균효과가 있다. 식약청은 2010년 식중독 예방을 위해 식기류나 도마, 칼 등의 조리기구, 기계 등의 살균·소독 목적으로 사용되는 기구 등의 살균소독제로 구연산을 인정하였으며, 현재 미국 및 EU에서도 살균소독제로 널리 사용되고 있다.

구연산은 또 사료의 보관성을 높이고 사료를 산성화하기 위해 사용이 검토되어 왔다. 젖산, 구연산과 같은 유기산은 위장 내 pH를 낮춤으로써 사료의 소화를 돕고 유해균의 증식을 억제한다. 2000년 정 등은 자돈 사료 내 구연산 첨가 시 자돈의 증육량이 약 10% 증가하였으며 사료 요구율도 개선되었다고 보고하였다. 결론적으로 구연산은 강력한 살균소독효과도 있으며, 미량 급이 시 가축에 유익하다.

시중에는 유산균의 생균효능과 구연산의 살균효능을 겸비한 제품은 존재하지 않으며 구연산을 첨가함으로써 유산균 배양액이 훨씬 강력해 진다고 보여진다.

5) 생균효과와 살균효과를 동시에 갖는 유산균 복합제 개발

미생물은 두 종류의 유산간균(락토바실러스 애시도필러스, 락토바실러스 플란타럼)을 혼합 배양하는데 24시간 배양 후 배양액의 pH는 약 3.5~3.8 정도로 유지한다. 그러나 구연산을 첨가한 후에도 유산균이 살아있어야 하는데 유산균이 갖는 생균 효능은 그대로 유지되어야하기 때문이다. 실험결과 구연산을 2% 까지 첨가해도 유산균의 생존에는 큰 문제가 없는 것으로 나타났다.

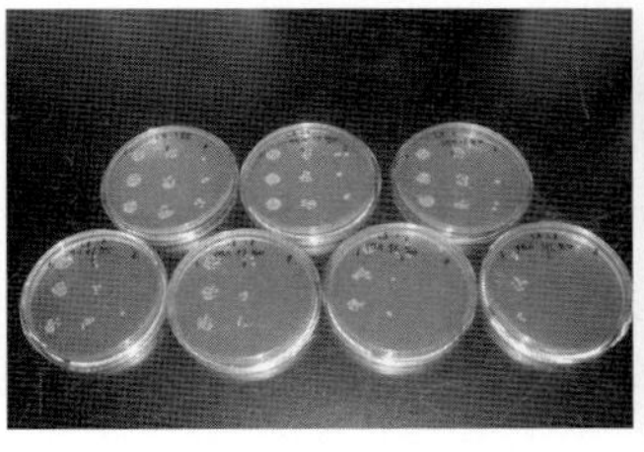
유산균 개체수 검사 결과

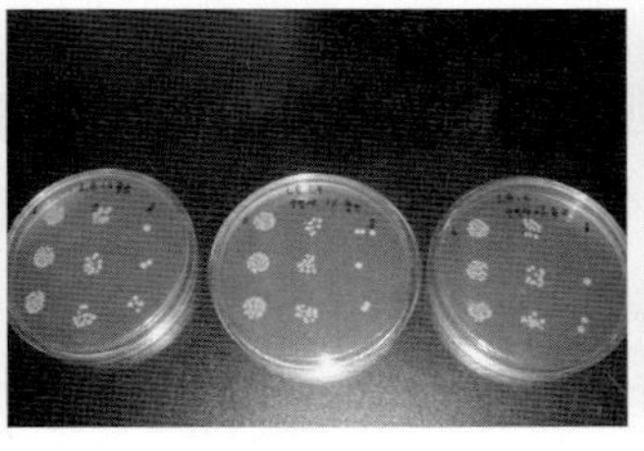
왼쪽부터 원균,
구연산 첨가 1%, 2%

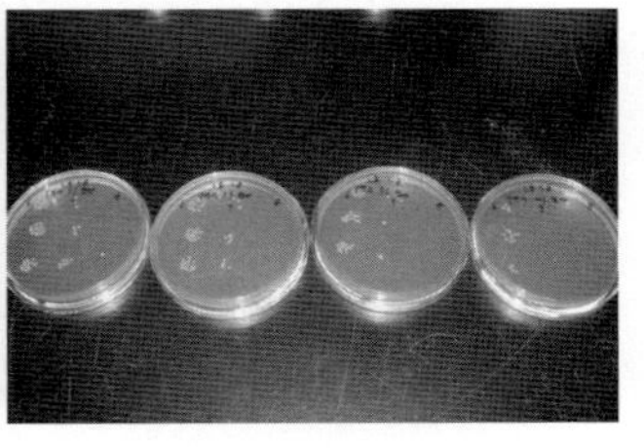
왼쪽부터 구연산 3%,
구연산 5%, 7%, 10%

그림 7. 구연산을 첨가한 유기산의 식중독 균 살균효과

마지막으로 구연산을 첨가한 유산균 배양액이 식중독균 사멸에 얼마나 효과가 있는 검사를 의뢰한 결과 유산균 원액으로도 대장균(0-157:H7)의 사멸 효과는 99.9% 이상 탁월하였으나, 살모넬라균은 산에 강해 95%만이 사멸 되었다. 그러나 유산균 배양액에 구연산을 1%만 첨가하여도 대장균과 살모넬라균을 99.999%이상 사멸시키는 결과를 보였다. 이 유산균 복합제는 유산균의 생균효능과 구연산의 살균 효능을 겸비하여 가축을 튼튼하게 키워주고, 분변 내 식중독균과 악성 바이러스를 사멸시킬 수 있을 것으로 예상된다.

6) 유산균 복합제 사용

구제역 바이러스를 방지하기 위하여 유산균 복합제를 200배 음수에 희석하여, 사료에 살포하였고, 농장에는 하루 2~3회 200배 희석하여 분무 소독도 실시하였다.

7) 결론

지난 2003년 세계적으로 위세를 떨친 사스(SARS, 중증급성호흡증후군)의 공포에도 한국은 한명의 사망자도 내지 않았다. 많은 전문가들이 그 까닭 중 하나는 한국인이 늘 먹는 김치 덕택이라고 한다. 실제로 이후 배추김치를 만드는 유산균의 유전체를 분석한 결과 병원균을 예방하거나 치료할 수 있는 물질을 생산할 수 있는 유전자가 있음이 밝혀졌다. 또 김치 유산균을 따로 키워서 병원성 균에 적용해 본 결과 강한 항균효과가 있음도 확인하였으며, 완전하지는 않지만 조류인플루엔자에 대한 김치 추출물의 효과도 보고되었다.

한국인은 늘 김치와 요구르트를 통해 유산균을 섭취하지만 가축은 따로 급이하지 않으면 안 된다. 가장 쉬운 방법이 사료를 김치처럼 유산 발효시켜 먹이는 것이다. 숙성된 사료는 pH가 4.5 이하이며 풍미가 있다.

구제역과 조류인플루엔자 등 악성 전염병을 막는 길은 사료를 발효시켜 먹이며, 유산균 배양액을 희석하여 먹이고 축사에 뿌려 축사를 향긋하게 만드는 것이다. 향긋함이 유해균과 바이러스를 막는다. 유산균은 가축을 튼튼하게 잘 키워 주고, 축사를 향긋하게 하며, 악성 바이러스도 사멸시킨다.

소독제는 바이러스를 사멸시킬 목적으로 사용하지만 유해균과 함께 유익균도 줄어든다. 소독제를 사용하는 소독은 차단 방역을 위해 반드시 필요하지만 평소 축사 관리는 유산균으로 하는 것이 훨씬 효과적이라 생각한다.

수산분야에 있어 프로바이오틱은 사육수와 사료의 두 가지 모두에 대해 실시해야 한다. 수중의 프로바이오틱 균주들은 어체 등의 표면에 부착하여 유용세균의 군집을 형성하여 병원성 세균의 부착을 방지하고 사료에 포함된 유용세균들은 소화관 내에서 다양한 면역기능과 유해세균에 대한 억제를 통해 어체를 건강하게 유지시킬 수 있기 때문이다.

양식업에도 축산처럼 세균성 질병은 물론 수많은 바이러스성 질병으로 인해 막대한 피해를 입고 있으나 대책은 대부분 사전예방으로 그치고 질병발생 시 아무런 대책이 없는 실정이다. 따라서 상기의 사례에서처럼 어체의 면역력을 높이기 위해 생균제와 더불어 유기산 등의 투입과 같은 다양한 실험들이 현장에서 이루어져야 할 것으로 사료된다.

2. 축산분야의 생균제와 사용방법

1) 생균제란?

생균제는 1989년 Fuller는 『장내균종을 개선시켜 줌으로써 숙주동물에게 유익한 영향을 주는 것』이라 하였고, 1991년 Huis In't Veld와 Havenear는 『사람 또는 동물 장내 미생물의 균형을 개선시켜 숙주에 효과를 주는 살아있는 미생물 단독 또는 혼합배양물』이라 하여 혼합배양물을 생균제에 포함시켰으며, 1999년 Salminen은 『숙주에 유익한 작용을 갖는 미생물제제 또는 미생물의 성분』으로 정의하여 살아있는 미생물만 한정하는 것이 아니라 미생물의 구성성분 또는 대사산물을 생균제에 포함시켰다.

2) 생균제의 필요성

가축의 육종사업, 사료산업의 발전에 따라 항생제를 질병치료 뿐만 아니라 질병의 예방과 성장촉진 목적으로 사용되면서 가축생산성이 크게 발전하였고, 대규모 사육 방식으로 전환이 가능하였다. 그러나 생산성 위주의 양축으로 가축은 스트레스 감수성이 증가하였고, 시대의 흐름에 따라 항생제 사용을 규제하면서 항생제의 대체물질 개발에 대한 중요성이 강조되었다. 특히, 2006년 이후 항생제는 치료목적으로 사용되어야 하고, 가축의 성장촉진 목적으로는 사용할 수 없게 됨에 따라 생균제의 필요성이 더욱 부각되고 있다. 더 나아가 최근 국민의식의 변화, 안전축산물의 요구, 고급 축산물 또는 브랜드화 요구 및 축산 환경개선, 질병의 예방 측면에서 생균제의 중요성이 다시 부각되고 있다.

3) 생균제의 조건

생균제로 이용되는 미생물은 *Bacillus, Clostridium,* 유산균, Yeast, Fungi 등이 이용되고 있는데, 이들 미생물이 생균제로 이용될 수 있기 위해서는 다음과 같은 조건이 충족되어야 한다.

생균제로 이용되는 미생물은 병원성이 없어야 한다. 병원성 유무를 파악하기 위해서는 미생물의 동정을 완벽하게 조사하여야 한다. 또한, 생균을 생산하는 시설에서 배양이 수월하여야 하고, 숙주동물의 장내에서 단시간 내에 증식이 가능하며 숙주동물에 유익한 효과(성장촉진, 질병예방 등)를 줄 수 있어야 한다. 또한 유해세균이나 병원균과의 경합에서 이길 수 있는 유기산이나 항균물질을 생산할 수 있어야 하며 유전적으로 병원체와 교잡 가능성이 없고, 실온에서도 생균사멸이 적고 사료에 손쉽게 사용할 수 있는 미생물이 생균제로 이용될 수 있다. 아울러 환경개선용 생균제의 경우 일정기간 장내 생존(위산에 견디는 균)하다가 분변을 통해 배출되면 악취제거와 함께 파리 감소 및 분뇨의 분해촉진 효과가 있어야 한다.

표 3. 축산에서 사용되는 생균제의 종류

분 류	균 종	특 성
호기성 세균 (*Bacillus* 속 아포생성균)	도요이 균(*B. cereus* var)	• 토양에서 추출한 아포 형성균 • 동물용 생균제로서 개발된 균주로 혐기성 환경에서도 발육 가능
	라크리스균(*B. coagulans*)	• 포자를 형성하는 유산 생선균
	고초균, 납두균(*B. subtilis*)	• 풀 등에 존재하는 아포 형성균으로 편성 혐기성 균
혐기성 세균 (*Clostridium* 속, 아포형성균)	낙산균(*C. butyricum*)	• 사람의 장관 유래의 낙산 생성균으로 편성 혐기성 균
유산균 군 (비피더스균, 유산간균, 유산간균의 무 아포균)	비피더스균 (*Bifidobacterium thermopphilum*, *Bifd. pseudolongum*)	• 유산과 초산을 생성하는 편성 혐기성균 • 가축 유래주로 가축용 균제로 개발
	유산구균(*Enterococcus faecalis*, *E. faecium*)	• 유산과 초산을 형성하는 통성 혐기성 균 • 사람과 가축 유래주가 있음
	유산간균(*Lactobacillus acidophilus*, *L. salivarius*)	• 유산을 생성하는 통성혐기성 균 • 사람과 발효유 유래주가 많으나 가축 유래주도 있음
효모균 군 등	*Saccharomyces cerevisiae* *Aspergillus oryzae* *A. sojae* *A. caespitosus*	• 동물의 생산성 향상에 필요한 생리활성물질의 공급원 • 축산용 생균제로 복합 또는 단일제제로 사용됨

4) 생균제의 작용 메커니즘

가축이 사료를 섭취한 다음 사료를 분해하여 소화되는 과정에서 대부분의 산소는 소멸된다. 따라서 소화기 내부는 산소가 거의 없는 혐기상태로 전환되기 때문에 이상적인 생균은 혐기적 성장이 가능한 것이 바람직하다.

이런 생균은 가축의 장내에서 경쟁적으로 유해균보다 우월한 조건에서 성장하고, 장내 환원전위를 낮추고, 항균물질을 생산하여 유해균의 증식을 억제한다. 정상적인 미생물이 소화기 내를 우점적으로 점유하면 유해균으로부터 유해한 효소나 독소생산을 억제하여 질병에 노출되는 위험을 낮추고 우점한 미생물은 다양한 소화효소, 비타민을 생산하여 숙주동물에 공급하게 된다. 또한 미생물을 구성하는 peptidoglycan이나 glucan, mannan 등의 성분은 융모세포를 자극하여 면역기능을 향상시키는 특징이 있다. 이와 같이 바람직한 생균의 꾸준한 공급은 장내점막에 유익균의 우점을 유지함으로써 유해세균의 번식을 저지할 수 있으나 비 세균성인 바이러스를 저해하는 것은 쉽지 않다. 많은 질병이 바이러스에 기인하기 때문에 향후 바이러스 증식을 억제할 수 있는 생균의 연구가 필요하다고 할 수 있다. 또한 가축이 스트레스나 급격한 환경의 변화는 생리적으로 코스티코스테로이드 분비가 증가되어 점막세포 외부 mucin이 감소됨으로써 mucin에 부착하여 성장하는 유익균의 수가 감소하면서 기회 감염균의 감염이 발생할 수 있기 때문에 생균제는 지속적인 급이가 요구된다.

5) 주요 생균의 분류와 특성

(1) 유산균

생균으로 이용되는 미생물의 종류와 특징을 분류해 보면 가장 대표적인 생균은 유산균(Lactic acid bacteria)이다. 일반적으로 유산균의 경우 동물이나 사람에게 특이한 병원성을 주지 않기 때문에 특별한 경우를 제외하고 생균으로 사용하는데 큰 문제가 없는 안전한 균이다.

유산균이 생균으로 사용되는 속으로 분류하면

첫 번째, *Pediococcus, Enterococcus* 와 같은 구균과 *Lactobacillus* 같은 간균 및 *Bifidobacteria* 같은 무정형 형태로 나뉜다. 많은 경우는 아니지만 *Pediococcus* 는 김치, 피클에서 검출되는 것으로 *Pediococcus acidilacticii* 의 경우 산 생성능력이 우수한 균이며 박테리오신 생산능력이 있다고 알려져 있다.

두 번째로 *Enterococcus* 는 연쇄구균으로 이전에는 *Streptococcus* 속으로 분류되어 있었는데 대부분의 *Streptococcus* 는 폐렴이나 병원성이 높은 균으로 분류하고 있기 때문에 최근 *Streptococcus* 속 중 유산균의 경우 *Enterococcus*라 바꿔 명명하고 있다. 따라서 엔테로코쿠스의 경우 *E. faecium, E. faecalis*가 생균으로 사용되는

데 이 유산균은 포도당을 분해하여 유산을 생산하는 정상발효 성격을 갖고 있으며 유제품 발효, 사일레지 발효용 등의 생균제로 사용된다.

세 번째로 *Lactobacillus* 속의 유산균은 생균제의 대명사로 알려져 있는데, 그람양성의 유산간균으로 동물의 장내 대표적인 우점균이다. 건강한 동물에서는 이 균수가 높게 검출되고, 쇠약한 동물에서는 적게 검출되는 것으로 보아 락토바실러스는 동물의 건강에 매우 중요한 역할을 하는 미생물이라 추정된다.

락토바실러스 속의 유산균은 종에 따라 포도당을 분해하여 유산을 생산하는 정상발효를 하는 것이 있고, 포도당을 분해하여 유산과 초산을 생산하는 이상발효(heterofermentative) 형식의 발효균으로 분류된다. 특히, 락토바실러스는 유해균을 사멸시키는 능력이 있는 유산, 초산을 생산할 뿐만 아니라 과산화수소(hydrogen peroxide), 디아세틸(diacetyl, 독특한 향과 고소한 풍미를 내는 물질), bacteriocin 등을 생산하는 것으로 알려져 있으며, 최근에 페닐락틱산(phenyllactic acid), 인돌초산(indolelacetic acid), 메틸발레릭산(methylvaleric acid) 등 다양한 형태의 유기산이 생산되고, 이 생산능력에 따라 유해한 병원균 억제능력이 크게 좌우되는 것으로 알려졌다.

락토바실러스 속의 유산균 중 생균제로 이용되는 것은 *L. acidophilus*, *L. salivarius*, *L. reuterii* 및 *L. plantarum* 등이 잘 알려져 있다.

Bifidobacteria 의 경우 여러 가지 모양을 갖고 있기 때문에 정형화된 모양이 없어 무정형의 유산균이라 하고, 편성혐기성의 균으로 산소가 있는 경우 성장하지 못한다. 이 균은 포도당을 분해하여 유산과 초산 및 에탄올을 생산한다. 비피도박테리아는 락토바실러스에 비해 연구가 덜 되었으나 그 중요성이 밝혀지면서 최근에 생균제로 많이 이용되는 균이다. 전반적으로 유산균은 포자를 형성하지 못하는 단점으로 인해 안정성 문제가 있어 앞으로 이를 극복하는 기술 또한 매우 중요하다.

(2) 바실러스(고초)균

일반적으로 고초균 속(*Bacillus* sp.)은 다른 속의 세균과 그 생리적 특성이 매우 다르며, 여러 가지 가수분해 효소와 항생물질을 생산하며, 곤충에서는 병원성을 나타내지만 인체에는 비병원성이므로 유용한 세균이다. *Bacillus* sp.는 많은 종류의 기질에서 잘 생육할 뿐만 아니라 증식 속도가 빨라서 배양학적 특성도 다른 세균보다 우수한 그람양성 세균이다.

특히, *Bacillus subtilis* 는 강력한 프로테아제를 생산하므로 대두 발효식품인 간장과 된장 등의 제조용 유용세균이다.

가축의 소화관내에서 거주하는 상재하는 균총을 구성하는 상재균이 아니라, 섭취되어도 일정한 작용을 한 뒤에 통과해 버리는 통과균인 *Bacillus subtilis* 및 *Bacillus* sp.는 일반적으로 전통 식품에서 유래한 균으로 성장속도가 뛰어나고 특히 amylase, protease 활성이 뛰어나다. 이 가운데 protease는 단백질을 펩타이드 또는 아미노산으로 분해하는 능력이 매우 뛰어나 사료를 구성하는 많은 단백질을 쉽게 분해하므로 가축의 단백질 이용률을 크게 증가시킨다. 이 균은 아포를 형성할 수 있어 장내를 무사히 통과할 수 있기 때문에 동물의 분변으로 빠져나와서도 분해되지 않은 유기성분을 이용해 성장하면서 부패균의 성장을 억제시키기 때문에 분변의 악취를 크게 줄일 수 있으며, 더 나아가 뛰어난 유기물의 분해능력을 가지므로 유기물 부패로 인한 축산 환경문제를 크게 줄일 수 있다.

이 균에서 유래한 유용물질과 효소는 사료효율을 증가시키며 동시에 장내 세균총에게 영양분을 공급해 주며, 체외로 배설되어서는 환경문제를 해소해 주는 특성도 가지고 있다. 이들 균은 4∼5종의 복합 균으로 구성되어 있어 1∼2종은 장내에서도 성장이 가능하고 효소생산이 가능하다.

이들 균 중 *Bacillus subtilis* 는 돼지 분(糞) 중의 *Bifidobacterium* 과 *Lactobacillus* 를 증가시킴은 물론 단백질성 항생물질인 subtilin을 생산하여 유해세균의 생육을 억제하며 사료의 오염을 줄일 수 있다. 또한, *Bacillus subtilis* 가 생산하는 길항물질에 의해 아플라톡신의 생성 및 곰팡이 균 성장을 억제하는 기능이 있는 것으로 밝혀지고 있어 사료에서 곰팡이 독소의 오염을 줄일 수 있는 가능성과 축사 내외의 곰팡이 오염을 줄일 수 있는 가능성이 제기되고 있다.

Bacillus licheniformis 는 연쇄상 그람 양성균이고 강력한 탈질소 세균이므로 질산의 존재 하에서는 비발효성 유기기질을 이용하여 혐기적으로 생장할 수 있는 아포 형성균으로, *Bacillus* 속에서는 이 세균뿐이다. 그리고 동물용 정장제의 원료로도 널리 사용되고 있는 균으로도 알려져 있다.

B. amyloliquefaciens 는 인삼재배에 큰 피해를 주는 인삼 뿌리썩음병의 원인균인 *Fusarium solani* 등에 대해 바실러스 2종과 방선균 1종과 함께 효과가 있는 항진균 작용을 하는 미생물로 밝혀졌다.

(3) 낙산균

낙산균으로 분류되는 *Clostridium butyricum* 의 경우는 매우 예외적인 균이다. 대부분의 클로스트리듐 균은 강력한 독성을 가지는 미생물로 분류된다. *Clostridium botulinum* 이 생산하는 독소 1g이면 사람 수백 명을 사망시킬 수 있는 강력한 독성을 갖고 있는 것으로 알려져 있다. 그런데 유일하게도 *C. butyricum* 균은 독성이 없고 유기물 분해가 뛰어나며 포도당을 분해하여 초산과 낙산을 생산하는 그람양성의 편성혐기성균이다. 이 균은 초산과 낙산 생산능력이 우수하여 높은 전위차를 유발시키기 때문에 유해균 성장을 크게 억제하는 균이다. 실제로 일본에서 *E. coli* 0157 문제가 발생하였을 때 이 균의 사용으로 큰 효과를 얻었다는 보고가 있다. 또한 내생포자를 형성하여 생존율이 우수하고 포자를 형성한 경우 열에 강하고 장기간 생존이 유지되는 특징이 있다.

C. butyricum 균은 장내 유익한 균으로 유산균과의 공생이 가능하고 많은 종류의 비타민 B군 등을 생산하여 유산균이 이용할 수 있게 한다. 대부분의 *Lactobacillus* 균은 비타민을 성장에 필수적인 성분으로 요구하는데 비타민 공급이 적으면 유산균의 증식에 장애가 일어난다. 또한 *C. butyricum* 이 생산한 유기산인 초산과 낙산은 장관 상피세포로 흡수되고 에너지원으로 사용되어 상피세포의 성장을 촉진하는 역할을 한다. 장관 상피세포의 발달은 분해된 사료의 흡수면적을 증가시켜 사료효율이 향상되는 긍정적인 효과를 얻게 된다. 반대로 항생제를 지속적으로 사용하면 장내 세균총이 감소하게 되어 세균총에서 유기산 공급량이 줄어들기 때문에 장관 상피세포가 위축되어 작게 되고 결국은 사료효율 저하원인이 된다고 추정하고 있다.

(4) 곰팡이 균

Aspergillus niger, Aspergillus oryzae 는 전통적으로 장류(메주) 발효나 효소생산을 목적으로 사용된 균이다. 전통적으로 메주를 발효할 때 볏짚을 사용하여 바실러스와 아스페르길루스 곰팡이의 접종효과를 얻는 선조들의 지혜가 있었는데, 적당히 건조된 볏짚은 곰팡이 성장에 우호적인 환경이 되어 볏짚의 분해가 많았을 것으로 추정된다. 예로부터 볏짚을 사료로 사용하여 한우를 육성한 사례가 이들 곰팡이의 역할이 큰 기여를 했을 것으로 추정된다. 이와 같이 아스페르길루스 균은 예로부터 국균(麴菌)으로 불리어져 사용되어온 안전한 균이다. 세균과는 달리 균사(mycelium) 형태로 증식하며 외생포자를 형성하는 단계마다 백국균, 황국균, 흑국균 등으로 불리었다. 이 곰팡이는 전분 분해력과 섬유소 분해 능력이 우수하며 이를 분해하는 효소 생산능력이 뛰어나다. 또한, 이들 곰팡이에서 생산되는 효소는

pH가 낮은 조건에서도 효소작용이 우수하여 그 기능을 잘 발휘한다. 따라서 아스페르길루스 균 배양물은 반추위에서 그 역할을 잘 발휘하면서 곰팡이 균체는 반추 미생물의 영양소로 작용한다. 따라서 곰팡이 공급은 반추위 활성화에 큰 기여 효과가 있어 널리 사용될 수 있다고 생각할 수 있다.

그러나 아스페르길루스 속의 곰팡이 중 이와 같이 유익한 곰팡이가 있는 반면, 매우 유해하고 강력한 독소를 생산하는 종류가 많이 있다. 대표적으로 *Aspergillus flavus* 경우 맹독성의 아플라톡신을 생산하는 균으로 육안으로 쉽게 구별하기가 어렵다. 따라서 곰팡이 아스페르길루스 생산은 엄격한 균 관리가 필요하고, 고체배양생산 환경이 철저한 관리가 유지되어야 한다. 곰팡이 아스페르길루스 균의 경우 액체배양으로써 외생포자를 다량으로 생산하기가 어렵다. 따라서 고체배양으로 생산해야하기 때문에 다른 종의 곰팡이가 오염되지 않도록 주의를 해야 한다.

(5) 효모균

효모균은 전통적으로 빵, 주정발효 등에 사용되는 균으로 특히 *Saccharomyces cerevisiae* 는 인류의 역사와 공존한 균으로 안전한 균이다. 효모균은 출아법으로 증식하므로 세균이 이분분열법으로 증식하는 것과는 증식형태가 다르다. 세균은 영양조건이 좋은 상태에서 끊임없이 이분분열을 하기 때문에 모세포는 끊임없이 분열할 수 있지만 효모 모세포는 출아방식이기 때문에 1개의 모세포가 6~9개의 딸세포를 낳고 난후는 더 이상 자식을 낳을 수 없는 불임의 상태 또는 사멸로 진행된다. 효모균은 곰팡이와 마찬가지로 세균(원핵생물)과는 달리 진핵생물로 세포가 크고, 핵막이 있으면서 미토콘드리아에서 에너지 생산이 되는 동물세포의 구성과 매우 흡사한 특징을 가진다.

또한, 세균보다 큰 효모세포의 구성성분은 동물이 그대로 이용할 수 있는 소재이며, 많은 비타민을 생산하고 미량 미네랄과 잘 결합하는 효모는 동물세포의 영양소이다. 효모균은 호기적인 상태에서 성장을 잘하고, 산소가 없는 혐기적인 상태에서 알코올을 생산하는 발효를 한다. 그런데 효모가 혐기적인 상태에서 발효를 할 수 있지만 소화관 내 혐기적인 상태에서는 발효를 잘 할 수는 없다. 이는 소화관내 세균들과 경합에서 뒤지고, 높은 산도에서 발효가 잘 일어나지 않기 때문이다. 따라서 소화관에 유입된 효모는 점차적으로 분해되어지면서 영양소를 공급하는 역할을 맡게 된다.

그 외 *Candida*와 *Torula* 효모의 경우는 식용단백질 생산을 목적으로 한 균인데

Saccharamyces 속의 균이 단백질 함량이 40% 정도라면 이들 균은 50~60% 정도의 단백질을 생산할 수 있고 탄화수소(석유화합물)를 사용하여 생산할 수도 있다. 이들 효모들은 많은 양의 RNA을 함유하고 구성 단백질 중 1% 정도의 글루탐산을 함유하여 맛을 증진하는 효과가 있어 가축의 기호성 향상에도 큰 도움이 된다.

(6) 광합성세균

광합성세균은 2007년 4월부터 사료관리법의 개정으로 인하여 보조사료 중 생균제로의 등록이 가능하여 경구 투여 및 살포시의 효과를 정리하였다.

가) 광합성세균의 종류

광합성 세균은 자연환경에서 폭 넓게 존재하는 토양과 해양 미생물 중의 하나로써 동식물의 먹이 사슬에 있어서 매우 중요한 역할을 한다. 이러한 광합성세균은 크게 홍색 유황세균(Purple sulfur bacteria), 홍색 비유황세균(Purple non-sulfur bacteria), 녹색 유황세균(Green sulfur bacteria)의 3 종류로 분류되며, 세균 엽록소(bacterio chlorophyll)을 이용하여 태양에너지를 받아 carotenoids 색소를 만들며, 질소를 고정화 하여 동식물에게 영양분을 공급할 뿐만 아니라 균체 내에 아미노산과 핵산, 호르몬, 보조효소, 비타민을 풍부하게 함유하고 있다. 이 중 축산업에 이용되는 광합성세균은 호기성 조건과 혐기성 조건에서도 성장이 가능한 홍색 비유황세균인 *Rhodobacter capsulatus* 가 주종이며 활용 분야로서는 장내 미생물 활성, 축사 내 환경 개선, 그리고 육성률 증진 및 사료 효율 증가를 위한 영양 보충제로서 사용된다.

나) 광합성 세균의 주요대사기능

① 광합성세균은 세균엽록소 a와 b를 가지고 있어 광합성작용을 하여 탄수화물을 만들어 스스로 살아간다. 이들은 질소고정작용(nitrogen fixation)을 하여 유기태질소를 합성하고 이를 이용하여 질소화합물인 아미노산이나 핵산, 비타민 등을 합성한다. 이들은 생장하면서 당류, 질소화합물, 생리활성물질 등을 분비하여 장내 유효 미생물들인 방선균, 유산균 등의 생장을 유도하는 역할을 한다.

② 광합성 세균의 사체는 각종 아미노산, 각종 미네랄, 비타민, 카로티노이드, 효소(enzyme), 생장촉진물질, 당류, 지방산 등을 포함하고 있기 때문에 건강식품, 동물 및 양어사료로 사용하기도 하고, 농업용 미생물 비료(biofertilizer)로서 토

양 속에서 각종 유기영양소를 공급하는 역할을 하여 식물의 생장에도 크게 기여한다.

③ 이들은 또한 각종 악취와 독성 물질의 근원인 황화수소(H_2S), 메르캅탄(mercaptane), 염소화합물 등을 제거하거나 무독화 시키는 작용을 하기 때문에 축산분뇨나 하수오니를 제거하는데도 요긴하게 사용된다.

다) 축산업에서의 광합성 세균의 이용

(가) 악취 및 유해 가스 제거

① PSB는 가축의 장내에서 발생되는 유해가스나 분뇨의 악취 물질인 탄산, 질소, 유황 화합물의 악취 가스를 먹이로 사용하여 증식한다. 따라서 축사 내에 광합성 세균을 살포하면 초산, 프로피온산, 낙산, 길초산 등을 급속히 제거한다. 또한 불쾌도가 높고 맹독성을 지닌 아민 화합물과 황화수소, 메르캅탄도 제거하여 쾌적한 환경을 유지시켜 질병의 발생을 억제하고 스트레스를 줄임으로써 고밀도 사육에서도 가축을 건강하게 키울 수 있다.

② *Rhodobacter capsulatus* 균주는 암모니아 성분 및 휘발성 유기화합물(VOC, Volatile Organic Compound)를 제거하는 능력이 뛰어나 악취제거를 위한 생물여과(biofilter system)에 부착 미생물로 많이 사용된다.

(나) 유용 미생물 강화 효과와 항바이러스 효과

유용미생물 증식은 광합성세균의 증식과정에서 나오는 각종 대사산물은 가축의 장내에서 유산균, 방선균, 납두균 등의 유익 미생물을 증식시켜 병원성 미생물을 제거 내지 경감시킨다. 특히 납두균은 병원성 미생물을 죽여 정장작용을 하는 능력이 뛰어나 가축의 면역력을 증가시켜 백신이나 항생제의 사용을 줄여도 질병 감염없이 건강하게 자라게 한다.

6) 광합성 세균의 항바이러스 효과

광합성세균은 항바이러스 활성 물질을 갖고 있어 각종 병원균의 성장을 억제시켜 각종 전염병을 예방한다.

(1) 분뇨처리 및 재 자원화

분뇨처리 시 발생하는 각종 악취의 원인이 되는 휘발성 저급지방산 및 암모니아를 신속하게 처리하여 악취 발생을 현저하게 줄여 준다. 고농도 유기물질 분해 능력이 뛰어나 분뇨 막힘 현상을 해소하며 고농도 분뇨 처리가 용이하여 폐수처리 비용의 절감 효과를 가질 수 있다. 또한 파리 및 모기 등의 해충 발생을 억제 하여 쾌적한 환경을 유지시켜 준다.

광합성미생물은 토지개량제로도 사용할 정도로 비료로서의 효과도 뛰어나며 광합성미생물로 발효시킨 액비 역시 비료로서의 효과도 매우 뛰어나다.

표 4. 유용미생물제로 사용되는 균의 특징

종 류	형 태	산소 요구	적 온(℃)	번식 간격 (분)
효모	진균, 포자	통성 혐기	10~45	90~120
국균	사상균, 포자	호기	10~45	60~120
유산균	간균, 구균	통성 혐기	30~40	70~80
낙산균	간균, 아포	편성 혐기	20~40	-
고초균	간균, 아포	통성 호기	20~70	20~30
광합성균	간균	통성 혐기	30~40	140
방선균	사상균	통성 혐기	20~80	-

7) 생균의 제조방법

생균의 제조방법은 몇 가지로 나눌 수 있는데 곰팡이나 효모제를 생산하는 고체 발효 형식의 생균제 제조방식, 액체 배양한 후 생균을 제조하는 방식으로 나눌 수 있다.

고체 발효형식의 생균제 제조는 많은 대사산물을 얻을 수 있는 장점이 있고 생산비용이 저렴하게 소요된다. 또한 이런 공정을 거쳐 생산된 제품은 생균보다는 대사물질 혹은 효소이기 때문에 어린 가축보다는 성체에 적용하는 것이 효과적이고 비용도 저렴하게 소요된다.

액체배양으로 생산하는 생균제 제조는 몇 가지 형식으로 나눠 설명할 수 있다. 우선 단순한 형식의 생균제 제조의 경우 액체 배양조에서 균을 배양한 다음 바로 안정제 등을 혼합하여 액상상태로 생산하는 것과 액상 생산된 배양액을 여과나 원심분리 방식으로 배양된 균을 모아 건조한 다음 부형제와 혼합하여 생균제를 생산한다. 전자의 경우 생산비용이 매우 저렴하나 생균제의 안정성이 떨어져 냉장 보관이나 빠른 시일 내 사용을 해야 하는 단점이 있고, 후자의 경우는 오염 없이 생산이 가능하고 배양최적화나 고농도미생물 생산이 가능하지만 비용이 크게 상승하는 단점도 있다. 또한 여과나 원심분리 과정에서 발생된 배양액을 타 용도로 사용하거나 폐기처리 해야 하는 문제점이 있다

제5절 축산에서의 미생물 이용

1. 사료첨가제 이용

축산의 사료첨가제는 생산성 개선이나 축육 생산의 목적으로 사료에 소량 배합하는 비 영양소 보조물질로 정의할 수 있다. 항생제, 생균제, 효소제, 유기산제, 향미제, 감미제, 항산화제, 각종 천연물질 및 기능성 물질 등이 사료첨가제로 분류될 수 있다. 실제로 이들 사료첨가제는 양돈 사료에 있어 널리 쓰이고 있으며, 적절하게 사료에 적용될 때, 적은 양으로도 가축의 긍정적인 효과를 나타낼 수 있다. 이러한 비 영양소 사료첨가제는 실제 양돈 사료에 일반적으로 사용되고 있으며, 이 중 가장 일반적으로 사용되고 있는 것은 항생제 혹은 항 미생물제라고 할 수 있다.

현재 미국의 경우는 Food and Drug Administration(FDA)이 구충제와 더불어 항 미생물제를 '약품'으로 분류하여 관리하고 있다. 이러한 이유로 이들의 사용수준, 배합 허용치와 도축 전 휴약기간은 FDA에서 매년 발표되는'사료첨가물 일람표' 의해 규제된다. 이밖에 다른 첨가제들에 대해서는 미국의 경우 사료 조정협회(1998)가 제정한 '동물사료에 있어 사료첨가제 사용에 대한 지침서'를 제정하고 있다. 국내의 경우는 항생제의 경우 농림부가 제정한 동물용 의약품 등 취급규칙 고시를 통해 동물용 의약품 등에 관한 관리가 이루어지고 있으며, 이밖에 비영양소 사료첨가제는 사료관리법 제2조에 의해 대부분 보조 사료의 범주에 속해 관리되고 있다.

1) 항생제

항생물질이란 미생물에 의해 생성되는 가용성 유기물질로서 다른 미생물의 성장을 억제하거나 그 생명을 파괴하는 화학물질이다. 항생제는 원래 미생물에 의해서만 생산되었으나, 최근에는 공업적으로 생산된 화합물도 항생물질과 같은 작용을 나타내는 것이 많다. 항생물질은 병원균을 억제하기 위하여 의학 및 수의학적 목

적으로 개발되었으나, 많은 연구자들에 의해 동물의 성장촉진 및 사료효율 개선효과도 인정되었다. EU에서는 안전축산물 생산을 위해 가축사료 내 성장촉진용 항생제(AGPs)의 사용을 전면 금지하였다(2006년). 우리나라도 이러한 이유로 2011년 7월부터 배합사료 내 항생제의 사용을 중단하였다.

2) 생균제

생균제란 살아있는 유익 미생물을 함유한 제제(발효물 포함)로서 동물의 장내에 정착하여 다른 병원성 미생물과 경쟁적 배제를 통해 유해 미생물의 성장을 억제하고, 섭취한 사료의 소화와 흡수를 도와줌으로써 동물의 성장을 촉진하고 사료효율을 개선시켜 주는 미생물 제를 말하는데, 현재 프로바이오틱스(probiotics) 혹은 DFM(direct-fed microbials)이란 명칭으로 통용되고 있다. 이러한 생균제를 사료에 첨가했을 때에는 안정성이 있어야 하며 동물에 대해 해가 없고 독성이 없어야 한다. 생균제는 오래전부터 장내의 이상 발효, 설사, 소화불량, 변비 감소 등에 효과가 인정되어 인체용으로 사용되어 왔는데, 최근에 와서는 동물의 장내 환경 개선, 생산성 개선, 설사발생 감소 등의 목적으로 사료에 많이 사용되고 있다. 생균제를 사용하는 목적은 장내 세균총을 숙주동물에게 유리하도록 유지시켜 주는 것이다. 동물에게 있어서 항상 일정한 비율의 이로운 미생물을 가지고 있는 것은 매우 이상적이지만 정상적인 사육 환경에서 이를 기대하는 것은 상당히 어렵다. 그러나 적절한 생균제를 사료에 첨가하면 대장균 수를 줄여 독성물질의 생산을 억제하고, 이로운 박테리아의 수가 증가하며, 젖산생성을 촉진시킴으로써 장내 pH의 변화를 유도할 수 있다.

축산사료에 사용되는 생균제의 종류로는 효모, 유산균, 국균(麴菌)등이 있는데, 이중 가장 대표적인 것으로 유산균을 들 수 있으며, 이 유산균은 살모넬라와 대장균에 의한 설사를 방지하고 동물의 생산성을 향상시킬 수 있는 것으로 실험동물과 동물의 경우 그 사용효과가 뚜렷하다고 보고되었다. 생균제의 사용은 아직도 초보적인 단계에 머물고 있어 앞으로 유전공학 등이 발달함에 따라 더욱 효과적인 종류의 생균제가 개발될 가능성이 기대되고 있다.

건강한 동물일수록 소화기관이 제 기능을 발휘하는데 이는 동물의 성장이나 사료효율에 있어서 매우 중요한 의미가 있다. 소화관이 제 기능을 발휘하기 위해서는 소화관 내에 있는 장내 세균총의 균형이 이루어져야 하는데 동물이 스트레스를 받게 되면 이 균형이 깨지고 대장균과 같은 병원성 박테리아가 번성하게 되어 설사 발생이 많아져 성장률이나 사료효율이 떨어지게 된다. 이때 생균제를 투여하면 장내 세균총이 균형을 유지하게 하고 성장저하가 극복될 수 있다. 생균제를 사료에 첨가하면 장내 또는 분 중 세균총의 변화를 유발한다고 하는데, 돼지에게 유산균이 함유된 우유를 기초사료와 함께 먹인 결과 장내의 대장균 수가 감소하고 유산균 수가 증가하여 '성장률과 사료효율을 개선'시킨다고 하였다. 또한 생균제가 젖먹이 돼지의 성장과 사료효율을 개선할 뿐만 아니라 락타아제의 활성이 높아진다고 보고하였다. 돼지에 대한 생균제 첨가 실험들에 의하면 일반적으로 일당 증체량은 3～15%, 사료효율은 4～49%개선되는데 특히 어린돼지에서 큰 효과를 나타낸다.

3) 효소제

생물공학 기법의 발달에 힘입어, 최근에는 과거에 비해 보다 경제적인 비용으로 효소제의 생산이 가능해 졌으며, 많은 상업용 가축사료에 효소제가 첨가되고 있다. 가축사료에 효소제 사용 이유는 크게 4가지로 요약해 볼 수 있다.

첫째로, 효소제를 사용하면 동물의 내생 소화효소에 의해 분해하기 어려운 곡물의 저장성 탄수화물 부분과 단백질의 이용성을 높일 수 있다. 가축사료의 가장 기본원료가 되는 대부분의 곡류는 이들이 갖고 있는 섬유소 함량, 특히 섬유성 다당류, 셀룰로오스, 펙틴, 헤미셀룰로오스, 리그닌 및 비전분성 다당류 등에 의해 그 영양적 가치가 감소하게 된다.

원료사료가 갖는 총에너지와 외견상 대사 에너지가의 차이는 바로 실제 동물의 생산 목적에 부합될 수 없는 에너지의 양을 의미하며, 이러한 차이는 이들 섬유소 및 섬유성 탄수화물을 분해할 수 있는 적절한 외인성 효소의 사용에 의해 감소될 수 있다. 효소제를 사용하면 전분, 단백질 및 지방과 같은 영양소의 이용률을 개선시킬 수 있으며, 그 결과로 인해 원료사료의 에너지가치를 올릴 수 있다. 이러한 이유로 사료배합 시 원료사료의 변질이나 비교적 품질이 떨어지는 다양한 원료의 적용 시에도 종종 효소제를 사용하게 된다.

둘째로, 효소제는 동물의 소화기관에서 분비하는 내생 효소들이 분해 할 수 없는 원료사료 성분의 특정 결합부위를 분해시킴으로써 더 작은 분자 단위의 영양소가 다시 내생효소들에 의해 세분화될 수 있게 할 수 있다. 실제로 적절한 효소제를 사료에 첨가 시 곡류의 세포벽 다당류를 일부 분해할 수 있기 때문에 비전분성 다당류의 분해를 통한 일정량의 에너지 이용성을 높일 수 있다.

셋째로, 어린 동물은 효소 생산능력이 떨어지며, 수유와 백신접종, 부적절한 환경과 같은 많은 스트레스에 노출되기 쉽기 때문에 소화 장해를 일으키기 쉬운데, 사료로 첨가되는 효소제는 이러한 어린 동물의 소화성 장애를 극복하는데 어느 정도 도움이 될 것으로 여겨지고 있다.

마지막으로, 적절한 효소제의 사용은 동물사료의 원료가 갖고 있는 많은 항 영양인자를 효과적으로 억제함으로써 원료사료의 가치를 증대시킨다. 이러한 항 영양인자는 다른 영양소의 소화 및 흡수를 억제할 뿐 아니라 소화기관 내 통과속도를 변화시키며, 하부장기에서 미생물에 의한 발효를 증가시키는 등 많은 소화 장애를 일으키게 된다.

따라서 사료 내 이러한 항 영양인자가 많으면 많을수록 배설되는 분뇨의 양이 증가할 뿐만 아니라 성장지연, 가스 발생량 증가, 설사 등으로 동물의 생산성에 부정적인 영향을 미치게 된다. 그러나 다른 사료첨가제와 마찬가지로 양돈사료 내 효소제의 첨가 효과에 대해서 많은 연구자들이 서로 상이한 결과를 보고하고 있다. 특히 성장률 개선측면에서 다소 일관성이 없는데, 그 원인으로는 원료사료의 조성, 가축의 연령, 효소의 열 안정성, 산 안정성 등 많은 요인에 의한 영향을 들 수 있다. 하지만 효소제 첨가를 통하여 사료의 영양소 이용률을 개선할 수 있다는 사실은 보편화되어 있다.

이 외에도 원료사료의 변이 또는 변질 예방을 통한 품질유지, 그리고 완전히 소화되지 않은 채 배설되는 영양소를 줄이는, 환경 친화적 기능 등은 효소제 사용의 필요성을 부각시키고 있다.

4) 유기산

상업용으로 사용되고 있는 유기산들로는 푸마릭산(Fumaric acid), 개미산, 초산, 프로피온산(propionic acid), 소르빅산(sorbic Acid), 구연산, 젖산, 뷰티릭산(butyric acid)등이 있는데, 이들 유기산들은 각각의 물리화학적 특성 및 항균 능력 등에 따라 사용효과가 달라질 수 있다. 사료에 유기산을 첨가하는 일차적인 목적은 사료 및 소화기관내 pH를 낮추는데 있다. 새끼돼지의 위는 미생물에 대한 제1선의 방어막이다. 즉 위내 pH가 적절한 수준으로 낮게 유지되어야만 소화물과 함께 위내에 들어온 병원성 미생물을 사멸시킬 수 있으며, 완전한 사멸이 불가능할 경우에도 장내 부착 및 증식에 의한 설사 및 각종 소화기 질병 발생에 대한 확률을 크게 줄이게 된다. 그러나 새끼 돼지의 경우 위산 분비 능력이 떨어지기 때문에 사료로부터 기원되는 유해 미생물들을 효과적으로 방어하기 어렵다. 새끼 돼지의 위내 pH를 낮게 유지하지 못하면 병원성 미생물의 생존율을 증가시키는 것 이외에 영양소의 소화측면에서 단백질 분해 효소의 활력감소로 인해 사료의 단백질을 제대로 이용 못하게 되고, 미 소화된 영양소는 다시 소장 및 하부장기에서 병원성 미생물들의 성장 및 증식에 이용되는 악순환을 거듭하게 된다.

단순히 영양적 측면만 보더라도 새끼 돼지 사료 내 유기산의 첨가는 직접적으로 위내 pH를 낮추거나 혹은 산 절약 효과를 통해 체내 내생 효소들의 활성을 원활히 유지시킬 수 있기 때문에 전반적인 영양소의 소화 이용성을 높여 성장개선 효과를 거둘 수 있다. 최근 연구에서는 유기산이 갖는 pH 저하 및 산(酸) 절약 효과뿐만 아니라 소화기관 내에서 병원성 미생물에 작용하여 사멸시키는 살균작용이 있다는 것이 알려지면서 많은 관심을 모으고 있다. 이러한 상황에서 상기에 설명한 바와 같이 유기산은 직접적인 항 미생물 효과를 갖기 때문에 현재까지 유기산은 제1순위로 고려되는 항생제 대체제로서 관심을 받고 있다.

5) 프리바이오틱스(Prebiotics)

프리바이오틱스는 동물에 의한 가수분해 및 흡수가 최소한으로 이루어지고, 장내 미생물 중 유익균의 우점을 유도하는 단쇄 탄수화물, 즉 올리고당으로 정의할 수 있다. 대부분의 프리바이오틱스는 장내 유익균이 선택적으로 기질로서 이용할 수 있고, 대표적으로 FOS(fructo oligo saccharide), TOS(transgalacto oligo saccharide), OF(oligo fructose) 또는 이눌린(inulin) 등이 있다. 한편 효모의 세포 외벽에서 추출한 MOS(mannan oligo saccharide)는 유해 세균표면의 수용체를 차단함으로써 장내에 유해미생물의 정착 및 증식을 억제하는 기능을 가지고 있고, 장내 미생물이 기질로 이용할 수는 없지만 일반적으로 프리바이오틱스로 분류한다.

프리바이오틱스는 건강에 유익한 세균의 연료가 되어 이들의 성장과 활동을 촉진하고 해로운 미생물의 성장과 활동은 억제하는 역할을 한다. 프로바이오틱스와 프리바이오틱스는 다른 용어이다. 프로바이오틱스는 "장내미생물의 균형을 개선함으로써 숙주의 건강에 유리하게 작용하는 생균첨가물"이다. 유산균, 낙산균 등의 생균제와 발효유가 여기에 포함된다. 이에 반해 프리바이오틱스는 "장내의 유용균 증식을 촉진하거나 유해균을 억제하여 숙주의 건강에 유리하게 작용하는 비소화성 식품성분"으로서 올리고당류나 식이섬유가 여기에 포함된다. 즉 프리바이오틱스는 유산균의 먹이가 되는 성분들을 통칭하는 용어이다. 프리바이오틱스와 프로바이오틱스를 하나로 결합한 제품도 있는데, 이를 신바이오틱(Synbiotic)이라고 한다.

식이섬유는 여러 가지 형태를 띠지만 물에 넣었을 때 어떻게 되는지에 따라 크게 불용성 식이섬유와 수용성 식이섬유로 구별된다. 불용성 식이섬유는 스펀지처럼 물을 흡수할 뿐 녹지는 않는다. 식물성 사료에는 편차는 있지만 두 가지 섬유소가 모두 존재한다. 이 중에서 프리바이오틱스가 되는 것은 수용성 식이섬유이다. 수용성 식이섬유는 두 가지 방식으로 유익균이 잘 자라도록 한다. 유익균은 유해균에 비해 수용성 식이섬유를 이용하는 속도가 빠르다. 성장 속도의 차이로 수용성 식이섬유가 충분한 환경에서는 유익균이 훨씬 더 빨리 자란다. 두 번째로 유익균들이 수용성 식이섬유를 소비할 때, 대사 부산물로 식초와 유사한 '단쇄지방산'이 생겨난다. 단쇄지방산이 있으면 *E. coli* 같은 유해균들의 성장이 둔화되어 프로바이오틱스균들에 추가로 이익을 주게 되는데 잘 알려진 올리고당은 대표적인 수용성 식이섬유다.

항산화제는 종류가 다양한데 비타민A, 비타민C, 비타민E 같은 비타민을 비롯해 식물성 식품에 풍부하게 들어 있는 페놀이라는 식물영양소가 대표적이다. 탄닌, 파이토에스트로겐, 플라보노이드, 바이오플라보노이드, 폴리페놀, 모노페놀 등이 페놀에 속한다. 페놀이 풍부한 식물성 식품을 먹으면 항산화 성분을 얻을 뿐 아니라 장내세균에도 좋다. 페놀은 유익균에는 거의 영향을 주지 않으면서 유해균만 선택적으로 억제하는 뛰어난 기능을 한다.

'메타바이오틱스'에 대해서는 실험 결과 살아 있는 유산균이 함유된 요구르트가 가장 효과가 좋고 생우유의 효과가 가장 적었다. 가열 살균한 요구르트는 둘 사이의 중간 정도였다. 요구르트는 그 속의 유산균이 죽더라도 효과가 완전히 사라지지는 않았다. 죽은 세균은 번성하여 콜로니를 형성할 수 없고 면역계에 신호를 보내지 못하는데 어떻게 긍정적인 효과가 나타날 수 있었을까?

그 이유는 발효 음식을 가열하여 세균이 죽은 후에도 발효 음식에는 세균이 만든 대사산물이 남아 있다. 메타바이오틱스라고 불리는 부산물인데 이것은 프리바이오틱스로 기능한다. 아세트산, 부티르산, 프로피온산 같은 단쇄지방산과 박테리오신이 대표적인 메타바이오틱스이다.

단쇄지방산은 유익균에 유리한 환경을 만들어준다. 예를 들어 칸디다 알비칸스(*Candida albicans*) 같은 유해균은 단쇄지방산이 있으면 잘 자라지 못한다. 단쇄지방산은 장 세포에 영양분을 공급해 장벽의 견고함을 유지하며 염증반응을 제한하라는 신호를 준다.

세균은 자기 자신에게는 무해하지만 다른 세균을 죽이는 항생물질인 박테리오신을 만든다. 발효식품에는 박테리오신이 들어 있어서 장내 유해균을 억제하는 데 도움을 준다. 메타바이오틱스는 가열 살균하더라도 거의 그대로 유지되므로 청국장이나 김치찌개는 훌륭한 프리바이오틱스가 된다.

6) 식물추출물 등

식물추출물은 식물의 잎, 줄기 등에 축적되어 있는 이차 대사산물을 총칭하며, 미생물이나 외부 동물들로부터 식물체 자신의 방어와 생리활성 면에서 특이성을 가지고 있다. 그동안 항생제가 동물의 생산성과 건강을 증진시키는 중요한 물질로써 그 가치를 인정받아 왔으나, 항생제 잔류 문제와 부작용으로 인해 천연 제재에 대한 관심이 증가하였고 항생제 대체 물질로 여러 식물추출물질을 이용한 연구가 활발히 진행되고 있다. 새끼 돼지에 대한 식물 추출물 첨가는 부정적인 영향 없이 항생제를 대체하는 효과를 나타내었다.

① 에센샬 오일(essential oil)

식물추출물질 중 에센샬 오일은 전통적으로 질병치료를 목적으로 널리 사용해왔던 지구상에 자생하는 많은 약용식물 중에서 방향성이 있는 식물에서 추출한 방향유를 뜻하며, 천연원료로서 무독성, 무잔류성, 미생물에 대한 내성이 나타나지 않는 안정성이 있다. 가축에 에센샬 오일의 첨가는 사료섭취량, 소화액 분비, 면역반응, 항균성, 항바이러스 및 산화방지를 증진시키는 유익한 효과가 있다. 또한 에센샬 오일의 첨가는 부정적인 영향 없이 항생제를 대체하는 효과가 있었으며, 항생제와 혼합 급이 시 생산성, 혈중 IgG(Immunoglobulin G) 함량 및 소화율이 향상되었고, 분뇨 내의 유해가스 함량이 감소되는 효과가 있다.

② 허브

허브는 천연식물을 거의 그대로 이용하므로 항생제의 심각한 문제점인 내성균의 생성 및 잔류물질이 없으며, 가축에서 각종 질병의 치료 및 성장능력을 향상 시켜준다. 허브에 함유된 주요 성분은 정유, 알칼로이드, 사카린, 배당체, 테르펜, 수지, 펙틴 등 다양하며 대표적인 허브의 종류로는 라벤더, 세이지, 로즈 마리, 쟈스민, 민트 등이 있다.

③ 기능성 물질

양돈 사료에는 돼지의 체내 대사촉진이나 면역력 향상, 육질의 품질 향상 등과 같이 특정 기능을 강화할 목적으로 여러 가지 기능성 물질들이 사료첨가제로써 이용되고 있다. 이러한 물질들의 알려진 기능과 효과를 간단히 살펴보면 다음과 같다.

'L-카르니틴'은 천연물질이며 사람과 동물의 에너지 대사에 필수적인 보조인자로서 미토콘드리아 내부로 지방산의 이동을 도와 궁극적으로 지방산 산화를 통한 에너지 공급에 필수적으로 관여하는 것으로 알려졌다. 양돈 사료를 구성하고 있는 대부분의 지방 공급원은 장쇄지방산 형태로 되어 있기 때문에 이러한 지방산이 효율적으로 산화되어 에너지 공급을 원활하게 하기 위해서는 L-카르니틴 공급이 도움이 된다. 이러한 L-카르니틴은 출산 개체수 증대 및 자돈 생산성 개선 등의 목적으로 주로 어미 돼지 사료에 첨가되어 사용된다.

④ 항산화제

사료 내 영양소들은 사료의 제조 후 운송 또는 저장 기간 중에 끊임없이 산화 스트레스에 노출되게 된다. 특히 이러한 산화 스트레스에 민감한 영양소들로는 지방과 비타민 등이 있을 수 있다. 따라서 저장 중 영양소 파괴나 변질을 최소화할 목적으로 항산화제들이 사료에 첨가되기도 한다. 양돈 사료에 가장 대표적으로 이용되는 항산화제로는 에톡시킨(Ethoxyquin), BHT(Butylated Hydroxy Toluene), BHA(Butylated Hydroxy Anisol) 등이 있다.

2. 광합성 미생물의 축산에서의 이용사례

1) 악취발생기구

축산 폐수나 하수 등에서는 악취가 발생한다. 광합성미생물은 그와 같은 불쾌한 악취물질을 흡수, 분해, 제거하는 능력을 가지고 있다. 미생물은 단백질 분해효소 작용에 의해 단백질을 분해하지만, 그때 암모니아나 탄산가스, 인돌, 스카톨, 황화수소, 휘발성 아민, 메르캅탄, 지방산 등이 생긴다.

단백질이 가수 분해되어 생기는 아미노산은 탈 아미노 작용을 받아 암모니아와 지방산을 생성하며, 또 탈 탄산 반응으로 아미노산에 대응하는 맹독성인 아민($R-CH_2-NH_2$)과 CO_2를 생성한다. 이상과 같이 단백질 분해 과정 중에서 악취를 발생하는 물질을 생성하는 미생물 작용에 의해 악취가 발생하여 환경문제를 일으키게 되는 것이다.

2) 악취를 제거하는 광합성미생물

자연계에는 악취물질을 좋아하여 악취를 제거하는 미생물이 있는데, 그 대표적인 것이 광합성 미생물이다. 예를 들어 양돈장에서 발생하는 아세트산, 프로피온산, 낙산, 이소락산, 길초산, 이소길초산은 광합성 미생물이 존재하면 신속히 제거되며, 불쾌도가 높은 맹독성 2급 아민인 퓨트레신, 카다베린뿐만 아니라 황화수소까지도 제거된다. 더욱이 가장 불쾌도가 높은 메르캅탄도 제거된다. 빛이 쪼이는 곳에서 그 효과는 더욱 높으나 빛이 통하지 않는 곳에서도 제거능력이 있는 점으로 볼 때 광합성 미생물은 가축사육장에서 유용하게 이용될 수 있으며, 악취 공해문제를 해결하는 수단으로 환경정화와 보전에 효과를 발휘하고 있다.

악취 중에는 자주 암모니아를 포함하게 되는데 암모니아를 아질산으로 산화하는 *Nitrosomonas*와 아질산을 질산으로까지 산화하는 *Nitrobacter* 등 세균이 존재한다.

질산화작용에 의해 암모니아가 질산이 되는 산화 반응과는 반대로, 환원되는 것으로서 다음과 같이 다시 암모니아가 되어 새로이 균체 내로 들어가기도 하고, 혹은 탈질균에 의해 N_2나 N_2O 가스로서 공기 중으로 탈질 되어간다. 티오바실러스(*Thiobacillus denitrificans*)에 의한 탈질이 그 한 예이다.

광합성 미생물 이외에 악취를 제거하는 균종은 그 외에도 많다. 가령 다음과 같은 반응으로 악취(황화수소)를 제거한다.

$$2H_2S + O_2 \rightarrow 2H_2O + 2S(\textit{Beggiatoa})$$

$$2S + 3O_2 + 2H_2O \rightarrow 2H_2SO_4(\textit{Thiobacillus thioparus})$$

3) 가축에 살포하여 악취와 바이러스 질병을 방지한다

광합성 미생물은 항바이러스 물질을 가지고 있어서, 악취와 더불어 바이러스 질병을 방지하는데 유효하다. 예를 들면 축사에서는 여름철 온도조절을 위해 분무장치를 설치하고 있는데 그 장치에 순수 광합성 미생물의 생균 현탁액을 함께 분무하면 축사 내 악취가 없어질 뿐만 아니라, 동물 자체에도 광합성 세균체가 엷게 부착하게 된다. 광합성 미생물 중에는 항 바이러스성 물질이 포함되어 있어 새끼가 바이러스 질환으로 사망하는 일없이 건강하게 성장할 수 있음이 확인되고 있다.

4) 닭의 경우 산란율, 계란의 품질이 상승한다

대조구는 최고의 일반사료를, 처리구에는 최고의 일반사료에 광합성 미생물(*Rhodobacter capsulata*)인 생균제를 1/10,000, 1/5,000, 1/2,500를 첨가 혼합한 결과 처리구는 대조구보다 약 1주일간 빨리 산란을 시작하였고, 산란율은 대조구보다 수십 % 이상 증가하고 있는 것으로 나타났다.

알의 품질은 처리구의 난황의 황색 색도를 구성하는 카로틴 함량이 증가하여 매우 좋아졌으며, 비타민A 함량도 대조구보다 20% 높게 증가하는 것으로 나타났다.

한편 광합성 미생물에는 호르몬 활성 물질이나 미지 물질이 다량 함유되어 있는 것으로 알려지고 있다.

5) 양돈 음수투여 시 육질개선, 설사 방지, 항병력 증가, 돈사 환경개선 등의 효과가 있다

축산 분뇨처리는 농장에서 배출되는 분뇨를 액상의 고급발효 액비로 만들어 분뇨의 악취제거는 물론 인근 경종농가의 고급 비료원으로 보급하고 있는데 광합성 미생물을 돈사와 분뇨 저장조 등에 물에 희석 살포함으로서 신속하게 악취와 해충을 제거할 수 있다.

음수 투여는 축사의 급수탱크에 매일 적량의 광합성 미생물을 공급함으로써 광합성 미생물을 체내에 흡수시켜 설사예방, 소화촉진, 증체율 향상, 수태율 향상, 폐사 감소, 각종 질병감소, 등급 향상 등의 효과를 얻을 수 있다.

제6절 양식과 세균

양식업은 많은 나라에서 주요한 경제적 수단이 되고 있으며, 양식어류의 질병발생은 경제적 발전에 커다란 영향을 미치고 있는 실정이다(Jose Luis Balcazar *et al*. 2006). 일반적으로 양식어류에 발병하는 질병 및 수질 개선을 위해 항생제, 항균제 및 화학약품을 사용하지만, 이들의 과도한 사용으로 인하여 내성균의 증가와 체내 잔류를 비롯하여 주변의 수질오염 등의 문제가 발생하면서 사용을 제한하고 있는 실정이다. 또한 수산식품의 항생제 사용여부에 대한 소비자들의 관심이 높아짐에 따라 항생제 사용을 근원적으로 차단하기 위해서 유기산, 생균제, 비 특이

면역 증강제, 천연물질 등의 대체물질의 개발이 시급히 진행되고 있다(어류질병 진단 및 치료대책, 해양수산부, 2001).

양식에서의 프로바이오틱스는 사료에 첨가하거나 부수적으로 물에 투여하고 있다. 최근 양어 및 새우에 프로바이오틱스를 급이에 따른 병원성에 대한 면역력 증강 및 수질 개선으로 인한 질병 개선효과에 관한 연구가 활발하게 진행되고 있다(Jiqiu Li *et al.* 2009).

프로바이오틱스(probiotics)란 항생물질을 의미하는 항생제(antibiotics)와는 대립되는 어원적 의미를 가지는 것으로 장내의 미생물 균형에 도움을 주는 미생물 제제 또는 미생물 성분으로 정의되며, 락토바실러스균과 비피더스균 등 유산균이라고 총칭하는 균종이 대표적이다.

프로바이오틱스의 작용기전은 병원성 또는 기회성 미생물에 대해 다음과 같은 기전으로 유해균의 생육을 억제하거나 살균작용을 한다(De Ross & Katan 2000, Wright & Salminen 1999, Fuller 1991).

1) 생균제는 면역계를 자극하여 장 질환을 억제한다(Cunningham-Rundles *et al.* 2000).
2) 장내에서 병원성 장내세균과 영양소에 대해 경쟁적으로 이용한다(M. Kenethy *et al.* 1988).
3) 병원성 미생물이 장 점막에 부착하는 것을 억제한다. 결합부위를 미리 선점하여 병원균의 접근을 봉쇄한다(Conway *et al.* 1987). 또한 병원균의 장 상피세포로의 침투도 억제한다.
4) 항균물질을 생산하여 장 건강을 증진시킨다. 생균제는 항균성 박테리오신(D. Carminati *et al.* 1989, S. Anand *et al.* 1985), 유기산, 저급 지방산, 과산화수소 등을 합성하여 병원균을 죽이거나 병원균에 의한 독소 생산을 억제하고, 독소 수용체를 분해한다(Castagliuolo *et al.* 1999).

프로바이오틱의 구비조건으로는 다음 조건에 부합해야 경제성이 있다.

첫째는 효용성이다.

프로바이오틱스가 요구하는 모든 기능을 골고루 갖추어야 한다. 유해균의 억제력, 혈중 콜레스테롤의 감소 능력, 유해균의 장 정착능력, 면역 활성의 증강, 항암효과 등이 높을수록 바람직하다.

둘째, 안전성이다. 사람이나 동물들이 직접 먹는 것이므로 안전성은 아무리 강조해도 부족함이 없다.

셋째, 외부충격에 견뎌야 하며 동결 건조 시 사멸하지 않고 잔존해야 한다.

넷째, 대장과 직장에 도달할 수 있는 능력이 구비되어야 한다. 위장에서는 위산이 분비되고 담낭에서는 담즙이 분비된다. 소장에서 분비하는 각종 소화효소의 작용을 견디고 생존해야 한다.

다섯째, 사용목적에 따라 균주를 분리하는 것이 효율적이다. 식용균은 인분에서, 사료용은 동물의 분뇨에서 분리할 때 장내 정착성이 높다.

인체용 유산균 균주로 인정한 19종이 있는데 *Lactobacillus* 11종, *Bifidus* 4종, *Lactococcus* 1종, *Enterococcus* 2종, *Streptococcus* 1종이 있다.

각 균주의 인정되는 특징과 기능성은 다음과 같다.

1. 바실러스 속

프로바이오틱스로 사용되고 있는 바실러스는 그람양성의 간균으로 내생포자를 형성하며 프로바이오틱스로 사용되는 균 중 독특한 형태를 가지고 있다. 바실러스는 내생포자를 형성하지 않는 락토바실러스보다 내열성이 우수한 특징을 가지고 있다. 또한 위벽의 낮은 pH에도 생존하기 때문에 투여한 대부분의 균이 소장까지 도달할 수 있다(Barbosa T. M. *et al.* 2005, Spinosa M. R. *et al.* 2000).

1) 바실러스 서브틸리스(*Bacillus subtilis*)

바실러스 속의 미생물들은 자연계의 도처에 서식하나 특히 토양에서 주로 서식하며 중온성 또는 고온성인데 온도는 30～50℃, pH는 5.7～6.8 범위에서 잘 성장하며, 호기성이고 내생포자를 형성하며 편모로 운동을 한다. 포도당이 존재하는 환경에서는 혐기적 서식을 하며 내생포자는 바실러스가 고온이나 저온 등의 나쁜 환경에서도 생존할 수 있게 한다. 모양은 막대형이며 크기는 1.2～10㎛정도이다. 바실러스는 단백질, 전분 등의 분해력이 강하고 바실러스 속에는 바실러스 서브틸리스(*Bacillus subtilis*), 바실러스 메가테리움(*B. megaterium*), 바실러스 세레우스(*B. cereus*), 바실러스 브레비스(*B. brevis*) 등이 잘 알려져 있다.

고초균이라 불리는 바실러스 서브틸리스는 수많은 바실러스 속에 포함되는 미생물 중의 하나로 온도는 37～40℃, pH는 6.8～7.0 범위에서 잘 성장하며 강력한 아밀라제 및 다양한 프로테아제 등을 분비하고 다양한 자연계의 물질들을 분해하여 영양염의 순환에 크게 기여한다. 또한 항 미생물제제 및 항 곰팡이 제제 등을 생성하는데 bacitracin, bacillin, bacillomycin B 등이 대표적이다. 따라서 이 균은 아밀라제, 프로테아제, 아미노산, 항 미생물제제, 계면활성제 등의 생산을 포함하여 산업적으로 많이 이용된다. 이 균은 사람, 동물, 식물 등에서 질병을 일으키거나 독성을 나타내지 않으며 잠재적인 위험성도 갖지 않아서 주로 식품의 발효에 중요한 역할을 하기 때문에 식품 미생물로 널리 이용된다.

바실러스 서브틸리스는 포도당, 과당, 수크로스, 아미노산 등이 들어있는 합성 배지에서 잘 성장하는데 단백질이 풍부한 증자(蒸煮, 삶아진)된 대두에서 매우 잘 자란다.

2) 바실러스 리케니포르미스(*B. licheniformis*)

바실러스 리케니포르미스는 한국의 전통적인 발효식품인 된장에서 소화효소 활성을 가지며, 암모니아 및 아질산을 산화하고 소화효소를 생산하며, 암모니아 및 아질산 산화능력을 가진다. 이 종은 사료 첨가제로 쓰일 수 있고 양식장에서 양식 전 또는 양식단계에 있어서 상기 종은 양식장 수질을 개선하는 작용을 한다.

바실러스 리케니포르미스는 한국의 전통식품인 메주에서도 분리하여 얻어질 수 있다. 분리균주는 아밀라제, 셀룰라아제, 프로테아제와 같은 유용 소화효소 활성이 우수하며, 암모니아 및 아질산을 산화하는 특징을 가지고 있다. 또한 통성혐기 및 혐기적인 조건에서 성장이 가능하며, 10% 염화나트륨에 대한 내염성이 있기 때문에 다양한 수질환경에서 성장이 가능하다. 또한 넙치 치어를 대상으로 수질정화 능력을 평가한 결과, 넙치 사육 수조 내 암모니아 제어 효능이 우수하였으며, 낮은 폐사율을 보였다.

균주는 통상적인 바실러스 균주의 배양방법을 통해 배양할 수 있다. 배지로는 천연배지 또는 합성배지를 사용할 수 있다. 배지의 탄소원으로는 글루코오스, 수크로오스, 덱스트린, 글리세롤, 녹말 등이 사용될 수 있고, 질소원으로는 펩톤, 육류 추출물, 효모 추출물, 건조된 효모, 대두, 암모늄염, 질산염 및 기타 유기 또는 무기질소 함유 화합물, 배지에 포함되는 무기염으로는 마그네슘, 망간, 칼슘, 철, 인 등 상기 탄소원, 질소원 및 무기염의 성분 이외에 아미노산, 비타민, 핵산 및 그와 관련된 화합물들 배지에 첨가할 수 있다.

통상적으로 바실러스는 내생포자를 형성하여 열에 매우 안정적인 특징을 가지고 있다.

3) 바실러스 아밀로리퀘파시엔스(*B. amyloliquefaciens*)

어류 질병 치료를 위한 probiont(원시생명체)의 개발에 목적을 두고 어류질병 원인균 *Vibrio anguillarum* NCMB1의 생육에 저해물질을 생산하는 *Bacillus amyloliquefaciens* 균주가 현재 상업적으로 사용하고 있는 화학처리제나 항생제와 함께 효율성을 비교해 보았을 때, 저해물질은 약 78%의 저해 활성을 나타내는 것으로 나타났다. 비록 항생제보다는 효율성이 낮았으나, 독성검사를 위해 정제물질을 살아있는 어류에 투여한 결과 어떤 해수어도 폐사하지 않는 것으로 보아 어류 자체에 대해 독성을 나타내지 않는 물질로 나타났다. 따라서 *B. amyloliquefaciens* 균주가 생산하는 물질이 *V. anguillarum* 생육에 저해물질로 작용하며 친환경적인 특성을 가진 물질로 밝혀졌다. 이투린(Iturin, 병원균을 억제하는 강력한 항균 물질)을 생산하는 바실러스 아밀로리퀘파시엔스 균주와 이로부터 분리한 활성물질인 이투린은 인체에 무해하고 환경오염을 유발하지 않으면서 다양한 식물질병의 원인균에 대해 우수한 방제활성을 나타내는 것을 확인되었다. 따라서 식물 질병 방제에 대한 생물농약으로 화학농약을 대신할 수 있고, 환경오염으로 인한 문제점을 방지할 수 있는 획기적인 생물적 방제제로 제공될 수 있다고 알려졌다. 이처럼 바실러스 아밀로리퀘파시엔스는 항생물질을 대체하는 뛰어난 효과를 가진 프로바이오틱 생균제로 사용이 가능하다.

2. 유산균(*Lactobacillus*, *Bifidus* 등)

Lactobacillus 는 위장 내 소화액과 담즙산에 안정하여 주로 소장에서 활동하며, 소장 내 균총의 비율을 정상화시키는 역할을 한다.

1) *Lactobacillus bulgaricus*

우유 발효용으로 장내에 정착하지 않고 통과한다.

2) *Lactobacillus thermophilus*

고온에서 잘 자라며 열에 강한 균종이다. 요구르트 제조 시 산(酸)을 신속히 합성한다.

3) *Lactobacillus casei*

내산성이 강한 유산균으로 정장작용 및 소화작용을 돕는다. 항암효과와 면역강화

기능이 우수하다.

4) *Lactobacillus plantarum*

김치의 유산발효를 주도하는 균이다. 장내 내생균은 아니지만, 항암효과와 면역 강화 기능이 뛰어나다.

5) *Lactobacillus acidophilus*

내생균으로 소장에 잘 정착하는 내산성 프로바이오틱스이다. 혈중 콜레스테롤 감소와 면역강화 및 변비를 개선하는 기능이 있다. 비타민 B군의 합성능력을 가지고 있으며, 장내 정착이 가능하고 증식이 왕성한 미생물이다.

6) *Lactobacillus polyfermenticus*

최근에 분리 동정된 균이다. 장내에서는 내생포자를 형성하여 장까지 도달하는 등 여러 면에서 효과가 뛰어나 의료용으로 부각되고 있다.

7) *Lactobacillus reuteri*

L. acidophilus, Bifidus sp.와 더불어 인체에 공생하는 3대 유산균의 하나이다. 이들의 공통점은 모두 위, 소장, 대장 등에 잘 정착한다. *L. acidophilus* 보다 내산성이 우수하며, 항균물질을 합성하여 거의 모든 유해세균의 생육을 강력히 억제한다. 유아의 설사에 개선효과가 뛰어나고 면역력을 강화하므로 유아용 프로바이오틱스로 많이 이용된다.

8) *Bifidus* sp.

그람 양성의 편성혐기성 균이다. 인체 내에 400여 종이 있으며 모유를 섭취하는 유아의 균총 중 10~20%를 차지한다. 변비와 설사를 치유하는 효능을 비롯하여 면역증강, 항종양, 혈중 콜레스테롤 감소 등의 기능이 있다.

9) *Enterococcus faecalis*

면역력을 활성화하는 힘이 강하고 백혈구의 NK 세포가 암세포를 죽이는 기능을 높인다. 살아있는 균이 아니라도 열처리를 하여 죽은 균도 백혈구가 암세포를 공격하는 것을 활성화시키는 강력한 힘을 발휘한다. 또한 피부병을 개선하거나 감염에 대한 저항력을 강하게 한다.

3. 광합성 세균(PSB, Photo Synthetic Bacteria)

로도슈도모나스(*Rhodopseudomonas*), 로도박터(*Rhodobacter*)가 대표적인 균주이다. 광합성 세균, 로도(Rhodo)란 담홍색, 붉다는 뜻으로 이들 균의 색깔은 붉은색을 나타낸다.

로도박터 캡슐라타(*Rhodobacter capsulata*)는 혐기적 조건일 때는 황갈색에서 갈색 혹은 푸른색을 나타내지만, 산소가 있는 조건에서는 붉은색에서 진홍색을 나타낸다.

특히 *Rhodopseudomonas palutris* 는 빛을 이용해 필요한 에너지를 만들어 자라는 세균으로서, 식물의 생장을 촉진하는 식물 생장 호르몬을 비롯해 아미노산, 비타민 등 생리활성 물질을 분비해 생장을 돕는다. 또한, 혐기성 미생물로 공기가 부족한 환경에서도 잘 자라기 때문에 토양에서 생존력이 좋아 농업용 미생물제로 활용 가치가 높은 균주이며, 환경 분야나 수산양식 분야에서도 널리 쓰이는 세균이다.

최근 낙동강 상류 일대 퇴적토에서 비소를 산화시켜 독성을 낮추는 신종 미생물 7종을 발견했다고 알려졌는데 그중 로도슈도모나스 균주가 비소 산화 능력이 가장 강한 것으로 나타나 앞으로 산업소재로도 유망한 생물자원이 될 전망이다.

4. 방선균

1) 스트렙토마이세스(*Streptomyces*)

방선균의 일종으로 토양에 널리 서식하고 있는 호기성균이다. 콜로니는 특이한 색을 나타내며, 대부분 색소와 다양한 종류의 항생물질을 생성한다.

2) 셀룰로모나스(*Cellulomonas*)

방선균에 속하는 비 포자 형성균으로 아밀로오스와 셀룰로오스를 분해하는 능력이 있으며 *Cellulomonas* sp., *Cellulomonas biazotea* 가 수 처리 현장에서 난분해성 폐수처리에 많이 사용되고 있다.

5. 슈도모나스(*Pseudomonas*)

Pseudomonas sp. 와 *P. stutzeri, P. denitrificans* 는 지방 분해효소인 리파아제 및 단백질 분해효소인 프로테아제 등을 분비하여 동물성 혹은 식물성 기름을 분해하며,

석유계 탄화수소 화합물에서도 잘 증식하여 원유, 중유 및 경유를 분해 할 수 있는 특징을 가지므로 유류에 의한 토양오염 및 수질오염을 정화하는 작용을 한다.

6. 균류

1) 아스페르길루스(*Aspergillus*)

대표적인 균주로는 아스페르길루스 오리제(*A. oryzae*)는 누룩곰팡이, 아스페르길루스 니제르(*A. niger*)는 검정곰팡이로 잘 알려져 있다.

아스페르길스 균은 예로부터 국균(麴菌)으로 불리어져 사용되어온 안전한 균이다. 세균과는 달리 균사(mycelium) 형태로 증식하며 이 곰팡이는 전분 분해력과 섬유소 분해 능력이 우수하며, 이를 분해하는 효소 생산능력도 뛰어나다.

2) 사카로마이세스(*Saccharomyces*)

효모균에 속하며 효모균은 전통적으로 빵, 주정발효 등에 사용되는 균으로 특히 *Saccharomyces cerevisiae* 는 인류의 역사와 공존한 균으로 안전한 균이다. 효모들은 많은 양의 RNA을 함유하고 구성 단백질 중 1% 정도의 글루탐산을 함유하여 맛을 증진하는 효과가 있어 양식생물의 기호성 향상에도 큰 도움이 된다.

제7절 수산업에서 세균의 이용

현재 다양한 종류의 프로바이오틱스(probiotics)가 양식업계에 도입되어 운영되고 있으며 계속적으로 새로운 균주들이 사용되고 있다. 우리나라 양식업에서는 새우 양식의 BFT의 구성을 위한 재료로 사용되며 수질정화 및 개선, 호흡을 통한 유용세균의 흡수 및 표피에의 부착, 세균이 형성하는 덩어리(일종의 바이오 필름)를 섭취하여 영양성분 및 면역 및 항균물질 등의 흡수를 하게 되어 질병예방에도 효과가 있는 것으로 알려지고 있다. 통상 세균은 지방, 단백질, 아미노산 등이 효모나 클로렐라에 비해 월등히 풍부하며, 카로티노이드, 비타민 B군(엽산, B_{12} 포함)과 비타민C, 카로티노이드, 로돕신과 같은 색소를 다양하게 포함하고 있어 항산화 작용이 탁월한 것으로 알려지고 있다. 세계적으로 현재까지 많은 연구가 수행되고 있으나 대부분 단일종이나 소수 종만을 대상으로 실험하여 왔으며 효과성이 높은 경우와 오히려 폐사율이 높은 사례가 발생하는 등 일관적이지 못한 결과를 나타내어 아직 뚜렷한 성과를 거두지 못하고 있다.

앞으로 더욱 활성화될 폐쇄식 및 반 폐쇄식 양식시스템의 발전을 위해서는 육상동물에 적용되는 프로바이오틱의 개념을 뛰어넘는 새로운 개념의 정립이 필요하다. 왜냐하면 육상과 달리 수중 환경은 호흡과 배설이 동시에 이루어지는 특수한 환경이므로 유용 세균의 존재없이 수질의 오염심화와 질병발생을 피할 수 없을 것이다. 따라서 지금까지는 여과와 철저한 소독을 통한 깨끗한 사육수를 공급하여 종묘생산과 양식을 수행하여 왔다. 그러나 이러한 무균상태의 사육수는 생물과 공존 공생할 수 있는 필수적 존재인 세균을 철저히 배제함으로써 수질을 정상적으로 관리하기 위해 대량의 물을 사용하게 되므로 사육수를 아껴 쓰는 경제적인 양식을 할 수도 없고, 따라서 성공적인 양식을 수행하기가 어렵게 된다.

현재 항생제를 쓰지 않고 질병에 대처하는 유일한 대안은 프로바이오틱을 이용하여 병원균인 유해 미생물을 퇴치하거나 통제하는 방법 밖에 없다. 프로바이오틱의 기본원리는 "이균제균(以菌制菌)"이라고 할 수 있다. 즉 균으로써 균을 통제하는 것이다.

성공적인 프로바이오틱의 수행을 위해서는 병원균을 억제할 수 있는 물질의 생산, 유용 미생물이 유해 미생물과의 경쟁을 통한 영양과 에너지를 얻기 위한 경쟁, 병원균에 의한 숙주의 피부, 아가미, 장벽에 부착을 막기 위한 물리적 장벽 구축, 숙주의 면역증진, 오염물질을 분해를 통해 에너지로 전환하고 수질 개선은 물론 종묘생산 과정에서 사용하는 식물성플랑크톤과의 상호공생을 통한 성장촉진 기능 등이 확실하게 구명되어야 한다.

앞으로의 양식은 유용세균의 파멸을 초래하는 항생제의 사용을 최소화하고 질병관리는 치료보다는 예방에 중점을 두어야 하며 항생제 사용의 감소를 위해서는 백신과 더불어 '특이적 방어기작'을 향상시키는데 중점을 두어야 한다.

사실상 프로바이오틱은 질병예방제로서 뿐만 아니라 수질개선제로서도 사용될 수 있는 유일한 대안이라고 할 수 있으며 농업 분야에서는 동물뿐만 아니라 식물 경작에서도 많은 종류의 세균을 적극 활용하고 있고 많은 효과를 거두고 있다.

1. 프로바이오틱의 정의

Fuller는 프로바이오틱을 "숙주동물의 장내 미생물의 균형을 개선함으로써 숙주에게 혜택이 되는 보조사료로 사용하는 미생물"이라고 정의하였다. 그러나 수산동물에게는 장뿐만 아니라 피부와 아가미 등에 병원균이 부착하게 되며 수중에서도 유기물질의 오염에 따라 병원균이 번식하게 되는 결과를 초래하게 된다. 따라서 프로바이오틱의 정의는 사료에 섞어 급이 하는 것뿐만 아니라 수중에도 충분한 양의 유용세균이 번식할 수 있도록 조장해주는 것이 진정한 의미의 프로바이오틱이라 할 수 있다. 수중에서 유용세균은 오염물질을 신속히 흡수함으로써 병원균이 사용할 에너지원을 고갈시키게 되며 종간 경쟁을 통해 병원균의 번식을 억제할 수도 있다.

수계환경에 서식하는 미생물은 숙주의 소화기, 아가미, 피부 등에 선택적으로 부착하여 살 수 있음에 비하여 육상에서는 숙주의 장기 등과 같은 특수한 습식 서식지에서만 생존이 가능한 차이점이 있다. 수산동물들은 육상동물에 비하여 더 많은 병원균들이 있는 환경에서 살아야 함으로써 주변에 언제나 '기회감염 병원균'의 밀도가 높다. 주변의 박테리아들이 계속적으로 먹이를 통하거나 호흡과정 또는 마시는 물을 통해 유입된다. 특히 패류와 같은 여과섭식동물은 양식용수에서 박테리아의 유입률이 매우 높아 주변 환경의 미생물 군과 먹이사이의 상호작용이 자연적으로 일어난다.

양식분야에서의 프로바이오틱에 대한 연구는 주로 유어나 유생에 집중되어 있으며 최근에는 먹이생물에 집중되고 있다. 포유동물들은 출산과정 중에 어미의 산도를 통해 유용세균을 흡수하게 되어 새끼의 장에 정착하게 되고, 모유의 공급을 통해 영양소와 함께 인간의 '모유 올리고당(Human milk oligosaccharide, HMOs)'과 비슷한 다당류를 장내 세균이 흡수하게 됨으로써 장내 세균이 정착하게 된다. 그러나 수생 종들은 어미와 접촉이 없어 무균상태로 난을 산란하게 되고 물속의 박테리아들이 난의 표면에서 쉽게 번식을 하게 된다. 더욱이 산란된 유생이나 새로 부화한 유생들은 장체계가 제대로 발달되어 있지 않아 소화기, 아가미, 피부에 미생물의 군집이 생기지 않는다. 수생 유어나 유생의 초기 단계는 이들을 사육하는 물에 있는 미생물상에 달려있으므로 초기 사육수 중의 유익한 박테리아 조성이 필수적이라고 할 수 있다.

프로바이오틱을 포함하는 미생물과 숙주와의 상호작용은 숙주의 표피나 아가미에서 뿐만 아니라 수중 서식환경에서도 활발하게 작용할 수 있다. 다시 말해서 박테리아가 전혀 없는 물은 깨끗한 것이 아니라 미숙성된 물로써 오히려 양식대상종인 생명이 살기 어려운 척박한 환경이라는 것이다.

새로운 프로바이오틱스의 정의는 살아있는 미생물로서 수중에 사는 숙주의 장내, 표피, 양식 환경에서 번식함으로써 병원균의 발생을 억제하고 사료에 첨가함으로써 사료의 효율을 최대화시키며, 수질을 개선하거나 숙주의 면역체계를 향상시킬 수 있어야 한다.

2. 미생물 군집의 인위적인 조절

프로바이오틱은 배양수에 자연적으로 있는 박테리아에 의해 군집이 생기게 하는 대신 유용세균을 투입하여 군집을 이루게 할 수 있다. 숙주나 환경에 잘 정착하고 안정된 미생물 군집이 형성되었을 때는 군집을 지속적으로 유지되게 하기 위해 유용세균을 정기적으로 첨가해 주어야 하며 미생물의 먹이가 되는 탄소원과 질소원 그리고 아미노산, 비타민 등을 정기적으로 투입해 주어야 한다. 프로바이오틱은 꼭 유산균만이 필요한 것이 아니라 단백질, 지방, 섬유질을 분해하는 다양한 기능을 하는 유용 미생물의 복합적인 투입이 효과적이다.

3. 최근의 현황

Yasuda와 Taga(1980)는 프로바이오틱이 양식동물의 먹이로서 매우 유용할 뿐만 아니라 어류의 질병을 통제하며, 영양염류가 재생되게 하는데 중요한 역할을 한다고 하였다. 프로바이오틱스는 일반적으로 여과섭식동물에게 영양적인 측면에서 도움이 되기는 하지만, 일반적으로 병원성 박테리아에 의한 감염의 예방책으로서 사료에 첨가하거나 양식호지 또는 양식수조에 첨가한다. 양식에서 생물학적인 통제 방법으로 사용하는 프로바이오틱스는 유산균 박테리아(*Lactobacillus, Carnobacterium* 등), 비브리오 속(*Vibrio alginolyticus*), 바실러스 속(*Bacillus*) 또는 슈도모나스(*Pseudomonas*)에 속한 종류이거나 기타의 종에 속한 종들도 있다.

어류의 초기 자어에서는 소화기관이 생기면서 장내 미생물상이 생성되며, 정상적인 상황 하에서는 이러한 미생물의 군집이 병원균에 대해 장벽의 역할을 하는 것으로 보여 진다. 치어나 유생들은 물속의 균 덩어리나 식물성플랑크톤에 부착한 상당량의 박테리아를 섭취할 수 있으며 이들에 의해 최초의 미생물 군집이 형성되는데 결정적인 영향을 미치게 된다.

유산균을 초기 먹이인 로티퍼에 급이하여 터봇 치어의 생존율을 높인 사례가 보고되고 있으며, 비브리오 균이 어류의 장을 통해 혈액 중에 침범하지 못하게 장벽의 역할을 하는 것이 알려져 있다. 그리고 사료에 첨가한 박테리아들의 생존에 관계없이 터봇 치어의 생존율을 높이는 결과를 보였다고 한다. 이는 동물성플랑크톤의 영양 강화와 관련해 기존의 식물성플랑크톤인 클로렐라만을 단독 급이 하는 것보다 광합성박테리아 등 세균을 병행하여 급이 하는 것이 훨씬 효과적임을 보여주고 있다.

지금까지 알려진 실험결과는 모든 유산균이 장내 군집을 형성하는 것은 아니며 병원성 세균의 감염을 예방하지 못하는 사례도 다수 발견되고 있어 보다 세밀한 연구가 수행되어야 할 것으로 보인다. 그러나 일반적으로 어류 치어의 폐사율을 낮추거나 질병 발생을 제어하고 있으며, 패류 유생의 발생기간을 단축시키는 등 긍정적인 결과를 보이고 있다.

이매패류와 프로바이오틱스의 상관관계는 생물학적 통제 목적으로는 거의 연구가 이루어지지 못하였다. 그러나 패류 종묘생산 현장에서 프로바이오틱에 의한 물관리와 함께 유생과 치패의 영양 강화를 위해 사용되고 있으며 실제로 많은 효과를 나타내고 있다. 생균제를 식물성플랑크톤에 투입하여 유생에게 먹이면 식물성플랑크톤 단독 투여구에 비해 병원성 세균의 밀도가 현저하게 저하되는 것으로 보고되고 있다. PSB를 비롯한 생균제는 부산물로서 성장호르몬 등을 배출하여 식물성플랑크톤의 번식을 촉진시키는 작용을 하며, 치어나 유생들의 먹이로서 세균을 같이 섭취하게 되므로 영양강화 및 면역증진에 효과적인 것으로 나타나고 있다.

'미생물로 숙성된 사육수'에서 터봇 치어의 초기 성장률은 단순한 여과해수보다 현저하게 높았다는 사례가 자주 보고되고 있으며, '기회성 박테리아'의 번식을 억제하는 효과가 있음을 나타내고 있다.

한편 육상식물에서 뿌리질병을 예방하는 것으로 알려진 *Pseudomonas* spp. 를 수산양식에서 프로바이오틱으로 사용하는 것에 대한 연구가 시행되었으며, 앞으로 이와 유사한 육상 프로바이오틱의 수산에서의 적용에 관한 연구가 새우양식과 패류 종묘생산에 종사하는 모험적인 어업인들에 의해 양식현장에서 실험적으로 이루어지고 있다.

현재 양식 산업에서 가장 큰 문제점은 질병발생을 사전에 통제할 수 있는 방안이 절실히 요망되고 있다. 무분별한 항생제와 화학약품의 남용은 각종 병원균이 항생제에 대한 내성 증가와 함께 친환경적이어야 할 양식 산업이 오히려 환경을 오염시키는 역설적인 결과를 초래하고 있다. 현재 질병에 대처하는 대안 중 하나는 프로바이오틱스(probiotics, 유용미생물)를 이용하여 병원균인 유해미생물을 퇴치하거나 또는 통제하고 나아가 질병이 발생하지 않도록 사육환경을 정화시키는 방법이다. 이를 위해서는 병원균과 기생충을 억제할 수 있는 유용세균의 투입으로 오염가능성을 사전에 제어할 수 있으며, 초소형의 뛰어난 영양가를 지닌 먹이생물로서 유용미생물의 사용과 또 다른 먹이생물인 식물플랑크톤과의 공생 등을 통해 영양성분의 강화와 함께 성장촉진 효과를 가져 올 수 있다.

식물플랑크톤과의 공생은 식물플랑크톤의 배양에 있어 광합성 세균의 투입은 균체나 그 분비물에 프롤린과 우라실이 많이 포함되어 있으며 이것이 식물성플랑크톤에 흡수되어 생식과 생장이 촉진되기 때문이다. 광합성 미생물에서 분비되는 아미노산의 종류는 글루탐산, 글리신, 알라닌, 발린, 로이신, 프롤린, 리신, 메치오닌, 아르기닌 등을 포함한다. 더욱이 광합성 미생물의 분비물 중에는 고 에너지 인산 화합물인 ATP, ADP, GDP가 포함되어 있다. 식물플랑크톤의 배양액에는 영양소와 금속성분, 비타민 등 비교적 단순한 물질로 구성되어 있기 때문에 생리활성 물질이나 성장촉진 물질이 필요하게 되는데 이 역할이 광합성 세균에 의해 수행될 수 있다. Yasuda와 Taga(1980)는 박테리아가 식품으로서 뿐만 아니라, 어류의 질병 치료제로서, 그리고 양식호지에서 영양염류를 분해하여 재사용하게 할 수 있는 또 다른 방안이 될 것으로 예견하였다. 수생동물의 장내의 미생물상은 스스로 정착된 것으로서 환경과 생물과의 상호작용의 결과에 의하여 생기는 것으로 추측된다. 많은 과학자들이 이미 장 내 미생물상은 수중 환경이나 먹이와 연계되어 있음을 규명하였다.

장 내에 있는 미생물은 환경에서 기원하였거나 또는 장 내에서 살아남아 번식을 할 수 있게 하여주는 먹이에 기원한다. 주변의 박테리아들이 계속적으로 먹이를 통하거나, 호흡과정 또는 마시는 물을 통하여 유입된다. 특히 여과섭식 동물(filter feeder)이 대표적인 예로서 양식용수에서 박테리아의 유입률이 매우 높아 주변 환경의 미생물상과 살아있는 먹이 사이의 상호작용이 자연적으로 일어난다. 양식분야에서 프로바이오틱에 관한 초기 연구는 어류의 유어(幼魚)에 집중되어 있으나, 근래에는 특히 어류의 유생, 패류 및 먹이생물에 더 집중되고 있다. 육상 포유동물들은 어미와의 접촉을 통하여 자연스럽게 태어나면서부터 세균들을 획득하게 되는데 비해 수산동물은 어미와의 접촉이 없어 세균을 얻을 수 없다. 유생의 초기 사육단계는 이들을 양육하는 물에 있는 미생물상의 조성에 의해 생존율이 좌우되기 때문에 사육수 중의 유용 세균의 조성이 매우 중요하다.

프로바이오틱의 정의에 의하면 살아있는 미생물들로서 사육생물의 장내, 사육 대상의 표면, 그리고 사육 환경에서 번식함으로서 병원균의 발생을 억제하고 사료에 첨가함으로서 사료의 효율을 최대화시키며, 수질을 개선시키거나 숙주의 면역체계를 향상시킬 수 있어야 한다. 어류 초기 유생에서 소화기관이 생기면서부터 장내 미생물상이 생성되며, 이러한 미생물상이 침입하는 병원성 미생물에 대해 장벽의 역할을 하는 것으로 추정되고 있다. 패류의 유생들은 수중의 미생물을 호흡과 함께 흡수할 수 있으며 어릴 때부터 성장함에 따라 세균을 먹을 수도 있다. 최근 새우 종묘생산을 비롯하여 어류와 패류에서도 종묘 생산과정에서 질병방지와 생존율 향상을 위해 미생물을 투입하는 사례가 늘고 있으며 훌륭한 성과를 거두는 경우가 보고되고 있다.

프로바이오틱스의 효과는 생존율 향상 등 양적인 효과보다 유생의 건강도 증진을 통해 우량 종묘를 생산하는 질적인 향상도 가져올 수 있다. 프로바이오틱스 균주를 미세조류에 주입시켜 유생에게 먹이면 병원균의 밀도가 현저하게 감소되었다고 하며, 실제로 미세조류를 사육생물에게 공급하게 되면 미세조류와 공생하는 세균의 분비물에 의해 항균, 항바이러스 작용이 생성되어 치어와 유생의 생존율이 높아지는 것으로 나타났다. 뿐만 아니라 미세조류와도 상호보완적인 공생을 통해 미세조류의 성장을 촉진시키는 역할도 하는 것으로 알려지고 있으며 미세조류의 증식속도가 빨라지는 것으로 나타나고 있다.

제8절 프로바이오틱스 미생물의 저온보존

1. 서론

사람과 동물의 장내에는 100조개 이상의 다양한 미생물이 서식하면서 숙주의 건강에 직접간접 영향을 미치고 있다. 장내미생물의 균총은 음식물의 소화흡수, 숙주의 면역조절, 병원미생물의 제어에 밀접한 관계를 가지고 있다. 장내미생물 균총의 균형을 개선함으로써 숙주의 건강에 좋은 영향을 주도록 하는 생균제를 프로바이오틱스라고 하며 최근에 이러한 미생물의 개발과 이용에 많은 연구가 진행되고 있다.

프로바이오틱스 제품을 섭취하면 장내 유익세균의 수는 증가하고 해로운 세균의 증식은 억제되므로 유해물질의 생성이 감소되어 건강에 유익한 것으로 알려져 있다.

2. 프로바이오틱스란?

프로바이오틱스의 생리작용은 혈압 강하작용, 지질대사 개선작용, 면역 조절작용, 감염 방어작용, 알레르기 제어작용, 발암 억제작용, 그리고 크론병, 과민성 대장염, 비만개선 등의 만성질환에 개선효과가 있는 것으로 보고되어 있다. 이러한 기능성 미생물은 사람뿐만 아니라 가축, 가금, 어류의 질병예방 목적에 프로바이오틱스 상품으로 판매되고 있다. 프로바이오틱스 제품의 유통과정에서 미생물의 생존과 사멸문제는 제품의 품질을 규정하는데 매우 중요한 요인이다.

프로바이오틱스의 대표적인 미생물은 유산균과 비피더스균이다. 그 외에 포자형성균으로 바실러스 균, 클로스트리듐 균, 그리고 효모도 이용되고 있다. 비피더스균은 대사생성물로서 유산보다는 초산을 더 많이 생성한다. 모유를 먹는 유아의 장내세균은 비피더스균으로 채워져 있는데 모유에 포함된 올리고당이 비피더스균의 생육을 촉진하기 때문이다.

3. 프로바이오틱스에 이용되는 미생물과 제품형태

현재 판매되고 있는 프로바이틱스의 제품에는 생균제, 가축사료 첨가제, 정제 등으로써 가장 일반적인 것은 발효유 형태로 되어 있다. 발효유는 우유, 양유 등을 유산균으로 미생물 발효시킨 것의 총칭이다. 발효유의 형태에는 액체, 호상, 젤 형태, 고체형태 등이 있다. 프로바이오틱스 균을 젖에 첨가하여 배양하면 미생물 대사에 의하여 유기산이 생성되고 단백질이 분해되어 펩티드가 생성되며, 발효액의 pH는 4~5 정도로 낮아진다. 이런 환경에서는 잡균의 증식이 억제되어 장기간의 보존이 가능하다.

프로바이오틱스의 미생물은 병원성 대장균, 리스테리아균, 황색포도상구균 등의 식중독 세균을 억제 또는 사멸시키는 박테리오신이라는 물질을 생성하는 균주도 있는데, 유기산과 함께 식품보존성을 향상시키는 중요한 기능성 물질이다.

발효유의 제조에 가장 일반적으로 사용되는 유산균은 *L. bulgaricus, S. thermophilus*의 2종류이다. 이 두 유산균은 상호공생작용을 하면서 요구르트의 독특한 조직과

맛을 만들어 낸다. 요구르트의 끈적한 점질물은 *S. thermophilus* 에 의하여 생성되는 다당류이다. 최근에는 발효유의 종균으로 다양한 유산균이 사용되고 있으며 최근 식물성 유래의 유산균이 프로바이오틱스 균으로 관심을 끌고 있다.

4. 프로바이오틱스 균의 저온 보존 시 생존에 미치는 요인

프로바이오틱스는 저온에 보존하면 cold shock를 일으킨다. 프로바이오틱스의 기능성 요구르트 제품의 유통과정은 대개 4~10℃를 유지하고 있다. 이러한 저온상태에서 유산균의 활력이 보존되어야 한다. 기능성 유산균의 저온보존에서 ① 효소 활성의 저하, ② 세포막 유동성의 저하에 의하여 막 기능 상실, ③ DNA, RNA의 2차 구조의 안정화에 의한 전사, 번역효율의 저하 등이 발생하여 세포증식이 정지하거나 크게 저하된다.

유산균이나 비피더스균은 증식하면서 자신이 배설하는 유기산에 의하여 세포에 손상을 입기도 한다. 이때 유산과 초산이 세포내로 침입해 들어가서 세포내의 pH를 저하시킴으로써 산에 감수성이 있는 효소, 단백질의 작용을 저해하게 된다. 유산균이나 비피더스균은 산에 대한 저항성을 가지고 있어서 효소와 단백질의 기능이 보존되면서 대사를 유지한다. 요구르트의 pH는 4.3~4.5 정도인데 pH의 저하를 막는 것이 균의 생존력을 유지하는데 매우 중요하다.

배양액중의 산소에 의한 스트레스도 균의 생존에 영향을 준다. 산소는 비교적 반응성이 강한 분자여서, 각종 물질의 산화에 관여한다. 효소 혹은 비효소적인 대사과정에서 발생하는 활성산소도 그 산화력이 미생물의 세포에 손상을 준다. 프로바이오틱스 균들은 동물이나 사람의 장내, 즉 산소가 없는 혐기조건에서 생존하던 것이어서 산소 스트레스에 민감하다. 산소 스트레스를 줄이기 위하여 ① 산소투과성이 없는 용기선택 ② 산소 혹은 활성산소 흡수능이 강한 유산균과의 공생 ③ 항산화물질 첨가 등의 고려가 필요하다.

유산균 9종을 호기, 혐기 두 가지 다른 조건하에서 4℃, 28일간 보존하면서 생균수를 측정 비교 하였는데 *L. gasseri*의 균액에 항산화 물질, 과산화수소 분해능을 가진 유산균 액을 혼합 한 결과 초기균수를 거의 유지하였다.

5. 동결 건조 균체의 이용

미생물을 동결시킨 후 감압 하에서 균체의 수분을 1~2%까지 감소시켜 건조한다.

동결과정에서 세포의 손상을 방지하기 위한 분산제의 종류, 해동시킬 때의 조건에 따라서 균수에 영향을 미친다. 이는 상온에 보존하여도 몇 년간 생균을 유지할 수 있어 취급하기에 용이하다.

6. 가축, 가금의 사육에의 프로바이오틱스 이용

건강한 가축, 가금 사육에 항생물질을 대신하여 감염증 예방, 성장촉진, 사료효율 증대 등의 목적으로 프로바이오틱스를 사용한다. 유럽연합은 2006년부터 성장촉진 목적의 항생제 사용을 전면 금지하고 있다. 일본과 미국은 항생제의 종류에 제한을 두고 있다. 가혹한 사육환경에서 가축과 가금의 경제적 생산을 목적으로 감염증과 산업동물 특유의 질병을 억제하기 위하여 항생제 대신에 프로바이오틱스의 이용은 금후에 더욱 기대된다.

현재 사료첨가물로 지정된 프로바이오틱스의 미생물은 5속 11개 균종으로서 *L. acidophilus, L. salivaroius, E. faecalis, E. faecium, B. subtilis, B. cereus, B. coagulans, B. badius, C. butyricum, B. thermophilum, B. pseudolongum* 이다.

7. 결론

사람 혹은 가축의 프로바이오틱스 미생물을 선발하는 조건으로서 장내 유해세균의 억제, 장 면역조절, 영양흡수 촉진은 공통적인 목적으로 가능하다. 비만억제 기능은 사람에게는 환영 받지만 가축에게는 오히려 비만촉진 기능이 경제성을 높이는 결과가 되므로 오히려 환영 받을 것이다.

프로바이오틱스의 미생물은 휴면상태로 유지되면서 생균을 보존하는 것이 가장 중요하다. 미생물의 종류에 따라서 내산성, 항 산소 스트레스 등의 생리특성이 다르다. 가축용의 생균제는 사료 첨가로부터 가축이 먹을 때까지 보관 운반과정에서 생균의 감소와 사멸을 억제하고 가축의 장내에서 유해세균의 억제와 사료효율을 증대시킬 수 있는 균주의 사용이 중요하다.

발효유의 품질규격이 지금까지도 생균수 기준으로 정해 놓은 것은 조속히 시정되어야 한다. 프로바이오틱스의 기능에서 면역학적 연구가 진전되면서 살아있는 생균보다도 사균체(死菌体)의 각종 성분 즉, 세포막 성분, 효소, 영양소 등의 기능성이 중요시 되고 있다. 따라서 생균 요구르트 및 사멸 요구르트의 기능성을 표시할 수 있는 방법의 개발이 필요하다.

어류의 밀집양식에 있어서 프로바이오틱스의 사용은 가축의 경우와 마찬가지로 항생제의 사용을 대체할 수 있는 기술개발이 필요하다. 가축, 가금의 경우보다 어류의 프로바이오틱스는 수온이 비교적 낮은 환경에서 작용해야 하므로 균주의 선발, 사료 첨가형태 등에서 체계화된 연구가 기대되고 있는 시점이기도 하다.

프로바이오틱스은 금후에도 여러 가지 분야에서 활용이 확산될 것이다. 현재 각 분야에서 새로운 기능을 가진 기능성을 가진 미생물을 분리하는데 많은 힘을 쏟고 있다. 프로바이오틱스의 기능을 가지려면 제품 중의 생균이 살아서 안정한 상태를 유지해야 한다. 특히 앞으로 수요가 확대될 것으로 예상되는 가축, 가금, 양식 어류 등에 다량의 미생물을 값싸게 공급할 수 있는 생산시스템의 구축이 필요하다.

제9절 어류 장내세균총의 역할

1. 서론

장내세균은 사람을 비롯하여 포유동물, 곤충, 어류에 이르기까지 매우 다양하고 독특한 존재 분포를 형성하고 있으며 그들의 역할이 장내부패 억제, 면역증진, 항산화 작용, 영양흡수 촉진 등에 기여한다는 것으로 점차 규명되어가고 있다.

어류의 장내세균은 온혈동물 포유류에 비하여 적은 수이지만 숙주의 건강에 미치는 영향은 매우 긍정적이다. 그중에서 유익세균에 속하는 유산균 연구는 생균제제(프로바이오틱스)로서 *Lactobacillus plantarum, Carnobacterium divergens* 등은 연구가 많이 진행되고 있고, 기타 생리활성물질(프리바이오틱스)과 이것들의 공생작용, 그리고 면역 증진제, 영양제 등과 함께 최근 수년간에 걸쳐 넙치(*Paralichthys olivaceus*), 대구치어(*Gadus morhua*), 무지개송어(*Oncorichus mykiss*) 등에서 어란(*fish egg*), 유생(*larvae*), 유어(*juvenile fish*), 성어(*adult fish*)의 각 단계별로 많은 연구가 보고되고 있다.

국내 양식업에서 발생하고 있는 어류 전염병(*Vibrio anguillarum, Edwadsiella tarda, Aeromonas salmonicida, Streptococcus* sp.)을 방지하기 위하여 투여하는 항생제는 내성균의 증식, 어류 체내 항생물질의 축적, 소비자 기피현상 초래 등의 많은 문제를 야기하므로 친환경적인 어류 양식기술개발에 전 세계적으로 많은 연구노력이 진행되고 있다.

2. 어류의 장내세균 분포

어류 장내세균의 정착, 분포조성, 증식변화는 물의 상태, 사료, 기타 환경에 따라서 좌우된다. 치어의 장내세균은 어류 종류, 사료, 생육환경에 따라서 결정되고 균수는 매우 낮으며 치어 한 마리에 평균 100개(cfu) 정도이지만, 사료를 먹기 시작하면서 급속히 증가한다. 어류의 위장 안에 세균 수는 그램 당 100만개에서 1,000만개의 수준이다.

장내세균 중에는 호기성세균이 그램 당 1만 개에서 10억 개(cfu)이며, 혐기성 세균도 거의 같은 수준으로 존재한다. 금붕어(Gold fish)의 분(糞)에 함유된 세균 수는 그램당 9억 개에서 600억 개(cfu)의 수준이다. 현미경으로 직접 관찰된 연안 어류의 장내세균은 장내용물 그램당 10억 개에서 1조 개(cfu)의 수준으로 존재하는데 이는 연안의 오염된 물과 환경이 어류의 장내세균총에 밀접하게 영향을 주고 있음을 입증하는 것이다.

장내세균이 장의 상피세포에 흡착하는가 아니면 장을 통과하는가의 문제는 장내세균의 기능 연구에 있어서 중요한 연구대상이다. 흡착하는 세균은 위산과 담즙 산에 죽지 않고 적응된 것이며 위 막, 소장, 대장의 상피세포와 점액에 정착한다. 한편으로 어떤 세균들은 점액이 상피세포에 부착하지 못하고 통과하는 것들이 있다. 이러한 장내미생물 중에는 호기성 세균, 통성 혐기성 세균, 절대 혐기성 세균도 있으며 어떤 종류의 어류에는 효모도 검출된다. 깨끗한 물이나 바닷물고기의 통상적인 장내 세균총에는 *Vibrio, Aeromonas, Flavobacterium, Plesiomonas, Pseudomonas, Enterobacteriacea, Micrococcus, Acinetobacter, Clostridium, Fusarium, Bacteroides* 등의 수많은 종들이 있으며 환경적 조건에 따라서 다양하게 분포한다.

한편 해삼과 새우의 장내세균 다양성은 16S rRNA 유전자를 대상으로 454 파이로 서열 분석법을 이용하여 해삼(*Apostichopus japonicus*)과 새우(*Litopenaeus vannamei*)의 장내 세균의 다양성을 분석한 결과 해삼의 경우, 대부분의 서열은 두 개의 속과 연관성이 있는 것으로 나타났다. 하나는 *Fusobacteria* 문의 *Propionigenium* 속이며, 다른 하나는 *Bacteroidetes* 문의 *Flavobacteriaceae* 과에 속하는 미 분류 속이었다. 새우는 해삼에 비해 다양한 속들을 포함하고 있었으며 *Lactococcus, Leuconostoc, Prochlorococcus, Vibrio* 속들과 *Flavobacteriaceae, Rhodobacteraceae,*

Desulfobulbaceae, Helicobacteraceae 과와 *Mycoplasmatales* 목에 속하는 미 분류 속들을 포함하고 있었다. 해삼과 새우의 경우 세균 속(屬)들의 절반 이상이 환경에서 비 배양적으로 얻어진 서열만 존재하는 미 분류된 속인 것으로 확인되었다. 대용량 454 파이로 서열 분석법을 통하여 해삼과 새우의 장내 세균의 다양성이 밝혀졌으며, 그 결과 해삼과 새우는 아직까지 밝혀지지 않는 새로운 미생물을 많이 포함하고 있는 것이 알려졌다.

3. 어류의 장내세균 형성에 미치는 요인

어류의 장내세균 분포에 영향을 미치는 요인은 내부적인 것과 외부적인 것으로 구분된다. 어류가 성장하면서 장의 구조, 물의 환경온도, 양식조건 변화 등은 장내세균의 분포에 중요하게 작용한다. 스트레스도 장내세균의 분포변화에 영향을 미친다.

물의 온도와 민물이냐 바닷물이냐에 따라 장내세균의 서식분포는 크게 영향을 받는다. 향어(*Cyprinus carpio*)의 경우, 여름철 물의 온도가 20℃ 이상에서는 유산균 *Lactobacillus lactis* 가 우세하고, 4～10℃의 겨울에는 *Lactobacillus raffinolactis* 가 우세하고 *Bacteroides* 는 개체간의 변화폭이 심하다.

4. 어류 장내세균의 종류

어류의 장내환경은 다른 동물들과 마찬가지로 미생물이 서식하기에 좋은 환경조건을 가지고 있어서 다양한 세균이 서식하고 있다.

미국에서 양식되는 메기(*Ictalurus punctatus*)는 cat fish라고도 하는데 *Escherichia coli, Klebsiella, Pseudomonas, Plesiomonas, Shigelloides, Streptococcus, Moraxella* 등 장내세균의 계절적 변화에 대한 연구도 보고되어 있다.

한편으로는 잘 알려져 있지 않은 *Mycoplasma, Arthrobacter, Brochothrix, Jeotgailbacillus, Ochrobactrum, Psychrobacter, Sejongia* 등의 세균들도 최근에 분리배양 기술의 발달로 그 존재가 알려지고 있다.

장내세균에는 호기성세균, 혐기성세균, 그리고 배양이 매우 어려운 것들이 있기 때문에 통상적인 방법으로 장내 세균총을 분류 검색하기에는 한계가 있다.

따라서 최근에는 유전자 지문법 및 전자현미경법과 같은 분자 생태학적 기법 같은 방법이 개발되어 있어서 어류를 포함한 많은 동물의 장내 미생물 균총을 분석하는데 사용되고 있다.

5. 무균동물 시험에 의한 어류 장내세균의 역할

무균상태의 동물에게 특정미생물을 투여하여 그 세균이 장내에서 어떤 기능을 하는지 규명하는 것은 장내세균 연구에 있어서 매우 중요한 수단이다. 이러한 동물을 이용하여 영양대사와 흡수, 환경오염 물질의 대사조절, 에너지 대사조절, 상피세포의 재생, 모세혈관 생성, 점액 면역시스템의 성숙 등에 장내세균이 작용하는 기작 등 중요한 기능을 연구할 수 있다.

장 상피세포증식의 표시인자로서 알칼리 포스파타제(ALK-Phosphatase, 체내 대부분의 장기에 존재하는 효소로 pH 9 전후에서 활발하게 작용)활성을 보는데 이것이 무균동물보다 보통동물의 장내에서 유의하게 높게 나타났는데 이것으로 볼 때 장내세균이 장 면역에 관여함을 알 수 있다.

무균어류의 장 세포와 보통 어류의 장 세포에는 현저한 차이가 있다. 무균어류 장 세포에는 큰 핵을 가진 액포가 존재하며 그 액포 안에는 투명한 전자물질로 채워져 있지만, 보통어류 장세포의 액포에는 호산구와 고농도의 전자물질로 채워져 있다. 이와 같이 장내세균은 장의 발달과 면역시스템 구축, 항상성을 위하여 세포레벨 혹은 분자레벨에서 중요한 작용을 하고 있다.

노토바이오트(gnotobiotes, 미생물의 종류가 모두 명확하게 알려져 있는 특별히 사육된 동물)동물실험으로 장내세균의 역할 중에 또 하나 중요한 것이 밝혀졌는데 콜레스테롤의 대사, 담즙 산의 생합성 등을 조절한다는 것을 알게 되었다. 뿐만 아니라 선천면역에 관여하는 인자들로서 혈청 아밀로이드 AI, C 단백질, 보조인자, 안지오제닌(Angiogein, 신경을 보호하는데 중요한 역할을 하는 단백질), 글루타치온 퍼옥시다아제(Glutathione Peroxidase), 미엘로퍼옥시다아제(Myelo Peroxidase) 등의 유전자를 조절하는 것으로 확인되었다.

6. 면역에 미치는 장내세균의 영향

장내세균은 외부로부터 들어오는 감염원을 방어하는 것에 국한하지 않고 영양대사와 면역을 조절하는 중요한 기능을 가지고 있으며 장 면역의 기본은 장관과 림프조직의 협력에 의존하고 있다. 장내세균은 숙주의 장조직의 발달과 면역관련기관 림프 조직의 성숙을 조절한다. 장의 상피세포, 면역요인, 장내세균은 상호 밀접한 관련성을 가지고 있다.

노토바이오트 동물을 사용하여 장내세균의 기능을 연구한 결과, 장의 B임파구를 자극하여 면역력을 높이고 있다. 여기에는 *Staphylococcus aureus*의 protein-A, *Peptostreptococcus magnus* protein-L이 관여하고 있다.

어류의 장 면역시스템은 임파구, 호산구 등의 과립구, 형질세포(plasma cell) 등으로 구성되어 있다. 미성숙의 유생에 있어서는 상피세포의 함입작용으로 세균을 먹어치우고 장의 원주형 상피세포 안으로 세균의 항체를 그대로 흡입함으로써 직접적 혹은 간접적으로 면역시스템을 성장 발전시킨다. 장내세균이 비록 정착하지 못하고 통과하더라도 사료급이 중단 후 상당기간 생존하는 것으로 볼 때 프로바이오틱의 급이는 장내면역을 위하여 필요할 것이다.

7. 어류의 영양과 건강을 위한 장내세균의 역할

장내세균은 숙주의 수명에 영향을 주며 유기산의 생산뿐만 아니라 병원성 세균의 감염방어에 중요한 역할을 한다. 병원성 세균의 영양소를 빼앗아 버리거나 항균물질을 생산하여 숙주를 보호하기도 한다.

장내세균의 안정은 성장촉진, 면역강화, 질병저항성 증대에 기여하기 때문에 최근에 유익세균, 유익세균 증식촉진 물질, 그리고 양자의 혼합방식으로 사료에 혼합하여 급이하고 있다.

장내 혐기성세균은 영양소의 소화흡수에 기여하며 혐기 발효 시에 생성되는 휘발성지방산을 영양원으로 공급한다. 혐기성 세균뿐만 아니라, 호기성세균, 통성호기성 세균도 비타민과 아미노산을 합성하여 공급해준다. 비타민 B_{12}의 생성공급은 호기성세균보다 혐기성세균에서 더 많다. 온혈동물에 비하여 어류의 장내세균이 영양흡수에 어떻게 작용하는가를 연구하는 것은 여러 가지 환경요인이 복잡하므로 매우 어려운 과제이며 금후 체계적인 연구가 필요하다.

유익세균에 속하는 유산균 연구는 생균제제(프로바이오틱스)로서는 *Lactobacillus plantarum, Carnobacterium divergens*의 연구가 많이 진행되고 있고, 기타 생리활성물질(프리바이오틱스)과 이것들의 공생작용, 그리고 면역증진제, 영양제 등과 함께 최근 수년간에 걸쳐 넙치(*Paralichthys olivaceus*), 대구(*Gadus morhua*) 치어, 무지개송어(*Oncorichus mykiss*) 등에서 어란(*fish egg*), 유생(*larvae*), 유어(*juvenile fish*), 성어(*adult fish*)의 각 단계별로 많은 연구가 보고 되고 있으나 아직 질병방지 목적의 생균제 생산과 품질보존 및 유통관리에 관한 연구는 부족하며 앞으로 집중적으로 수행되어야 할 연구과제이다.

8. 장내세균과 질병발생의 관계

어류의 장내에는 일반세균, 병원성세균, 비병원성세균이 혼재하면서 숙주의 건강과 질병발생에 관여하고 있다. 건강한 경우에는 어떤 미생물은 정착하고 다른 것은 그냥 통과해 버리면서 숙주의 건강과 장내세균의 사이에는 일정한 균형이 유지되고 있다.

어류에 있어서 장내세균의 균형이 파괴되면 통과해야 할 병원성세균이 정착하면서 치명적인 감염증을 일으키게 된다. 장관뿐만 아니라, 피부, 아가미는 병원성세균이 침입하여 치명적인 감염을 일으킬 수 있는 중요한 루트이다.

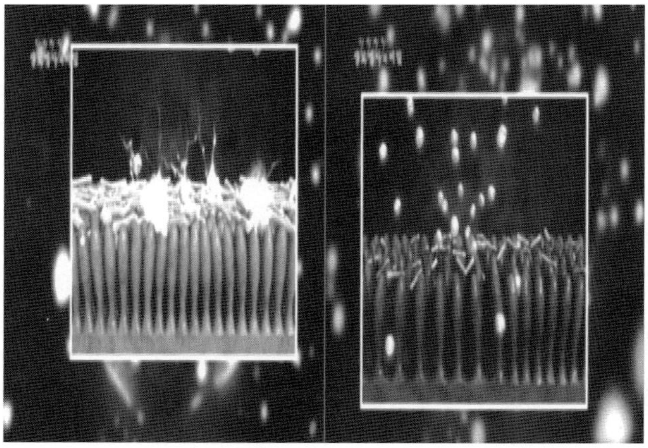

그림 8. 프로바이오틱스의 방어기능(左 치밀한 방벽 형성, 右 부실한 방벽)

어류의 양식업 시대를 맞이하여 질병발생은 담수, 해수, 온수, 냉수에 이르기 까지 모든 양식장에서 문제가 심각하다. 병원성세균이 장에 정착되면 몇 시간 안에 세포외 효소 혹은 독성물질을 생성하여 장관의 균형에 손상을 일으킨다.

9. 결론

오랫동안 다양한 어류에 있어서 장내세균 형성에 관한 연구가 상당히 진행되어 왔음에도 불구하고 때로는 상충되는 경우도 있다. 비록 분자생물학 기술의 성공적 발전에 힘입어 어류의 장내에는 새로운 여러 가지 복잡한 미생물 종의 존재를 확인하였지만 아직도 다양한 어류에서는 배양할 수 없는 세균도 많이 있음을 알 수 있다. 통상적인 방법의 연구 혹은 무균 동물의 연구로서 어류의 장내세균들이 생리, 영양, 면역의 작용에 중요한 기능을 하고 있음이 입증되고 있다.

이러한 장내세균이 어류의 영양, 상피세포성장, 면역 등 질병발생에 영향을 준다는 것이 무균동물의 시험 및 통상적인 동물시험에서 밝혀지고 있다. 이러한 시험 결과는 어류의 건강을 위하여 유익한 장내세균을 생균제, 생리활성 물질, 합성 영양제로서 급이할 필요가 있음을 말해 주는 것이다. 그러나 어류의 장내에서 미생물이 어떻게 정착하는가에 대한 구체적인 메커니즘의 이론정립이 필요하고 그러한 장내세균이 숙주에 어떻게 작용하는지에 대한 분자생물학적인 연구도 필요하다.

어류의 장내세균의 분포와 기능에 대한 분자생물학적 연구 및 유전자정보의 연구는 금후에 어류의 장내생태계의 조절을 통하여 어류의 건강한 생육을 위한 전략의 구상에 확실히 도움이 될 것이다. 적당한 프로바이오틱스, 프리바이오틱스, 그리고 신바이오틱스의 적절한 활용은 어류의 건강한 양식업의 정착에 큰 역할을 할 것이다. 향후 양식 어류의 세균성 질병예방 및 치료에 프로바이오틱스를 비롯하여 어류용 면역 강화제, 영양제 등의 다양한 방법이 양식현장에 도입되어 양식 산업의 효율성을 증대시킬 것으로 기대된다.

환경생태 친화적인 프로바이오틱스에 의한 *biocontrol* 방법으로서, 병원성세균 *Vibrio anguillarum, Edwardsiella tarda, Streptococcus* sp.등을 억제하는 유산균으로 *Lactobacillus pentosus, Lactobacillus sakei, Lactococcus* sp. 등이 김치, 젓갈, 어류의 장내용물 등에서 분리 동정되었고, 이것들의 항균력, 내산성, 내 담즙성, 항생제 내성 등의 연구가 보고되었다.

동물의 장내 세계는 영양, 생리, 병리의 복잡한 요인으로 구성되는 매우 복잡하고 역동적인 미생물의 생태계로 구성되어 있다. 어류의 장내세균은 주변 환경의 토양, 물, 침전물, 사료 등 다양한 것들로부터 유래한다.

국내 양식업에서 발생하고 있는 어류 전염병(*Vibrio anguillarum, Edwadsiella tarda, Aeromonas salmonicida, Streptococcus* sp.)을 방지하기 위하여 투여하는 항생제는 내성균의 증식, 어류 체내의 항생물질 축적, 소비자 기피현상 초래 등의 많은 문제를 야기하므로 친환경적인 양식의 기술개발이 필요하다.

국내 양식어장에는 계절과 서식환경에 관계없이 발생하는 병원성 미생물로 인한 감염피해, 경제적 손실을 줄이기 위해 항생제 과다사용이 문제되고 있고 이런 문제가 결국에는 소비자들의 양식수산물 기피로 이어지고 있다.

이러한 문제의 해결에 프로바이오틱스를 어류의 사료에 혼합하여 향어(*Cyprinus carpio*), 대구(*Gadus morhua*), 넙치(*Paralichthys olivaceus*), 새우 등에 급이 시험한 결과, 증육량 증가, 성장촉진, 사료효율 향상, 폐사율 감소 등의 효과가 인정되었다.

앞으로 일반 국민들의 기호성이 육류보다는 수산물이 더욱 높아질 것이고 동시에 안전성에 대한 요구도 더욱 강해질 것이며, 따라서 양식장의 환경개선과 항생제 사용자제, 건강한 어류양식 방법으로서 프로바이오틱스 이용에 대한 기대는 커질 것이다.

유산균, 효모, 바실러스 등의 유용미생물이 생산하는 유기산, 박테리오신, 효소, 항산화물질 등의 활용을 비롯하여, 키토산, 효모 추출물, 동충하초, 클로렐라 추출물, 기타 생약제재의 면역증강제와 영양제의 혼합 급이를 통해 항생제를 사용하지 않는 건강한 어류의 양식을 도모해야 할 것이다.

제10절 프로바이오틱과 새우양식

양식생물의 질병을 일으키는 원인생물로는 바이러스, 세균, 리케차, 균류, 원생동물 등 다양하게 알려져 있다. 이러한 질병을 예방 혹은 치료하기 위해서는 항생제, 살균제, 소독제 및 기타 화학물질 등을 사용하는데 이러한 물질들은 항생제 내성균의 출현, 수질환경 내에 유독성 화학물이나 소독제 등의 잔류독성을 가져오며 결국 우리의 건강을 위협하게 된다. 최근 이러한 많은 문제점들을 해결하고 효과적으로 질병을 예방하기 위하여 미생물을 수산양식에 이용하고자 하는 양식기술이 활발히 연구되고 있다.

1. 유익세균이란?

미생물들은 자신들이 선호하는 서식환경을 점유하기 위하여 경쟁이 되는 다른 종의 미생물들을 억제 혹은 제거시키는 경향이 있다. 이러한 미생물을 유익미생물 혹은 유익세균(probiotics)이라 한다. 유익미생물에 대해서는 아직 많이 연구되어 있지는 않지만 병원성 미생물을 억제시키는 역할을 하는 일련의 자연산 미생물들을 총칭한다.

유익세균의 기능으로는 유익세균의 정확한 기작에 대해서는 아직 체계적으로 연구되지는 않았지만 수산양식에 관련하여 현재까지 밝혀진 기능은 다음과 같이 몇 가지로 요약된다.

첫째, 유익세균은 다른 병원성 세균보다 빨리 성장함으로써 병원성 세균의 번식을 경쟁적으로 억제하거나 이들의 성장을 억제시키는 물질을 생산한다. 둘째, 유익세균은 필수 영양염을 공급함으로써 양식생물의 영양과 건강을 향상시켜준다. 셋째, 유익세균은 양식생물의 소화력을 향상시킬 수 있는 소화효소를 생산 공급할 수 있다. 마지막으로 유익세균은 양식장내 유기물 및 유독물질을 직접 흡수 혹은 분해한다.

현재까지 가장 잘 알려진 유익미생물은 유산균이다. 유산균은 많은 육상동물의 장내에서 번식하면서 병원성 미생물의 감염과 성장을 억제해주는 유익미생물이다. 이러한 유익미생물의 특성을 수산양식에도 이용하고자 많은 연구가 진행되고 있는데 이중의 하나가 광합성 세균이다. 실제로 광합성 세균은 양식현장에서 산업적으로 이용되고 효과적인 결과도 보고되어 있다. 광합성 세균은 사육수 내의 암모니아, 황화수소, 유기산 및 기타 유해물질들을 제거하여 수질을 정화시키고 적정 pH를 유지시켜주는 역할을 한다. 이와는 달리 타가영양을 하는 다른 유익세균의 경우는 산화, 질산화, 탈질산화, 황 산화작용, 질소고정 등과 같은 화학작용을 수행하는데 이러한 세균을 양식장에 넣으면 새우나 양식어의 배설물, 사료 찌꺼기, 플랑크톤 사체 및 기타 유기물을 분해하여 이산화탄소, 질산염 및 인산염 등으로 전환시킨다. 이러한 무기염류는 양식장내 미세조류의 성장을 위한 영양분으로 이용되는 한편 유익세균은 점점 빠르게 번식하여 양식장의 우점종이 되고 결국 병원성 세균류의 번식은 억제된다. 이러한 순환은 영양염 순환을 촉진시켜 세균과 미세조류 간의 균형을 유지시키며 양식생물에게 양호한 수질환경을 만들어준다.

2. 유익세균에 대한 연구사례

미국의 한 연구진은 흰다리새우(*Penaeus vannamei*) 포스트라바의 사육실험에서 비병원성 비브리오 균주의 하나를 이용하여 병원성 비브리오 균의 성장을 경쟁적으로 억제시킴으로써 포스트라바의 생존과 성장률을 크게 향상시켰으며 이러한 방법을 고밀도양식에 적용시킴으로써 항생제 사용을 크게 감소시키고 효과적인 결과를 얻었다. 새우양식장에서 발견되는 많은 비브리오균 중 실제로 새우에 대해 병원성을 갖는 것은 소수에 불과하며 그 외의 많은 비병원성 균주들을 유익세균으로 이용한다면 질병예방에 매우 효과적인 결과를 얻을 수 있을 것으로 기대된다.

태국의 한 과학자는 유산균의 일종(*Lactobacillus* sp.)을 새우양식장에서 유익세균으로 이용하여 좋은 결과를 얻었다. 실제로 이 유산균은 양식새우의 비브리오증과 흰반점바이러스의 발병을 억제시키는 효과를 보여주었다. 이 유산균은 염분 20ppt의 사육수에서 7일 이상을 생존하였으며 이 실험에서 사용된 두 종의 유산균은 비브리오, 대장균 등의 성장을 억제하는 것으로 밝혀졌다.

최근의 한 연구에 의하면 새우부화장에서 우점종인 비브리오가 어류의 병원성 균류를 억제하는 유익세균으로 이용될 수 있는 것으로 조사되었다. 독일의 한 과학자는 새우부화장에서 우점종인 두 종의 비브리오를 분리하여 송어양식장에 투여한 결과 송어류에 감염되는 IHNV 및 OMV 바이러스가 억제되는 항바이러스 효과가 있음이 입증되었다. 이들 비브리오 균들이 송어바이러스에 대해서 직접적인 영향을 미쳤는지는 확실치 않지만 이러한 결과는 앞으로 새우 바이러스성 질병의 예방에도 응용될 수 있을 것이다.

일본의 마에다 박사는 토양추출물에서 분리된 특정 세균이 홍다리얼룩새우의 유생에 미치는 영향을 조사했는데, 이들 균주는 새우유생의 성장률과 탈피율을 크게 향상시키며 성장도 촉진시켜주는 것으로 조사되었다. 이러한 세균이 새우양식장에 10^6 cell/ml의 농도로 유지될 수 있다면 양식장의 병원성 세균의 번식을 억제할 수 있을 것이다.

에쿠아도르의 한 과학자는 흰다리새우의 조에아증후군(zoea syndrome)의 예방을 위하여 다양한 종류의 항생제를 사용했으나 별 효과를 거두지 못하다가 분자생물학적 방법을 통하여 조에아 증후군의 원인이 비브리오 하베이(*Vibrio harveyi*) E22라는 균주에 있음을 밝혀냈다. 그는 다른 비병원성 비브리오균주가 E22 균주보다 빨리 성장하는 특성에 주목하여 이 비브리오 균주를 흰다리새우의 유생사육수조에 투여한 결과 조에아 증후군 발병이 크게 억제되었다고 한다.

광합성세균(photosynthetic bacteria)은 수산양식에서 가장 보편적으로 사용되고 있는 유익세균의 일종으로 우리나라에서도 새우양식장에서 많이 사용되고 있다. 현재 상품화되어 사용되는 광합성세균은 로도모나스류(*Rhodomonas* spp.)에 속하는 몇몇 종의 복합균주로서 수질정화와 질병억제에 효과가 있는 것으로 알려져 있다. 광합성세균은 사육수 중의 암모니아, 아질산, 황화수소, 이산화탄소 등과 같이 유해한 물질들을 흡수하여 광합성을 하기 때문에 수질을 정화시키고 안정시켜

주는 역할을 한다. 또한 풍부한 단백질로 구성되어 있으며 양식생물에 대한 독성이 없기 때문에 배합사료 혹은 사육수에 첨가하여 먹이의 일부로 사용되기도 한다. 사육지나 종묘생산수조에 광합성세균을 투여할 경우 비브리오 균의 번식이 억제되는 것으로 알려져 있는데 이들이 병원성 세균에 대한 경쟁적 억제 작용 때문인지 수질 정화작용에 의한 간접적인 효과인지는 확실치 않다.

바실러스균주의 일종(*Bacillus* S11)도 홍다리얼룩새우의 강력한 병원균인 비브리오 하베이의 번식을 효과적으로 억제할 수 있는 것으로 보고되어 있다. 또한 클로렐라와 규조류인 스켈레토네마(*Skeletonema costatum*)는 미생물로서 유익세균류에 포함되지는 않지만 새우의 종묘생산 시 수조에 투여할 경우 유익세균과 기능적으로 유사한 역할을 수행함으로써 병원균의 번식을 억제시키는 효과를 갖고 있으며 단세포 녹조류, 테트라셀미스(*Tetraselmis suecica*)는 에로모나스, 비브리오를 포함하는 몇몇 병원성 세균의 증식을 억제하는 것으로 알려져 있다.

최근 중국의 한 연구진은 대하의 장내에서 두 종의 세균을 분리하여 대하양식에 적용한 결과 이들이 유익세균으로서 이용될 수 있는 것으로 보고하였다. 이 두 종의 장내세균을 유생사육수조에 투여할 경우, 새우 유생의 생존율, 질병내성 및 저염도 내성이 향상되었으며 체중, 체장이 증가하였다. 중요한 점은 장내세균을 투여한 수조는 대조군의 수조와 비교하여 총 균수에서 유의한 차이를 보였는데 이는 장내세균이 다른 세균류에 대해 경쟁적 억제를 하기 때문으로 생각된다. 또한 이들 장내세균은 소화효소를 생산하는데 이것은 새우유생의 소화 및 영양을 향상시켜 결국 건강한 치하를 만들어낸다. 따라서 이들 장내세균은 적절하게 개발될 경우 대하의 종묘생산과 양식에 매우 효과적인 유익세균으로 이용될 수 있는 가능성이 있다.

3. 미래 수산양식은 미생물이 주인공

이와 같은 연구 결과들로 미루어볼 때 유익세균을 수산양식에 이용함으로써 얻을 수 있는 효과는 실로 엄청나다고 할 수 있다. 이미 미국, 일본, 태국, 유럽 등의 일부 국가에서는 유익세균에 대해 많은 연구를 해왔으며 실제로 양식현장에 적용하여 상당한 성과를 거두었다. 현재 미국과 일본의 몇몇 회사에서는 몇 종의 유익세균 복합제를 상품화하여 양식업자에게 공급하고 있다.

유익세균은 병원성 세균의 번식을 경쟁적으로 억제하고 양식생물의 영양을 향상시키며 양식장의 수질을 개선시키는 등의 직접적인 효과 뿐 아니라 항생제 및 화학약제 사용의 감소와 이로 인한 생태환경의 오염방지 및 양식장 노후화 방지와 같은 간접적인 효과 등 오늘날 양식 산업에서 발생되는 많은 부작용을 상쇄시켜줄 수 있는 많은 바람직한 특징들을 가지고 있다. 수산양식에서의 적용을 위한 유익세균의 연구는 아직 초보적인 단계이긴 하지만, 앞으로 우리가 개발해야하는 환경 친화적인 양식기술의 핵심이며 21세기 수산양식기술에서 가장 경쟁력있는 분야의 하나가 될 것이다.

4. 새우양식에서의 프로바이오틱의 현장 적용사례

필자는 2018년 5월부터 2018년 9월까지 전남 여수시 화양면 안포리 소재 '여수왕새우' 노지 양식장에서 흰다리새우와 큰징거미새우를 대상으로 프로바이오틱 실험을 실시하였다.

시험 동기는 기존의 양식방법으로는 높은 폐사율과 낮은 수익률을 극복할 수 없었기 때문에 수질개선을 위해 프로바이오틱의 가능성을 타진하게 되었고, 아울러 새우의 브랜드화와 사료비용 절감을 위해 프로바이오틱에 의한 발효사료 개발을 시도하게 되었다. 시험대상은 2,000평 규모의 노지양식장으로서 수량이 약 7,000톤에 달하여 완전 BFT시스템으로 운영하려면 폭기시설과 저면 유동을 위한 벤추리 시설이 필요하고 또한 막대한 양의 생균제와 미생물 활성제 등이 투입되어야 하므로 부득이 영세적인 현장 실정에 맞게 간이 프로바이오틱으로 운영하게 되었다. 간이 프로바이오틱 시스템을 통한 운영에는 생균제 등의 비용으로 4개월 동안 총 350만원이 발생하였으며 3일에 1회씩 탄소원을 살포하는 등 다소의 인력도 투입되었다. 탄소원은 당밀보다 효과적인 수용성 글리세롤을 3일 간격으로 투입하여 저 농도의 소형 플락(floc) 상태를 유지하였으며, 휴믹산(humic acid), PSB(광합성 박테리아), 아미노산-비타민 제제(제품명 CS, 미생물 촉매제)를 주기적으로 살포한 결과 암모니아, 아질산, 황화수소의 발생을 완전히 제어하게 되는 효과를 나타내었다.

어기 종료 후 노지양식장에 간이 프로바이오틱 방식을 도입하여 양식한 결과는 생존율이 평소보다 20% 정도 더 높은 70%에 이르는 성과를 거두었을 뿐만 아니라 새우 활력이 강하고 체표의 붉은 색깔이 선명하여 유통업자 및 소비자들의 호평을 받는 효과를 거두게 되었다.

발효사료 제조를 통한 소화율 향상과 사료비 절감, 영양 강화를 위해 10종의 생균제를 혼합 투입하였는데, 축산분야의 발효사료를 벤치마킹하여 생균제의 종류와

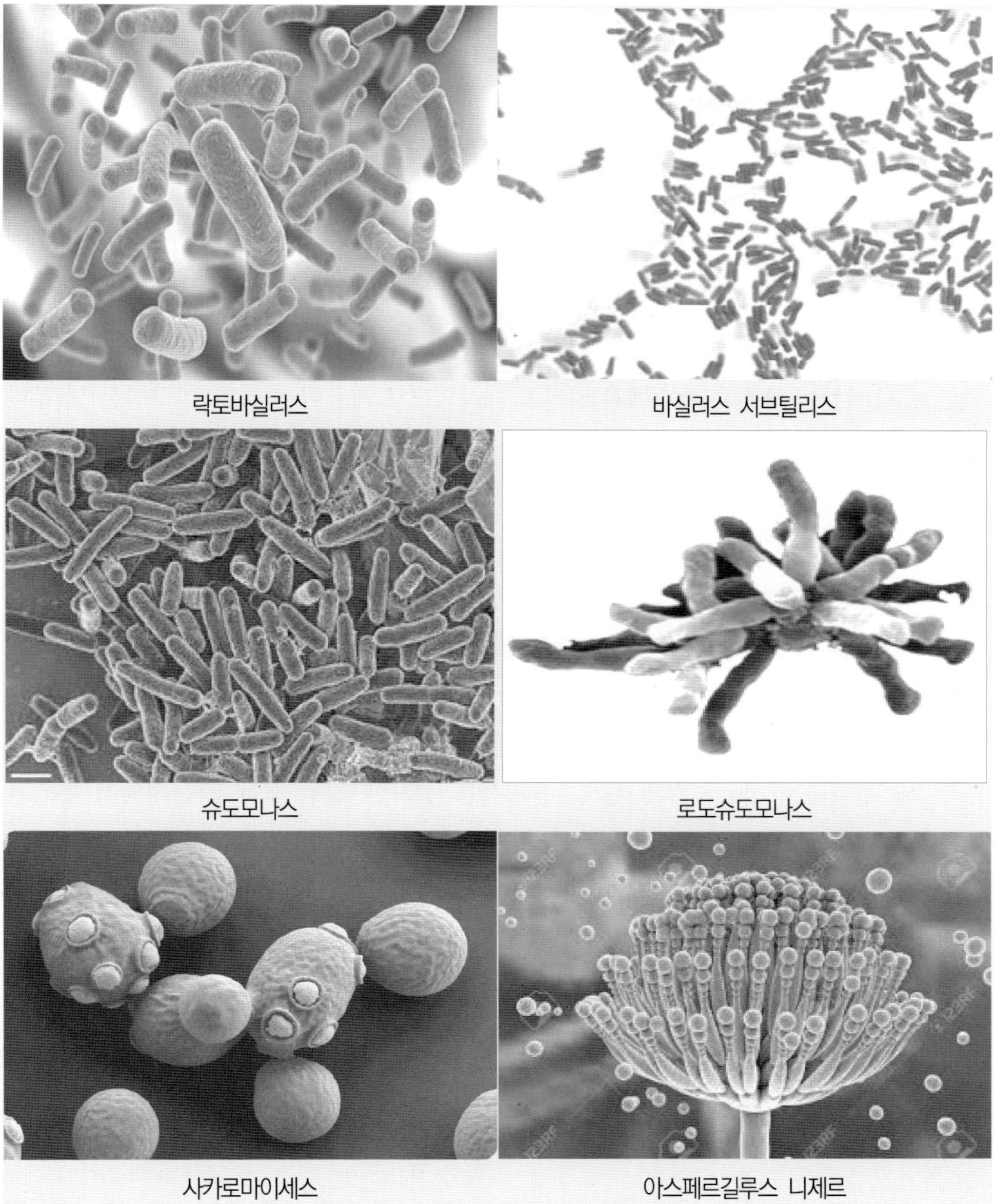

그림 9. 발효사료 제조에 사용한 균주

투입량, 적정 함수율, 유기산의 종류와 함께 새우의 맛과 품질을 높일 첨가물을 조사하여 스피룰리나, 맥주효모, 곤충 펠릿 등을 첨가하였고, 약 2개월간의 시행착오를 거쳐 최종 배합 비를 확정하여 항생제 무사용 및 기능성물질이 첨가된 프리미엄 발효사료 개발을 통해 브랜드화를 추진하였다. 개발과정은 수산분야에서는 발효사료 제조에 대한 사례가 거의 없어 축산발효의 사례를 참고하여 시행착오

끝에 수분 함량, 유기산, 생균제 종류, 첨가제 종류, 발효시간 및 온도를 확정짓게 되었다.

한편 미생물 제제는 단일 종보다는 복합 종 첨가 시 시너지 효과를 거둘 수 있다고 알려졌으므로 약 10여종의 미생물을 혼합 투입하여 효과를 조사하였다.

그리고 축산분야에서 사료첨가제로 이용되는 유기산을 가축의 사료와 음용수에 첨가하여 많은 효과를 보고 있었으므로 직접 제조한 천연 유기산 엑기스를 새우 발효사료에 첨가하여 제조하였다.

유기산의 특징은 체내에서 완전히 대사되므로 사용이 편리하고, 구연산 및 푸마르산은 대사과정(TCA cycle)의 중간 대사물질이기 때문에 에너지의 공급효과도 기대할 수 있다. 이들 유기산은 장내 유해균의 증식을 억제하는 한편 위장관의 pH를 조절해 성장촉진과 영양소 이용률을 개선하며 장내 미생물 총을 안정화하는 효과를 발휘한다고 한다. 그리고 항균, 항 곰팡이 작용으로 독소생성을 감소시키기도 한다. 또한 직접적으로 병원균의 내부에 침투하여 RCOO-와 H로 분리돼 ROO-는 세균의 RNA, DNA 및 일부 아미노산의 합성을 저해하며 H+는 세포 내부 PH를 낮춰 대사 에너지의 고갈, 세포액의 유출과 영양소 이용 차단 등에 작용해 유해균을 사멸시키게 된다. 유기산을 첨가한 경우 육계 생산성에서 유기산 0.5% 처리구가 체중과 증육량에서 개선되었다고 하며, 장내 세균과 살모넬라는 감소했으나 유산균에는 영향을 미치지 않은 것으로 나타났다고 한다.

또한 위생적이고 품질 좋은 발효사료를 만들려면 유산균과 함께 적당한 양의 물을 넣어주어야 하는데 깨끗한 물을 넣으면 사료 중의 수분으로 인해 유산균 등이 급속히 증가하면서 병원성 세균이나 잡균들이 잘 자라지 못한다고 한다. 적당한 수분량은 함수율 25~30%로 했을 때 일반세균이 99%이상 줄어드는 효과를 나타낸다고 알려져 있다.

그리고 발효사료의 배양온도는 30~37℃가 좋으며 여름철에는 30℃로 맞추는 것이 좋은데 이는 40℃이상이 되면 미생물이 자라기 어렵기 때문이라고 한다. 축산에서 고품질의 발효사료는 소화가 잘되고 체중이 증가하는 등 생산성이 매우 높은 것으로도 알려져 있다.

한편 큰징거미새우는 국내에 아직 노지양식 성공사례가 없었으므로 우선 간이 BFT방식으로 물 만들기를 실시하였고 큰징거미새우의 초기사료는 배합사료를 급이하다가 점차 발효시킨 생 사료와 혼합하여 급이 함으로써 매우 빠른 성장률을 보였고, 9월말 약 3개월 후 15cm로 성장하여 300평에서 1톤을 생산하는 기대 이상의 성과를 거두게 되었다.

간이 BTF는 기존의 방식이 아닌 질산화박테리아, 탈질균으로 접종하고 휴믹산과 함께 세균의 먹이로서 아미노산 제제를 투입하였으며 C/N비는 15내외로 관리하였다. 주기적으로는 세균의 원활한 성장과 면역력 증강, 수질 관리를 위해 휴믹산과 PSB(광합성 박테리아)를 3일 간격으로 살포하였다. 접종 시 질산화 박테리아, 탈질균은 각각 100ppm, 휴믹산과 미생물 촉매제는 100ppm을 투입하였으며, 3일 간격으로 수용성 지방산인 글리세롤을 투입된 사료량에 맞추어 살포하였고, 휴믹산과 미생물 촉매제 10ppm을 같이 살포하여 미생물의 성장과 번식을 조장하였다.

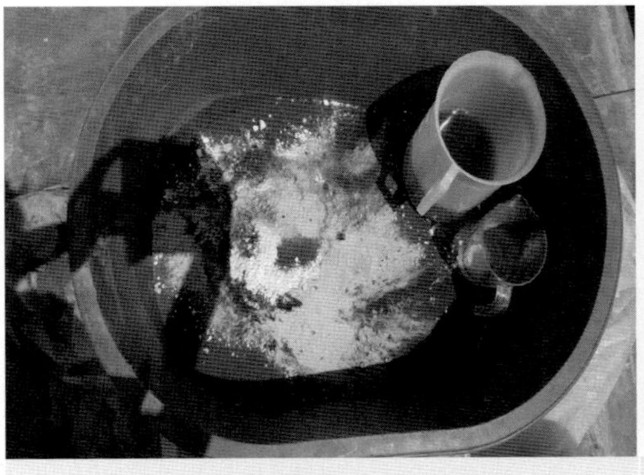
발효사료 제조(생균제와 첨가물 투입)

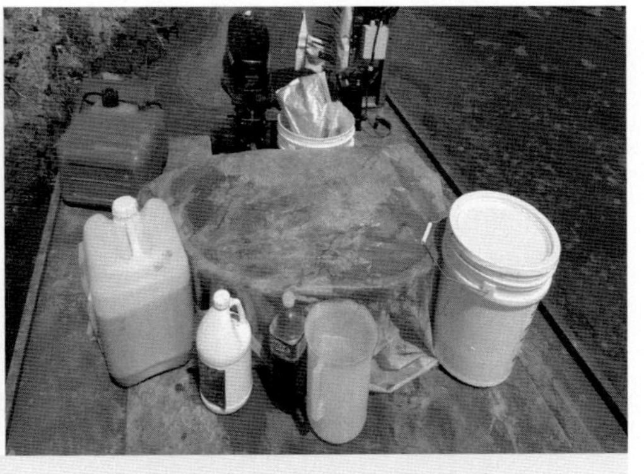
발효사료 보온(30~40℃)

그림 10. 새우 발효사료의 제조

발효사료로 생산된 흰다리새우의 브랜드화를 위한 성분분석을 전문기관에 의뢰하여 그 결과를 소비자에게 공개하였으며, 방문 고객에 대해 '블라인드 테스트'를 통해 브랜드 새우의 우수성을 확인하게 하는 테스트를 진행하였다. 시식 결과는 대부분 단맛이 강하고 수분이 낮아 씹힘성(texture)이 좋다는 긍정적인 평가를 얻게 되었으며 한편 육안적인 색상은 붉은 빛을 강하게 띠고 일반 새우보다 활력이 매우 좋은 특징을 가졌다는 평가를 받게 되었다. 성분분석 결과 유리아미노산에서 메치오닌과 타우린의 함량이 일반 새우의 2배에 이를 정도로 많은 것으로 나타났으며 바이러스나 세균성 질병이 전혀 발생하지 않았고, 수질에서도 암모니아, 아질산은 극미량 검출되는 정도였으며 황화수소는 전혀 발생하지 않는 등 수질제어에서도 탁월한 결과를 나타내었다. 따라서 노지양식장에서는 BFT 방식이 아니더라도 사육수와 사료에 생균제를 투입하는 프로바이오틱 방식이 상당히 효과적인 것으로 나타났다.

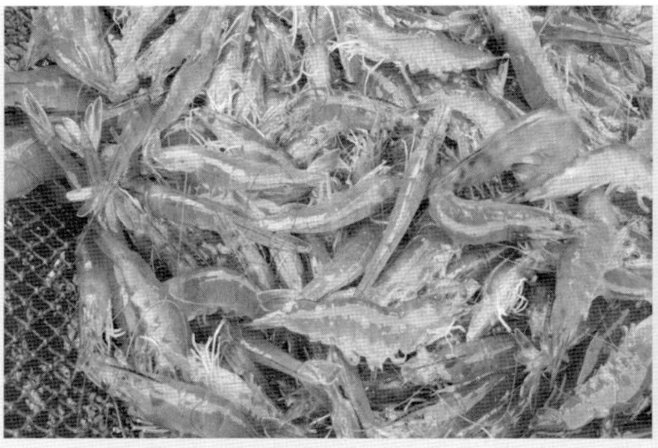

2개월 후 발효사료 새우 색깔

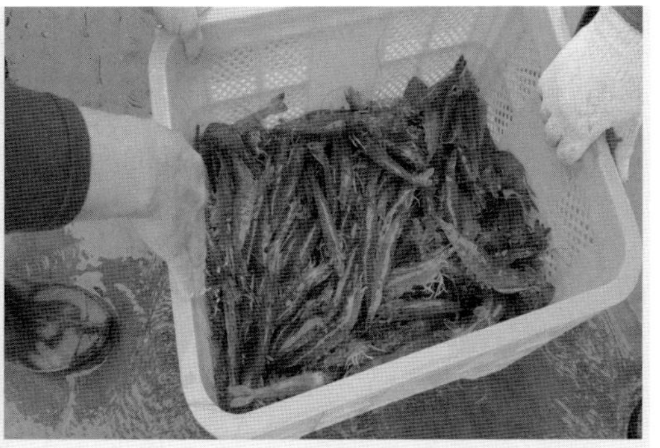

3개월 후 발효사료 새우 색깔

그림 11. 발효사료 투여구의 새우 색깔변화 모습

발효사료를 이용한 브랜드 새우는 통상 가격에 비해 30% 높은 가격으로 판매되고 있으며 타 호지에 비해 월등히 높은 1억 정도의 추가 수익이 기대되고 있다(소매가격 40,000원/kg). 한편 생존율에서도 일반호지의 50% 보다 높은 70% 내외의 생존율을 보여 단위면적당 생산량에서도 매우 높은 생산성을 나타내었다.

한편 큰징거미새우는 금년 생존율과 성장도 측면에서 시험양식이 매우 성공적인 것으로 나타나 양식면적을 5,000평으로 확대할 예정이며, 유통가격도 비교적 고가인 kg당 50,000원에 판매되어 부수입원으로서 효자노릇을 톡톡히 할 것으로 기대되고 있다.

참고문헌

- 서정균, 2011, 프로바이오틱스 미생물의 저온보존시의 거동과 생존성에 영향을 미치는 요인 대한설비공학회, 설비저널 40(7), 2011.7, 79-86.
- 김영훈, 2016, 인간 건강과 프로바이오틱스, 프리바이오틱스, 그리고 신바이오틱스, 한국생물공학회, BT NEWS 23(1), 2016.4, 17-22.
- 강환구·최희철·김동운·황보 종·나재천·방한태·김동욱·김민지·하룬 무스타크·라나 파빈·김지혁, 2013, 육계 사료 내 클로렐라의 첨가·급이가 생산성, 장내미생물 및 면역력에 미치는 영향, 한국가금학회지 40(3), 2013.9, 271-276.
- 이아름·신동훈·김찬호·정병윤·유진철·홍영호·백인기, 2011, 방선균(Nocardia sp. CS682) 발효물의 급이가 산란계의 생산성, 혈액성상, 면역글로불린 및 소장내 미생물 함량에 미치는 영향, 한국가금학회지 38(1), 2011.3, 59-69.
- 장익수·김동휘·허문수, 2013, Probiotics를 양식넙치에 투여시 *Streptococcus iniae*에 대한 면역반응 및 병저항성, 한국미생물학회지 49(2), 2013.6, 172-178.
- 고윤영·김유진·홍권민, 2012, 젖산균을 이용한 식물면역 활성효과에 관한 연구, 한국미생물학회 학술대회논문집, 2012.5, 180-180.
- 최혜정·정명주·정영기, 2000, 면역증강물질을 생산하는 해양미생물의 분리 및 동정, 한국식품영양과학회지 29(6), 2000.12, 1145-1150.
- 정명주·윤명희·이봉주·김지혜, 2017, 고속고온 발효기술을 이용한 수산부산물 발효어분 개발에 관한 연구, 한국수산과학회 양식분과 학술대회, 2017.5, 187-187.
- 김지혜·정명주·차현기·이봉주·윤명희, 2017, 기능성 발효어분으로 사육한 넙치의 면역성 비교 연구, 한국수산과학회 양식분과 학술대회, 2017.5, 281-281.
- 정우철·한종철·최병대·강석중, 2011, 돌돔사료의 어분대체원으로서 DHA함유 발효대두박의 효과, 한국수산과학회 양식분과 학술대회, 2011.6, 99-100.
- 김기광·한송이·문청원·유용만·황경숙, 2011, 무당벌레 소화기관으로부터 장내세균의 분리 및 계통학적 다양성, 한국미생물학회지 47(1), 2011.3, 66-73.
- 최성숙·하남주, 1999, 식이에 따른 장내세균의 효소활성 및 장내세균총의 비교, 한국미생물학회지 35(2), 1999.6, 128-132.
- 남관환·손익승·정진성·백인기, 1986, 생균제와 항생제가 병아리의 성장과 장내세균총에 미치는 영향, 한국가금학회지 13(1), 1986.5, 49-55.

- 노석현, 2015, 장내세균의 다양한 항생제의 반복노출에 따른 저항성 획득과 항생제 중단 후 저항성 소실, 한국미생물학회 학술대회논문집, 2015.4, 258-258.
- 최철순·정재봉·정상인·양용태, 1984, 발효유(醱酵乳)에서 분리된 *Lactobacillus casei*의 병원성 장내세균에 대한 항균작용, 대한미생물학회, The Journal of the Korean Society for Microbiology 19(1), 1984.10, 41-48.
- 최인영·송영주·이왕휴, 2010, 주요 허브 추출물의 항산화성 및 항균활성, 한국원예과학기술지 28(5), 2010.10, 871-876.
- 정재춘, 1994, 생물막(Biofilm)의 미생물학적 측면, 대한환경공학회지 16(5), 1994.8, 589-600.
- 이나리, 2013, 미생물의 쿼럼센싱과 식품안전, 한국식품과학회, 식품과학과 산업 46(2), 2013.6, 48-57.
- 서현석·양성현·배승섭·이정현·권개경, 2014, Hexabromobenzens 농후 배양에 따른 해면(*Axinella* sp.) 공생 미생물의 군집구조 변화, 한국해양바이오학회지 6(2), 2014.12, 76-83.
- Jin-Ho Lee, 2012, 발효중인 멸치액젓에서 분리한 단백질분해효소 생산 호염성 세균의 유전적 특성, 한국생명과학회지 22(2), 2012.2, 167-176.
- 김정언·김재영·김지숙·이보근·이소연·이완섭·유선종·안병기·김은집·박호용·손광희·신동하·강창원, 2009, 산란 후기 사료 내 거미(Nephila clavata) 유래 단백질 분해효소제(Arazyme®)의 첨가 급이가 난 생산성에 미치는 영향, 한국가금학회지 36(1), 2009.4, 47-55.
- 차인태·오용식·노동현, 2007, 단백질 분해효소를 분비하는 *Micrococcus* sp. HJ19의 분리 및 특성, 한국미생물학회지 43(3), 2007.9, 222-226.
- 김해진·조진호·진영걸·유종상·민병준·김인호, 2007, 갯벌 미생물 유래 단백질 분해 효소제의 급이가 산란계의 산란 생산성, 영양소 소화율 및 혈청내 총 단백질 함량에 미치는 영향, 한국가금학회지 34(1), 2007.3, 9-14.
- 조수민·김성현, 2016, 슈도모나스 엘로데아(*Pseudomonas elodea*)를 이용한 식물 생장 및 토양 변화에 관한 연구, 한국미생물학회 학술대회논문집, 2016.4, 211-211.
- 박근태·오미향·남정옥·지기쁨·한종권, 2014, 김치 유래의 유산균 변이주 *Lactobacillus paracasei* ML-7의 특성 및 육계 성장에 대한 영향, 한국식품과학회

지 46(2), 2014.4, 148-152.

- 전준학·진나영·이유경·김유섭·이보람·김희지·안수정·윤영남·유용만, 2015, 곤충에서 분리한 세균의 미생물활용 가능성 검토, 한국농약과학회 학술발표대회 논문집, 2015.4, 85-85.
- 이상일·이예경·김순동·임종환·서주원·이인애, 2013, *Aspergillus* 속 미생물에 의한 발효비지의 항비만 효과, 한국산학기술학회 논문지 14(11), 2013.11, 5800-5808.
- 오수명·김찬식·이삼빈, 2006, *Bacillus firmus* NA-1 균주와 *Bacillus subtilis* GT-D 균주를 이용한 발효비지의 기능성, 한국식품영양과학회지 35(1), 2006.1, 115-120.
- 김기훈·송만강, 2013, 복합생균발효사료 급이수준이 젖소 수송아지 육성우의 증체에 미치는 효과, 충북대학교 동물생명과학연구소, 동물생명과학연구 5, 2013.6, 1-9.
- 김은주·서승호·박성은·강민수·손홍석, 2017, 꽃송이버섯 기부 발효물 첨가 사료가 장어의 면역반응에 미치는 영향, 한국식품영양과학회지 46(10), 2017.10, 1151-1157.
- 이신자·신년학·정호식·문여황·이상석·이성실, 2009, 혐기성 박테리아, 효모 및 곰팡이로 제조된 Synbiotics 첨가 축우용 완전혼합사료의 성분 변화 및 발효 특성에 미치는 영향, 한국생명과학회지 19(2), 2009.2, 241-248.
- 이은영·조욱상·유선경, 2004, 지렁이 분변토 바이오필터에 의한 황화수소 제거, 대한환경공학회 학술발표논문집, 2004.12, 1323-1326.
- 탄혜연구소, 2000, Probiotic Bacteria as Biological Agents in Aquaculture, Microbiology and Molecular Biology Reviews, December 2000, pp.655-671, Vol. 64, No. 4.
- 곽이성·김영배, 초호열성 고세균, 1997, *Thermococcus profundus*의 내열성 Amylolytic Enzymes 생성 최적조건 한국생물공학회, KSBB Journal 12(5), 1997.12, 579-581.
- 김종걸·박수제·이성근, 염전으로부터 농화 배양된 호염 메틸영양 미생물 군집의 특성, 한국 미생물학회, 미생물학회지 46(3), 2010.9, 286-290.
- Su Kyoung KIM·Hyun Jeong Lim·Je Cheon JUN·Na Young SHIM·In Kwon JANG, URBAN AQUACULTURE OF SHRIMP AND FISH BASED ON BFT CIRCULATING SYSTEM WITH AQUAPONICS, 한국수산과학회 양식분과 학술대회, 2015.5, 336-336.

- In-Kwon Jang·Su-Kyoung Kim·Hyung-Chel Seo, CULTURE TRIALS WITH THREE-PHASE BFT SYSTEM TO IMPROVE SHRIMP PRODUCTION IN GREENHOUSE-ENCLOSED SYSTEM, 한국수산과학회 양식분과 학술대회, 2015.5, 219-219.
- Jong-Heon Jeong·Seo-Hyun Cho·Hye-Jin Lee·Hyo-One Kim·Myung-Hee Kim·Dae-Jung Kim·Kwang-Hyun Kim·Chin-Bum Lee·Sang-Pil Oh·Chang-Hee Han, 2015, EFFECT OF AERATION INTENSITY ON CONCENTRATION OF INORGANIC NITROGEN COMPOUNDS IN BFT CULTURE TANKS, 한국수산과학회 양식분과 학술대회, 2015.5, 382-382.
- 李光雄, 1971, 光合成細菌의 生理 및 利用에 關한 最近의 動向, 한국미생물학회, 미생물학회지 9(3), 1971.9, 130-138.
- 김홍기·서범석·강종구·양승렬·천상욱·부희옥, 2009, 광합성세균 *Rhodospirillaceae capsulatus*의 배지 내 혼입처리가 양액재배 오이의 생육에 미치는 영향, 한국원예학회, 원예과학기술지 27(1), 2009.3, 67-72.
- 정은주·김정보·조경숙·박경주·정해윤·조정섭·김중균, 2003, 금붕어 사육을 통한 광합성 세균의 수질 정화 효과 측정, 한국생명과학회, 한국생명과학회 심포지움, 2003.10, 116-116.
- Hyung-Jun Noh·Soo-im Choi·Jang-Sun Suh·Jang-Sik Kwon, 2006, Effect of photosynthetic bacteria on treating organic waste water, 한국토양비료학회, 한국토양비료학회 학술발표회 초록집, 2006.10, 161-161.
- 안경준, 2001, 광합성 세균의 광합성에 미치는 영향요인, 서원대학교 미래창조연구원, 기초과학 연구논총 15, 2001.2, 79-92.
- 최경민·양재경·박응로·배진우·서용기·이성택, 1997, 광합성세균 균체대사산물의 자원화에 대한 기초적 연구, 유기성자원학회, 유기물자원화 5(1), 1997.6, 63-69.
- 김희성·박유헌·김성진·지규만, 1994, 산란계에서 광합성 세균체(Phototrophic bacteria)의 사료첨가 효과, 한국가금학회, 한국가금학회 정기총회 및 학술발표회, 1994.11, 67-67.
- 권혁도·송홍규, 2010, 수환경에서 분리한 세균 균주들의 식물생장 촉진능, 강원대학교 환경연 구소, Journal of the Environment 7(1), 2010.12, 39-46.
- 김봉래·임태준·박수빈·이진우·이정호·안준철, 2018, 어분대체 단백질원(대두박, 오징어간분, 콘글루텐밀) 첨가가 치어기 무태장어(*Anguilla marmorata*)성장과 어

체 지방산과 아미노산 성분에 미치는 영향, 한국수산해양교육학회, 수산해양교육연구 30(1), 2018.2, 156-166.

- 이상민, 2011, 해산어류 양식용 배합사료의 어분 대체 단백질원으로 대두박 이용성, 한국수산과학회 양식분과 학술대회, 2011.6, 39-43.
- 이동훈·임성률·양영헌·김동수·김정대, 2011, 치어기 스텔렛 철갑상어 사료내 어분 대체원으로서 탈피대두박의 평가, 한국수산과학회 양식분과 학술대회, 2011.6, 113-114.
- 정우철·한종철·최병대·강석중, 2011, 돌돔사료의 어분대체원으로서 DHA함유 발효대두박의 효과, 한국수산과학회 양식분과 학술대회, 2011.6, 99-100.
- 김경덕·임상구·황주애·김진도·강용진, 2009, 메기, *Silurus asotus* 사료의 어분 대체 단백질원으로 대두박 및 실용사료 사육효능 평가, 한국수산과학회 양식분과 학술대회, 2009.7, 62-63.
- 이종관·이상민, 1998, 쥐노래미 사료의 어분 대체 단백질원으로서 대두박 및 우모분의 이용성, 한국수산과학회 양식분과, 한국양식학회지 11(4), 1998.11, 421-428.
- 김병기·전중균·허형택·조재윤, 1996, 무지개송어(*Oncorhynchus mykiss*) 사료원으로써 대두박의 이용 효과 Ⅱ. 소화율, 배설 및 체조성 변화, 한국수산과학회 양식분과, 한국양식학회지 9(4), 1996.11, 395-407.
- 김병기·전중균·김형선·명정구·허형택, 1992, 은연어(*Oncorhynchus kisutch*) 사료단백질원으로서 대두박의 이용에 관한 연구 Ⅰ. 대두박 함량에 따른 성장, 한국양식학회지 5(1), 1992.5, 19-27.
- 김현준·허성범, 1993, 大蝦(*Penaeus chinensis*)의 蛋白質要求量과 蛋白質原으로서 大豆粕의 利用, 한국수산과학회 양식분과, 한국양식학회지 6(3), 1993.8, 173-186.
- 정관식, 1992, 참돔(*Pagurus major*) 稚魚用 飼料에 있어서의 對頭粕의 利用性과 適正 단백질·에너지 含量, 한국수산과학회 양식분과, 한국양식학회지 5(1), 1992.5, 9-17.
- 이승형·유광열·최세민·김강웅·강용진·배승철, 2008, 치어기 조피볼락 *Sebastes schlegeli* 사료내 생균제 첨가효과, 한국수산과학회 양식분과, 한국양식학회지 21(2), 2008. 5, 82-88.
- 류경선·박홍선·류명선·박수영·김상호·송희종, 1999, 생균제의 급이가 산란계의 생산성과 장내 미생물의 변화에 미치는 영향, 한국가금학회지 26(4), 1999.12,

253-259.

- 류경선·여영수·류명선·박홍석·김상호, 2001, 단일 및 혼합 생균제의 급이가 육계의 생산성 및 장내 미생물에 미치는 영향, 한국가금학회지 28(1), 2001.4, 41-47.
- 노은수·김영삼·김동현·김경호, 2013, 16S rRNA 유전자의 454 파이로서열 분석을 이용한 해삼(*Apostichopus japonicas*)과 새우(*Litopenaeus vannamei*)의 장내 세균의 다양성 연구, 한국미생물학회지, 2013. 49권 3호, pp.237-244.
- 김수경·김봉래·김대현·김종식·장인권, 2008, 사육수온에 따른 흰다리새우 *Litopenaeus vannamei* 소화기관의 trypsin 활성과 배설률, 韓國養殖學會誌, 2008. 21권 3호, pp.184-189.
- Sukanta K Nayak, "Role of gastrointestinal microbiota in fish", *Aquaculture Research* 41(11), 2010, pp.1553-1573.
- 박승용·백영진·정충일·조진국·김기일·배귀석, 2006, 응용 축산미생물학, 유한문화사, pp.19-23, 39-48, 51-66.
- 김윤선, 2012, 대사효소와 슈퍼유산균이 건강을 지킨다, 모아북스, pp.8-25, 42-63.
- 扳井拓夫·전홍기·안영회·허문수, 생활미생물학, 2013, 구미서관, pp.3-14, 85-98.
- 예하미디어 편집부/2005, 미생물의 이해/예하미디어, pp.100-211.
- 강국희, 2011, 프로바이오틱 미생물의 저온보존시 생존에 영향을 주는 요인, 한국과학기술정보연구원.
- 山本裕司, "プロバイオテイクスとして用いられる微生物低溫保存時の擧動と生殘性に影響を与える要因", 冷凍, 86(1002), 2011, pp.317-322.
- 강국희, 2012, 어류 장내 세균총의 역할, 한국과학기술정보연구원.
- 장인권, 2005, 유익세균과 새우양식, 국립수산진흥원 서해수산연구소.
- 조주현·신종암·김상철·孫彬, 2017, 양식환경론, 전남대학교출판문화원.

자료 출처

- 김진삼, 2004, 항생제의 대안을 찾아서, 농수축산신문.
- 정대이, 2011, 유산균 급이를 통한 구제역 예방(가축방역, 생각의 틀을 바꾸자), 광주시농업기술센터(가축위생전문지도연구회).
- http://www.kier.re.kr/한국에너지기술연구원.

- http://www.greengrowth.go.kr/녹색성장위원회.
- http://www.greengrowth.go.kr/한국해양연구원.
- http://www.nasa.gov/centers/ames - NASA Ames Research Center.
- http://www.hkbs.co.kr / 환경일보.
- http://blog.naver.com/jjj_1/221153108670, 단백질 대사회전과 아미노산 분해대사
- 2016.01.25 ⓒ ScienceTimes.
- http://changkyuho.tistory.com/85.
- http://www.nature.com/news/2010/100714/full/news.2010.353.html, 유기산과 복합 효소제 급이로 육계 생산성 높인다.

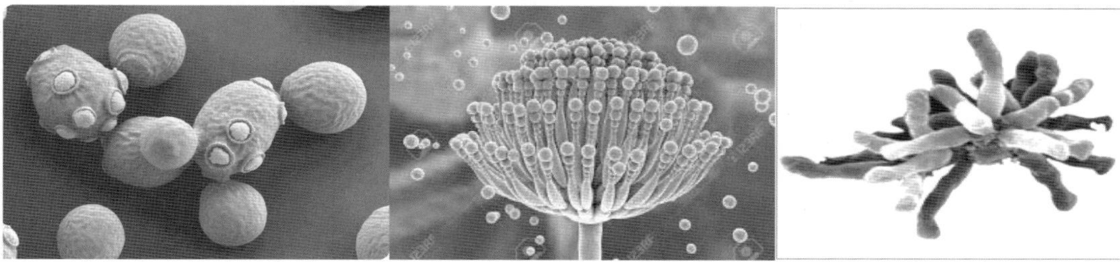

제3장

외국의 프로바이오틱스, 프리바이오틱스, 신바이오틱스 기술동향

제3장

외국의 프로바이오틱스, 프리바이오틱스, 신바이오틱스 기술동향

제1절 양식의 지속 가능한 개발을 위한 Probiotic, Prebiotic 및 Synbiotic의 적용

양식업은 세계에서 가장 빠른 식품 생산 분야 중 하나이며 세계적으로 양식은 지난 몇 년 동안 엄청나게 성장했으며 경제적으로 중요한 분야가 되었다.

그러나 이와 같은 양식에서는 수생생물이 스트레스 조건을 받아 물고기 면역계를 약화시키고 질병에 대한 감수성을 증가시키게 된다. 따라서 많은 국가에서 지역 주민의 경제적 발전과 사회 경제적 발전에 영향을 미친다.

양식 산업에서의 질병통제는 전통적 방법, 합성 화학물질 및 항생제를 사용하는 여러 가지 방법에 따라 이루어졌다. 그러나 항균제와 살충제의 사용은 내성 균주의 진화를 초래하였다. 따라서 양식체계에서 건강한 미생물 환경을 유지하기 위해서는 과거와는 다른 대체방법이 훨씬 더 중요하다.

1. 서론

양식업은 세계에서 유망하고 가장 빠른 식품 생산 부문 중 하나로서 수산식품에 대한 수요가 증가할 가능성이 가장 큰 것으로 나타났다. 양식생산량의 증가는 상업화와 강화에 따라, 질병과 환경 조건의 악화는 어류 양식의 주요한 문제이며 엄청난 경제적 손실을 가져온다.

질병의 예방 및 관리를 위해 항생제는 지난 수십 년 동안 전통적 전략으로 사용되었으며, 물고기의 성장뿐만 아니라 사료 전환의 효율화에도 사용되었다. 그러나 항생제에 저항성을 가진 병원체의 출현이 증가하고 있어 수생 환경으로부터도 사람에게 내성을 가진 박테리아가 전염될 위험이 크다.

전문가들에 따르면, 항생제를 사용하는 것은 동물의 위장 계통에서 유익한 미생물을 죽이고, 물고기에 축적되어 사람이 섭취하기에 안전하지 못하기 때문에, 사람과 수생동물 둘 모두에게 유해하다고 한다. 이러한 요인을 고려할 때 비 항생제로의 전환은 이와 같은 양식의 건강관리에 더 적합할 것이며 바람직한 방향이라고 할 수 있다.

프로바이오틱, 프리바이오틱 및 신바이오틱과 같은 먹이 보조제는 비 특이적인 질병보호를 제공하고 성장촉진 요인으로 작용하게 된다.

어류에서의 프로바이오틱, 프리바이오틱 및 신바이오틱의 효능을 평가하는 다양한 연구가 현 시점에서 거의 주목받지 못했고, 이용 가능한 자료가 아직은 부족한 실정이다.

2. Probiotic

프로바이오틱스(probiotics)는 양식 산업에서 질병 저항성과 수질 개선의 새로운 차원을 보여준다. 프로바이오틱스는 Parker(1974)에 의해 소개되었으며 '장내 및 미생물 균형에 기여하는 유기체 및 물질'이라고 정의한다. Fuller(1992)는 probiotics를 '장내 미생물 균형을 개선하여 숙주 동물에게 유익하게 영향을 주는 살아있는 미생물 사료 보충제'라고 정의했다. 프로바이오틱스는 성장효과를 향상시키고 영양을 공급하며 질병을 줄이고, 면역 시스템을 개발하는 양식에 사용된다.

1) 프로바이오틱의 미생물

현재, probiotics는 일반적으로 인간의 건강을 위한 '기능성 식품' 뿐만 아니라 양식업에서 치료, 예방 및 성장 보조제로 사용된다. probiotics에는 그람 양성균, 그람 음성 박테리아 및 효모, 박테리오파지 및 단세포 조류와 같은 많은 다른 유기체가 포함된다.

Pandiyan 등은 또한 *Lactobacilli*와 *Bifidobacteria*와 같은 건강한 물고기의 내장에 보통 존재하는 probiotic 균주로 유산균(Lactic Acid Bacteria)가 광범위하게 사용되었다고 하며, *Bacillus, Enterococcus, Streptococcus*와 같은 그람 양성 세균은

주된 위장관 미생물군인 일반적인 probiotic 균주로 작용한다.

반면에 그람 음성균은 어류의 위장관에서 지배적이며, 공생 혐기성 균류는 열대 초식성 어류의 소화관에서 번식한다.

2) Probiotics의 유형

(1) Probiotics 먹이

일부 박테리아 곰팡이 균주는 사료용 펠렛과 혼합하거나 사료용 사료로 캡슐화하거나 사육하는 동물에게 사료를 급이하여 질병을 예방하고 소화관의 필수 미생물균을 증진시킬 수 있다.

동물에게 먹이를 주기 전에 소화관 내에서의 생존가능성을 먼저 테스트해야 하는데, 대서양 대구의 치어에 먹인 유산균과 같은 프로바이오틱은 적절한 성장, 생존 및 면역반응을 보였다.

3) 물에서의 프로바이오틱스

Prasad 등에 따르면 물의 probiotics는 직접 사육수의 수질개선에 적용하여 유기오염물질과 물에 있는 다양한 오염 물질을 줄이기 위해 적용된다. 이들은 유기물질을 더 작은 단위로 전환하여 수질을 향상시킨다. 유기물의 분해는 포도당과 아미노산과 같은 간단한 물질을 분해시켜 유익한 박테리아의 먹이로 사용되어 유기물 축적을 줄이고 양식장에 적합한 환경을 제공한다.

Bacillus sp.와 같은 probiotic 박테리아는 유기물을 CO_2로 전환하여 수계에서 유기물 유출을 최소화 할 수 있으며, 탈질화 박테리아로 사용됨으로써 질산염, 아질산염, 암모니아의 양이 크게 감소된다. 이것들은 종묘 생산장에서 물을 정화하여 치어의 생존과 성장을 향상시킨다.

4) 양식에서의 Probiotics의 중요성

양식 생물체에서의 프로바이오틱스 사용은 수생생물에 큰 영향을 미친다. 프로바이오틱스는 유기물 축적을 줄이고 수질을 효율적으로 유지한다. 현대의 프로바이오틱 미생물은 성장성과 및 질병 저항성의 두 가지 주요 요인을 높일 수 있기 때문에, 지속가능한 양식 개발의 필요성을 쉽게 충족시킬 수 있다.

또한 잘 알려진 다른 생균제인 *Bacillus* sp.는 수생 시스템에서 대사성 폐기물을 감소시키는 데 많이 사용된다. *Aeromonas* sp., *Pseudomonas* sp., *Vibrio* spp.의 많은 균주는 항바이러스 활성을 나타내어 감염성 조혈 괴사 바이러스에 대해 작용한다.

이러한 생균제들은 *Lactobacillus rhamnosus*와 *Lactobacillus sporogenes*의 개별 공급 또는 혼합된 공급이 일반 잉어의 건강과 질병 저항성을 향상시키는 것으로 나타나 다른 어류에게도 단독으로 또는 혼합하여 사용할 수 있다.

probiotics는 환경 친화적인 특성으로 인해 수질 오염을 일으키지 않으므로 양식체계에 더 적합하며, 동물 건강을 증진할 뿐만 아니라 소비자의 건강과 안전을 유지한다.

(1) 수질 개선

Michael 등에 따르면 암모니아, 아질산염, 질산염과 같은 다양한 질소 화합물의 증가는 양식 체계에서 심각한 문제로 대두되었으며, 이들 화합물은 고농도에서는 엄청난 해를 끼치며 대량 폐사를 일으킬 수 있다.

Ma 등은 *Lactobacillu*s sp.가 오염된 새우 양식장에서 질소와 병원체를 동시에 제거한다고 설명했다.

Stanier 등에 따르면 그람 양성균은 유기탄소를 박테리아의 바이오매스 또는 점액으로 전환시키는 그람 음성 박테리아보다 유기물을 CO_2로 다시 전환시키는 면에서 더 효율적이라고 하였다.

Bacillus sp.와 같은 호기성 그람 양성 세균은 수산양식의 발달, 양식 환경에서의 병원성 개체 감소, 생존율과 성장률의 향상, 어린 홍다리 얼룩새우 *Penaeus monodon*의 건강 상태 개선과 관련이 있다.

(2) 질병 통제

프로바이오틱스 또는 그 제품은 어류양식시스템에서 건강상의 이익과 질병 예방에 유용하다는 것이 밝혀졌다. 여기에는 병원균이 위장관에서 증식하는 것을 막는 미생물 보조제, 부착 표면 및 양식대상종의 양식 환경개선이 포함된다.

프로바이오틱의 투여는 어류 사료에서 항생제와 합성 화학 물질의 사용을 줄일 수 있다.

프로바이오틱의 효과로는 배양 생물체의 면역 체계를 개선하고, 병 저항성을 강화시키며, 병원성 유기체가 숙주에서 질병 형성을 막는 억제 물질을 생성시킴으로써 완성된다.

Rengpipat 등에 따르면 *Bacillus* sp.의 사용은 타이거 새우(*P. monodon*)에서 세포성 면역 반응과 체액성 면역 저항성을 동시에 발휘하여 질병을 예방하는 것으로 나타났다.

(3) 성장 촉진제

probiotics는 양식대상 종의 성장을 촉진하고 숙주에 부작용이 없는 방법으로 사용되어왔다.

Yassir 등은 그의 연구에서 틸라피아(*Oreochromis niloticus*)의 성장 촉진제로 프로바이오틱 박테리아를 사용하였는데, *Micrococcus luteus*가 가장 높은 성과를 보였으며, 동일한 프로바이오틱 균주에서 최상의 사료 전환율을 보였다. 그들은 물고기 양식에서 성장촉진제로 *M. luteus*를 언급한 바 있으며, 유산균은 어린 잉어의 성장률에 영향을 주는 것으로 나타나 성장촉진제라고도 불리고 있다.

(4) 양분의 원천과 소화에 대한 효소적 기여

Michael 등에 따르면 다양한 미생물은 수생생물의 소화 시스템에 대해 중요한 효과를 가지고 있다. *Bacteroides*와 *Clostridium* sp.는 양식 어류에서 지방산과 비타민과 같은 영양소를 숙주에게 제공한다. *Agrobacterium* sp., *Pseudomonas* sp., *Microbacterium* sp., *Staphylococcus* sp.와 같은 일부 미생물은 곤들매기(*Salvelinus alpines*)의 영양분 섭취과정에 기여할 수 있다.

(5) 면역 반응의 개선

Michael 등에 의하면 프로바이오틱스의 여러 가지 유익한 효과 중 면역 체계의 조절은 프로바이오틱스의 가장 중요한 이점 중 하나이다. 그들은 또한 어류 치어, 새우 및 다른 무척추 동물이 감염에 대한 저항성에 대한 비 특이적인 면역 반응에 주로 의존하는 면역 체계를 가지고 있다고 보고했다. Sakai 등에 의하면 무지개송어에 *Clostridium butyricum* 박테리아의 경구투여가 백혈구의 식균 작용을 일으킴으로써, 병원균에 대한 항균작용을 향상시킨다는 것이 증명되었다.

(6) 양식업 관리

유익한 probiotic 미생물체는 양식업의 경영관리를 효과적으로 개선하기 위해 먹이 첨가, 주사 또는 수중 살포를 통해 투입될 수 있다.

3. Prebiotic

prebiotics는 숙주 내 유익한 장내 공생 균의 성장 또는 활성을 자극하는 소화가 불가능한 먹이 성분으로 숙주의 건강을 향상시킨다.

Gibson 등은 프리바이오틱으로 작용하는 사료성분은 위산성에 대한 저항성, 소화 효소에 의한 가수 분해, 위장관 균에 의한 발효 및 건강과 관련된 장내 박테리아의 증식과 같은 소정의 기준을 갖추어야한다고 보고했다.

1) Prebiotic 유기체

오늘날, 탄수화물은 분자 크기 또는 중합 단계를 기준으로 분류할 수 있는 가장 효율적인 프리바이오틱으로 사용된다. Mahious and Ollevier 등, Fooks 등, Gibson 등은 비-소화성 탄수화물, 일부 단백질 및 펩티드와 같은 다양한 식품 물질과 특정 지질이 프리바이오틱 성분으로 작용한다고 한다.

fructo oligo saccharides, mannan oligo saccharides, inulin 또는 B-glucan과 같은 프리바이오틱 화합물은 양식에서 가장 효과적인 프리바이오틱으로 간주되며, prebiotics는 주로 *Bifidobacterium*, *Lactobacillus* 및 *Bacteroides* 에 의해 발효된다.

2) 양식에서 Prebiotics의 중요성

prebiotics는 소화관의 미생물 활동뿐만 아니라 성장 성능을 향상시키는 데 필수적인 영양 보충제이며, 면역계를 강화하고 스트레스 저항성을 향상시킨다.

(1) 성장인자에 대한 Prebiotics의 사용

많은 프리바이오틱이 사료 첨가제로 사용되어 더 나은 성장효과를 제공하며 이러한 성장인자는 수생생물과 프리바이오틱의 종류에 따라 다르게 나타난다.

이눌린의 부분적인 효소의 가수 분해로 생성된 프룩토올리고당 20g/kg, oligo fructose를 함유한 사료는 터봇 치어의 성장을 증가시켰지만, 20g/kg 이눌린 자체는 성장에 아무런 영향을 미치지 못하였다.

(2) 면역계에 Prebiotics의 응용

Yousefian과 Amiri에 따르면 지난 수십 년 동안 항생제가 세균성 질병을 통제하는데 사용되었지만, 이러한 유형의 물질은 양식에서는 피하는 것이 좋다고 주장하였다.

최근 수산양식 산업에서 항생제의 광범위한 사용감소뿐만 아니라 질병 통제를 위한 대체전략이 개발되었다. prebiotic은 비 특이적 면역 반응을 향상시키는 이러한 전략의 잘 알려진 그룹이다. Bailey et al.에 따르면, 프리바이오틱은 면역 반응을 증가시킴으로써, 위장관의 미생물의 성상을 변형시킬 수 있다.

(3) 위장관내 세균에 대한 Prebiotics의 적용

모든 무척추동물과 척추동물의 위장관은 다양한 종류의 미생물에 서식처를 제공하는데 중요한 역할을 한다. 이눌린 및 올리고 과당과 같은 다양한 프리바이오틱 올리고당은 장내에서 발효되어 대장과 관련된 박테리아 개체군의 성장을 자극하며, 올리고사카라이드는 유익한 장내 세균에 의해 쉽게 발효되며, 병원성 세균 종에 의해서는 효과적으로 발효되지 않기 때문에 유용한 물질이다.

4. Synbiotics

Synbiotic은 상승작용(synergism)의 형태로 probiotics와 prebiotics를 결합시키는 영양보충제로 정의하고, 따라서 개별 미생물체(probionts)의 유익한 효과를 향상시킨다.

깁슨(Gibson)과 로버프로이드(Roberfroid)에 따르면 Synbiotics는 '건강증진 기능성 성분으로 분류할 수 있는 흥미로운 영양소 특성을 가진 일부 장의 먹이를 특징짓는 것'으로 명시되어 있다. Synbiotic은 성장을 선택적으로 자극하거나 건강 증진용 박테리아 중 하나 또는 제한된 수의 신진 대사를 유발하여 소화관에 생균먹이 보조제를 생존 및 투입함으로써, 숙주에게 긍정적인 영향을 미치므로 숙주의 생존력을 높인다고 한다.

4.1. 양식에서 Synbiotics의 중요성

Synbiotics는 보충 또는 외부 투입을 통해 성장효율, 적절한 사료 이용, 질병 저항성, 소화성 및 양식 생물의 면역 시스템의 자극을 촉진할 수 있다.

4.1.1. 물고기 생존율, 성장 인자 및 사료 이용률에 대한 Synbiotics의 적용

무지개 송어에서 *Enterococcus faecalis*와 mannan oligo saccharides/poly hydroxy butyrate 산을 12주 동안 투여하면 어류의 생존률에 영향을 미치지 않을 뿐만 아니라, 실험용 어류는 양호한 상태였고 급이 시험 도중 사망률은 발생하지 않았다.

어류가 활발하게 섭취하는 *Bacillus clausii*와 mannan oligo saccharides/fructo oligo saccharides로 자란 일본 넙치의 경우 모든 시기에 적절한 성장과 생존을 보였다.

성장인자의 경우, 거의 모든 참고 문헌은 Synbiotics 응용 프로그램의 긍정적인 효과를 명시했다. 무지개 송어의 경우, *Enterococcus faecalis*와 조합된 먹이 mannan oligo saccharides는 어류의 성장성과 영양소 이용을 크게 향상시켰지만, *Enterococcus faecalis*와 polyhydroxybutyrate acid의 조합은 무지개 송어의 성장도를 어느 정도만 발달시키는데 그쳤다.

4.1.2. 물고기 소화효소 활동에 있어 Synbiotics의 용도

Synbiotics의 관리는 물고기 소화시스템의 효소에 영향을 미칠 수 있다. 소화효소 활동의 증가는 숙주가 더 많은 양분을 분해하여 소화를 촉진시키고, 체중 증가율과 사료 효율의 증가를 촉진할 수 있게 한다.

4.1.3. 물고기 면역 체계에 Synbiotics의 용도

Cerezeula 등은 Synbiotics는 라이소자임 활성, 식균 활성, 대체 보체경로, 호흡 버스트, 점액생성 및 슈퍼 옥시드 디스뮤타아제(SOD) 활성과 같은 많은 활동을 포함하여, 어류 면역계에 유의적으로 영향을 미친다고 하였다. 라이소자임(Lysozyme)은 타고난 면역의 중요한 살균효소이며, 물고기의 다양한 병원체에 대한 중요한 방어기작을 보여준다.

4.1.4. 어류 질병 저항성에 대한 Synbiotics의 적용

감염원에 대한 보호 면에서 신바이오틱 치료의 효율성은 병원체에 대한 통제력과 질병저항 능력 때문에 감염시험에 의해서만 평가될 수 있다.

5. Probiotic, Prebiotic 및 Synbiotic의 사용에 대한 제약

프로바이오틱스, 프리바이오틱 및 신바이오틱스의 사용은 양식 체계에서 유익한 접근법이지만 그 작용 방식에 대한 정보가 충분하지 않기 때문에, 이러한 적용의 결과가 의심받게 된다.

또한 물고기 면역 조절에 대한 프리바이오틱 및 신바이오틱의 효과에 관한 증거는 아직 제한적이며, 극히 제한된 연구만이 양식시스템에서의 생균제, 프리바이오틱 및 신바이오틱의 사용에 수행되어 왔다.

6. 결론

최근 몇 년 사이에 프로바이오틱, 프리바이오틱 및 신바이오틱은 생장 능력과 질병 저항성을 개선하기 위한 양식의 중요한 부분이 되었다. probiotics는 사료전환율, 성장률, 체중 증가, 면역반응 및 어류의 질병 저항성에서 중요한 역할을 한다. 반면에, 프리바이오틱스는 질병에 대한 저항성과 어류의 영양상태 개선에 많은 유익한 효과가 있다.

Synbiotics는 probiotics와 prebiotics가 결합된 것으로 미생물의 생존과 함께 숙주의 위장관에 살고 있는 미생물의 먹이 공급을 통해 이들의 정착성을 향상시킨다.

Synbiotics의 사용은 개별적인 프로바이오틱과 프리바이오틱의 사용보다 큰 이점이 확인되고 있다.

상업적 Synbiotics의 투입은 성장률, 생존율, 혈청 단백질 및 알부민 함량의 증가와 사료효율의 증가를 보여준다. 이러한 생물학적 응용방식은 예방 접종, 항균제 및 면역 증강제와 같은 전통적인 면역학 및 질병통제 방법 대신에 건강 상태 개선 및 어류생산을 높이는데 필수적이다.

이와 같은 방식에 따른 성장, 사료 이용 및 건강상의 이점 등 중요한 변화는 어종, 먹이의 지속기간 및 사료투여량에 따라 달라질 수 있다.

제2절 어류 양식 시스템에서의 프로바이오틱스의 수질 관리

지난 수십 년 동안 동물성 단백질 생산에 대한 양식생산의 기여도가 엄청나게 증가했으며, 현재 전 세계에서 소비되는 어패류의 거의 절반이 양식산업 분야에서 공급되어 주요 식품 생산자가 되었다. 그럼에도 불구하고 질병감염, 수질오염 및 스트레스를 비롯한 많은 요소가 심각한 경제적 손실을 초래할 수 있다. 항생제는 저항성을 증가시켜 문제를 악화시키는 경향이 있으므로 양식에 probiotics가 적용되는 방식이 향후 유리한 관리의 핵심 요소라고 할 수 있다.

1. 서론

많은 양식의 감염이 경제적으로 손실을 가져왔지만 양식 생산은 수십 년 동안 가속화되어왔다. 현대 양식 산업에서 주요 초점은 의약품과 화학첨가물의 사용이다. 환경에 대한 화학물질 및 항생제의 부정적인 영향으로 인해 돌연변이 유발 미생물 균주가 발생되고 어류 건강에 악영향을 미쳤으므로, 이런 방식으로 질병발생을 통제하는 것은 더 이상 권장되지 않는다.

따라서 최근 수산양식 관련 종의 생리학, 생장 능력 및 면역 반응을 향상시키기 위한 미생물 첨가제와 같은 친환경 사료 첨가제의 응용이 더욱 주목을 받고 있다.

자연적으로 발생하는 미생물은 영양 성분의 재활용, 유기 물질의 분해 및 감염에 대비한 어류 보호와 같은 광범위한 역할을 수행할 수 있기 때문에 수중 환경에서 중요한 역할을 한다.

이러한 모든 역할은 이와 같은 미생물을 양식 및 프로바이오틱스의 개발에 사용하도록 유도했다. 프로바이오틱스의 사용은 양식에서 면역억제 조절에 대한 대안적인 접근법 중 하나이며, 백신과 화학 물질의 사용에 대한 보충 전략 또는 대안으로 간주된다.

전반적으로, 프로바이오틱스는 병원체를 통제하고 사료 이용, 생존 및 양식 종의 성장률을 향상시키기 위해 수생 양식 환경에서 관리할 수 있는 생물친화적인 물질로 간주되며, 그들은 처리된 생물체에 대해 환경적인 부작용을 나타내지 않는다.

그 정의가 무엇이든, 프로바이오틱스는 현대 양식의 새로운 트랜드를 대표하며, 이 주제에 대해서는 상업적 및 과학적 관심이 증가하고 있다. 사실상 요즘, probiotics는 일반적으로 치료 및 예방 보조제로 사용된다. 일부 락토바실러스(*Lactobacillus*)종과 같은 젖산균(LAB)(*Lactobacillus plantarum, Lactobacillus acidophilus, Lactobacillus thermophillus, Lactobacillus bulgaricus, Lactobacillus casei* 등)은 어류 영양을 위한 프로바이오틱으로 자주 사용된다.

유산균의 사용은 다양한 물고기 종에 대한 질병 저항, 생존 및 성장 매개 변수에 가장 유망한 효과를 나타내는 것으로 나타났다. 다른 연구에서 프로바이오틱스가 억제물질을 생성하고, 면역력을 높이며, 장내 병원균의 번식을 막을 수 있다는 것이 다수 입증되었다.

수중 및 육상 환경의 관리 시스템은 매우 다르며 하나의 특별한 예가 약물 투여일 수 있다.

수중 환경에서의 약물 사용에는 몇 가지 문제점이 있다. 생균제 투여를 위한 몇 가지 경로가 양식시스템에 사용되는데 probiotics는 먹이 보충제(펠렛 먹이 또는 Artemia와 rotifer 같은 살아있는 먹이를 통해)로 투여되거나 직접 물에 첨가될 수 있다. 또한 주사를 통한 생균제의 투입도 보고되었다.

적합한 관리방법의 사용은 프로바이오틱스의 효율적 운영에 기여하며, 적절한 관리방법과 함께 작동 모드에 대한 지식을 양식에 응용할 때 핵심적인 역할을 할 수 있다.

지금까지 어류 양식에서 프로바이오틱스의 성질을 조사한 대부분의 연구에서 먹이 첨가제를 사용했으며, 물속에 프로바이오틱스를 직접 투입하는 것이 가능한 효과에 대해서는 거의 관심을 기울이지 않았다.

2. 물을 통한 Probiotic 관리의 범위

양식에서의 프로바이오틱스 투여 경로 중에서도 어류의 모든 연령대에 적용 가능한 유일한 방법은 양식수에 직접 투입하는 것이다.

사료를 통한 투여(건조 사료)는 개발 단계에서 어류의 미숙한 소화관으로 인해 인공사료 공급이 가능한 성어에만 가능하고, 초기 유생이나 치어 단계에서 사실상 불가능하다.

대조적으로, 사육수에 프로바이오틱스를 직접 추가하는 것은 부화장에서 부화 첫날부터 적용될 수 있다. 치어나 유생에서 프로바이오틱스를 적용하는 적절한 방법으로 물과 생먹이(로티퍼, 알테미아 등)를 통한 프로바이오틱의 투여가 강하게 권장되었다.

상업적 프로바이오틱은 대구 치어(*Gadus morhua* L.)를 포함한 물뿐만 아니라 농축된 로티퍼와는 성장과 관련된 단백질을 조절하여 영양을 강화하며, 스트레스와 관련된 단백질을 조절하는 기능을 한다.

조사결과에 따르면, 대구 치어의 장내 미생물 군집의 70%는 이 프로바이오틱 박테리아를 사육수에 접종했을 때 *L. plantarum*으로 구성되었으며, 전반적으로 사육수를 통한 투여는 대구 치어의 배양에서 probiotics의 가장 효과적인 투입방식으로 나타났다.

3. 물을 통한 Probiotic 관리의 이점

일부 발견에 따르면, 프로바이오틱스를 다른 방법과 볼 때와 비교했을 때 프로바이오틱스를 수중에서 지속적으로 마시는 것이기 때문에(특히 해양 환경에서) 프로바이오틱 박테리아로 처리된 수생 생물의 장(특히 양식 환경)에서 높은 수준으로 증가시키는 것이 관찰되었다고 알려졌다. 출판된 문헌에 따르면, 물 첨가제로서의 프로바이오틱스는 어류 양식에 여러 가지 유리한 영향을 줄 수 있지만, 두 가지 주요 이점이 특히 강조되었다.

(i) 생물학적 정화로 수질을 제어할 수 있는 능력, (ii) 길항효과를 통해 병원체의 생물학적 방제

3.1. 수질 개선

암모니아 및 아질산염, 사용된 사료 및 수생 시스템에서 발생하는 배설물에서 발생하는 독성 대사산물은 동물의 생리학, 면역, 생존 및 성장에 영향을 줄 수 있기 때문에, 엄청난 경제적 손실을 초래할 수 있다. 전통적으로 독성 대사산물은 바이오필터와 물의 순환에 의해 조절되었다. 특히 재순환 양식체계(RAS)에서 수질의 인자들은 정기적으로 통제되어야 한다.

무 순환수는 양식 체계에서 유기물질과 찌꺼기가 축적되는데 그것은 일반적으로 미생물 군집을 형성하며, 미생물의 다양성이 높기 때문에 미생물 단백질을 생성하는 질소 화합물, 영양 개선, 사료전환 비율(FCR)의 감소, 사료비 감소에 악영향을 미칠 수 있다.

본질적으로 독성 화합물(암모늄 및 질소 화합물)의 관리는 탈질박테리아에 의해 수행되는데, 이것이 프로바이오틱스가 할 수 있는 역할이다.

최근 여러 종류의 probiotics가 암모니아 질소 분해에 효과가 있음이 입증되었으며, 이들 친환경 첨가제는 수질 개선에 기여할 수 있다.

예를 들어, 바실러스 서브틸리스(*Bacillus subtilis*)는 수질을 제어하기 위한 적절한 프로바이오틱제로서 양식현장에서 광범위하게 투입되고 있다.

넙치(*Paralichthys olivaceus*)의 양식수에서 첨가물로서 *B. subtilis*를 투여하면 암모니아 농도와 어류 사망률이 현저하게 감소되었다.

그람 양성균, 특히 *Bacillus* spp.는 다량의 유기물을 박테리아의 바이오매스 또는 슬라임(점액)으로 전환시키는 그람 음성 박테리아와 비교할 때, 유기물질을 보다 효율적으로 이산화탄소로 전환시킬 수 있다 .

양식장에서 이와 같은 미생물을 이용하여 수질을 개선하고, 양식장에서 폐수를 정화하는 것은 수질이 악화된 지역에서 도움이 되는데, 물은 처리 후 양식을 위해 재사용될 수 있기 때문이다.

부세(*Pseudosciaena crocea*)에서 분리된 probiotic 박테리아 *Bacillus licheniformis*는 암모니아 수준을 현저하게 감소시켰을 뿐만 아니라, 폐수에서 미 섭취된 사료의 전분과 단백질도 크게 감소시켰다.

지수양식의 폐수 정화를 위한 프로바이오틱스 기술에 대한 지속가능한 지역사회 개발(SCD)의 연구는 엽록소-a 수준의 감소 경향뿐만 아니라, 질산 및 암모늄 농도에서 85.2% 감소를 나타냈다. 실제로 프로바이오틱스는 물속의 미생물 종의 조성을 증가시키고, 수질을 향상시킬 수 있다. 또한, 수중 환경에 프로바이오틱스를 첨가한 후에 수질이 좋을수록 용존 산소, pH 및 온도와 같은 환경 매개 변수를 잘 제어할 수 있기 때문이다.

그러나, 채널 메기의 양식에서 일부 probiotic 종(*Bacillus, Rhodopseudomonas, Nitrobacter, Cellulomonas, Pseudomonas* 및 *Enterobacter*)을 사용하여 수질개선에 성공하지 못한 사례도 있다.

결과적으로 질산화를 제외하고는 수질에 미치는 probiotics의 영향을 조사한 연구 실적이 제한적이고, 작용 메커니즘에 대한 이해는 아직도 초기 단계에 있는 실정이다.

3.2. 어류 병원균에 대한 억제 활성

프로바이오틱은 자연 살해 세포, 단핵백혈구, 대식 세포 및 호중구와 상호작용할 수 있기 때문에 타고난 면역반응을 강화시키는 데 효과적이라고 여겨진다.

다양한 어류에서 대식세포, 림프구, 적혈구 및 과립구의 수를 증가시키는 능력이 보고되었으며 죽은 probiotics도 여러 가지 장점이 있다고 생각된다. 따라서 프로바이오틱스는 병원성 미생물에 의한 다양한 감염으로부터 숙주를 방어할 수 있다.

틸라피아(tilapia) 양식에서 주요 문제점 중 하나인 연쇄상구균 증(*streptococcosis*)의 통제는 프로바이오틱에 의한 인공 사료의 영양강화 결과로 가능하였으며, 따라서 프로바이오틱스는 병원성 미생물에 의한 다양한 감염으로부터 숙주를 방어할 수 있다고 보여진다.

3.2.1. 해양 어류 치어의 비 특이적 방어의 개선

어류의 피부는 수중 환경에 지속적으로 노출되기 때문에 점막 상 세포는 첫 번째 방어 계통으로 간주된다. 면역 세포와 분자의 범위는 피부 관련 림프조직, 아가미 관련 림프조직 및 장 관련 림프조직에 의해 조절되는 어류의 점막 상피와 관련된 면역계를 특징으로 한다.

해산어류의 치어 배양은 많은 복잡하고 알려지지 않은 원인으로 인해 높은 사망률이 문제가 되었다. 이는 부화 후 초기 면역계가 완전히 성숙되지 않았기 때문에 병원성 미생물이 유행성 사망률의 중요한 원인이 될 수 있다. 배양수를 통한 probiotic의 투여는 표피 점액층이 치어와 수생 환경 사이의 주요 경계면을 구성하기 때문에, 비 특이적 방어를 향상시키고 자극할 수 있을 것이다.

대서양넙치(*Hippoglossus hippoglossus* L.)에서 난과 치어의 배양수에 프로바이오틱스 세균인 *L. plantarum*을 첨가한 후에 유의하게 높은 치어 생존율이 확인되었다.

3.2.2. 곰팡이 감염 치료

담수 환경에서 주요 질병 중 하나인 사프로레그니아 증은 곰팡이 감염에 기인하며, 어류양식장에서 심각한 경제적 손실을 일으킬 수 있다. 여러 연구에서 여러 가지 항 진균제가 이 질환을 치료하는 데 사용되었다.

프로바이오틱 균주 *Aeromonas media* A199에 의한 *Saprolegnia parasitica*(물곰팡이병)억제 효과는 심각한 겨울 감염을 일으키는 곰팡이 *Saprolegnia parasitica*가 실험 조건 하에서 장어(*Anguilla australis*)와 은색농어(*Bidyanus bidyanus*)의 두 종에 나타났으며, 이 모든 연구에서, 물에 프로바이오틱을 첨가했을 때 피부로부터 균사가 탈리되는 효과가 나타났다.

4. 연구 한계와 미래의 전망

양식에서의 높은 이익은 항생제와 화학 물질에 대한 대안으로 프로바이오틱스를 사용함으로써 얻어지고 있으므로, 이 성과에 있어 조사가 부족한 문제를 해결하기 위해 더 많은 연구가 필요하다.

이러한 문제 중 하나는 다양한 관리방법의 효율성에 관한 것으로서, 이 문제는 양식산업에서 현재 프로바이오틱스에서 핵심 요소로 간주될 수 있다.

일부 연구는 물을 통한 probiotic 투여의 고효율을 가리키지만 잠재적인 방법으로서 양식 시스템의 수층에 대한 probiotics의 직접 첨가는 다른 적용 방법에 비해 조사가 매우 미진하다. 또한, 이 방법은 먹이에 투입된 어류에 의한 것보다 프로바이오틱의 흡수가 해양환경에서 보다 효과적이기 때문에, 다른 해양어류에서의 물을 통한 프로바이오틱스 투여에 대한 더 많은 연구가 수행되어야한다.

이러한 첨가물의 환경적 안전성에 관한 더 많은 연구가 필요할 것으로 보인다. 물 첨가제로서의 프로바이오틱스 투여 분야에서 가장 큰 문제는 수생 환경에서 암모니아성 질소를 조절하는데 필요한 프로바이오틱스의 양 사이의 관계를 포함한다.

마찬가지로, 물고기 양식에서 효모가 프로바이오틱스로서의 유익한 효과를 얻었음에도 불구하고, 사육 용수에서의 투입에 대한 정보는 별로 없다.

바이오플록 시스템에서 프로바이오틱스의 적용은 새우 생산의 개선에 효과적임이 증명되었다. 우리가 아는 한, 물고기 양식에 프로바이오틱 기술과 생균제가 결합된 효과를 조사하기 위한 연구는 아직 수행되지 않았으며, 이 투여 경로에 대한 연구에는 다른 분자 생명공학 도구가 포함되어야 한다. 따라서 추가 연구는 물 첨가제로서의 프로바이오틱스 적용의 효능에 대한 더 나은 이해를 얻기 위해 이 새로운 도구에 초점을 맞추어야 한다.

5. 결론

수생 환경에서 치료제 및 사료 첨가제의 투여는 육지 방식과 비교하여 한계가 있다. 그것이 이 분야에 적용되는 전략이 양식과 관련된 연구의 주제가 된 이유이다.

probiotics는 수질을 개선하고, 스트레스에 대한 내성을 높이며, 고품질의 수산물을 생산할 수 있는 잠재력을 지니고 있기 때문에, 성공적인 양식을 촉진시키는데 효과적이라는 것이 입증되었다. 이러한 모든 이점에 관해서는, probiotic 투여의 경로가 더 조사될 필요가 있다.

전문가들은 어류, 양식 체계 및 기타 모든 요소의 연령과 크기에 따라 최선의 관리 방법을 선택해야 한다고 제안했다.

물에 프로바이오틱스를 직접 첨가하는 것이 여러 연구에서 효과가 있는 것으로 나타났지만, 프로바이오틱스가 사용되는 모든 경우에 있어서 최선의 방법으로 제안될 수는 없다.

결론적으로, 집중적인 생산을 위해 경제적으로 허용되는 치료법을 개발하기 위해서는 물을 통한 probiotic 투여 분야에서의 지속적인 추가 현장연구가 필요하며, 결과는 사용된 다양한 probiotics의 품질에 따라 다를 수 있다는 점을 항상 고려해야한다.

제3절 양식에서의 질병 통제를 위한 생물학적 접근(장점, 한계 및 과제)

비록 양식업 활동이 지난 30년 동안 큰 발전을 이룩했지만, 전염병은 더욱 심화될 수 있는 최대이 제한 요인이 되었다. 최근 항생제 사용으로 인해 항생제 내성이 널리 퍼지기 시작했기 때문에 환경 친화적인 대안을 찾는 것이 시급한 과제이다.

이런 시도는 대부분은 아직 연구 개발 단계에 있지만, 일부는 현장적용 시험에서 유망한 결과를 보여주었다. 따라서 이러한 접근법의 작용 메커니즘에 대한 더 나은 이해는 유익한 특성을 확대하는데 도움이 될 것이다.

1. 양식 체계에서 생물학적 방제 전략의 개발과 실행의 중요성

양식업은 전 세계적으로 점점 더 중요한 식량원이 되었다. 유엔 식량 농업기구(FAO)에 따르면, 2004년 31.1%에서 2014년에 어류 생산량이 44.1%로서, 총 73.8백만 톤의 세계 양식생산량이 증가했다. 그러나 이러한 양적성장은 몇 가지 전염병의 출현을 동반하는 결과를 가져왔다.

양식은 대개 대규모 생산 시설을 필요로 하기 때문에 고밀도 동물 군은 감염의 출현과 확산에 이상적인 조건을 제공하여 심각한 경제적 손실을 초래하게 된다.

환경악화는 특히 질병이 병원체의 숙주와 환경의 상호 작용을 방해하여 발생하기 때문에 양식에서 감염성 질병의 유행을 초래할 수 있다.

항생제가 예방 및 치료제로 흔히 사용되었지만 동물 및 인간에서 광범위하게 사용됨으로 인해 항생제 내성 세균의 출현과 지속성 및 확산을 초래하였다.

최근 영국 정부 보고서에 따르면 항생제 내성 세균에 의한 감염으로 매년 700,000명이 사망하고 있으며, 적절한 조치가 취해지지 않으면 2050년까지 매년 1천만 명의 사망자가 발생할 것으로 예상되고 있다.

양식에 항생제를 사용하는 것은 현지 규정에 따라 다르며, 이는 크게 다를 수 있다. 유럽, 북미, 일본에서는 사용에 대한 규제가 엄격하며, 단지 몇 가지 물질에 대해서만 허가된다.

그러나 개발도상국은 세계 양식 생산량의 90%를 차지하고 있으며, 많은 국가에서 특정 규정이 부족하다. 예를 들어, Oceana의 최근 보고서에 따르면 칠레 연어 양식장에서의 항생제 사용량은 수확된 바이오매스 톤 당 900g이며 노르웨이에서는 0.17g/톤 이었다고 보고되었다.

예방 접종은 전염병에 대해 취할 있는 통제 전략이지만, 그 효능은 완전히 면역능력이 없기 때문에 어린 물고기에 적용할 때 종종 제한적이거나 효과가 없다.

또한, 예방 접종은 장기간에 걸친 면역 증진 능력을 갖지 않기 때문에 양식 갑각류와 연체동물에게는 적합하지 않다.

발달 초기 단계에서 백신은 효과가 낮고, 일부 종에서는 진정한 적응 면역반응이 없기 때문에 상용화 전에 복잡한 과정으로 인해, 양식에 대한 마케팅 허가가 있는 백신의 수가 제한되어있다.

이러한 사실을 고려하여 양식 종의 건강과 복지를 증진시키기 위한 몇 가지 생물학적 방제전략이 제안되었다.

2. Probiotics, Prebiotics, Synbiotics 또는 Postbiotics의 응용

미생물에 노출된 동물과 노출되지 않은 동물 간의 비교 분석 결과, 미생물이 다양한 숙주의 기능에 실질적으로 관여한다는 사실이 밝혀졌다.

이러한 연구에서 얻은 증거는 장내 미생물이 병원균에 대한 영양학적 효과와 예방 효과를 제공하며, 면역반응의 발달과 분화에 기여하여 프로바이오틱스의 사용을 통해 촉진된다는 결과를 제시한다.

그들의 작용 메카니즘에 기초하여, probiotics는 항생물질의 생성, 이용 가능한 공간과 양분에 대한 경쟁, 독성 유전자 발현의 억제, 또는 쿼럼센싱의 방해에 의해 병원체에 대한 적대적인 환경(길항작용)을 만들 수 있다.

프로바이오틱스의 항균효과는 천연 항생제, 박테리오신, 지방산, 과산화수소, 용균 효소 또는 유기산의 생산과 관련될 수 있다. 특히, 박테리오신은 박테리아에 의해 생성된 리보솜으로 합성된 항균 펩타이드이며 밀접한 관련 세균 균주에 대해 살균 또는 세균 억제 효과를 갖는다.

이 펩타이드는 박테리오신 생성이 항생제 내성 유전자를 가지고 있을 수 있다는 연구가 있지만, 질병 통제를 위한 이상적인 후보 물질이 될 수 있는 여러 가지 특성을 가지고 있다.

박테리오신은 신호 펩타이드로서 중요한 역할을 하며, 쿼럼센싱(박테리아 세포가 서로 상호 작용하고 바이오필름 형성과 같은 특정 행동을 조정하는 화학적 방법)을 통해 다른 박테리아와 소통하며, 세포의 숙주 면역계와 함께 소통한다.

잘 알려진 박테리오신인 Nisin은 현재 유럽 연합과 미국을 포함하여 80개국 이상에서 식품방부제로 승인된 박테리오신 중 하나이다.

최근의 연구에 의하면 *Lactococcus lactis* sub sp. *cremoris* WA2-67은 무지개 송어(*Oncorhynchus mykiss*)에서 *Lactococcus garvieae*에 대한 방어를 하였고, Nisin Z는 이 보호에 중요한 역할을 했다

마찬가지로, 프로바이오틱 박테리아에 기인한 유익한 효과들 중에서 숙주 면역계와 상호 작용하는 그들의 능력은 어류와 패류를 감염으로부터 보호하는 중요한 기작으로 인식되어 왔으며, 이는 시험관 내 및 생체 내 연구에서 증가하고 있다.

프로바이오틱 박테리아는 면역세포의 조절, 활성화, 성장 및 분화에 관여하는 중요한 화학 메신저인 프로 및 염증성 사이토카인의 생산을 조절할 수 있다.

예를 들어, *Lactobacillus plantarum* sub sp. *plantarum*의 먹이 투여는 무척추 송어의 head kidney(전신)에서 여러 사이토킨의 발현을 자극하고, 장내 인터류킨 8 (IL-8) 발현을 증가시킬 수 있을 뿐만 아니라, *Lactococcus garvieae* 감염에 대한 보호를 담당하는데 효과적이었다.

또한 *Lactococcus lactis*와 *Lb. plantarum*의 먹이 투여는 넙치(*Paralichthys olivaceus*)의 장에서의 사이토카인 유전자 발현의 증가와 *Streptococcus iniae* 감염에 대한 증가된 저항성을 나타냈다.

Bacillus subtilis 균주의 먹이 투여가 면역 관련 유전자의 발현을 증가시키고, 흰다리새우 *Litopenaeus vannamei*의 질병저항성을 증가시키는 등 갑각류에서도 유사한 결과가 관찰되었다.

prebiotic은 위장관에서의 선택적 신진대사를 통해 유익한 효과를 가지며, 미생물의 구성에 특별한 변화를 허용하는 소화가 불가능한 식품성분이다.

프리바이오틱스가 장내 생태계 내에서 프로바이오틱스와 같은 유익한 박테리아의 번식과 성장을 촉진할 수 있다는 점을 감안할 때, 상피 세포 표면의 동일한 당결합체를 경쟁시키고, 점액, 단쇄지방산 및 사이토카인의 생성을 개선함으로써 병원성 박테리아의 수를 감소시킬 수 있다.

프리바이오틱 중에서도 mannan-oligosaccharide, fructo-oligosaccharide, short-chain fructo-oligo saccharides, inulin, chitosan oligosaccharide, galacto-oligo saccharides, arabino-xylo-oligo saccharides 및 isomalto-oligosaccharides는 양식에 유망한 결과를 보여주었다.

최근의 연구는 저 분자량 알긴산 염의 먹이 투여가 *Streptococcus agalactiae*에 대한 더 좋은 성장도, 면역반응 및 내성과 같은 기작을 통해 틸라피아(*Oreochromis niloticus*)에 유익한 효과를 부여한다는 것을 입증했다.

astragalus polysaccharides와 chitooligosaccharides를 단독으로 또는 혼합하여 급이하면, 배스 치어(*Micropterus salmoides*)에서 면역반응과 질병 저항성이 증가한다.

결론적으로, 이러한 연구들은 프로바이오틱스와 프리바이오틱스가 양식 시 항생제에 대한 이상적인 대안이 될 수 있음을 시사한다.

그러나 프로바이오틱스는 항생제 내성 획득으로부터 면제되는 것이 아니며, 많은 수의 살아있는 박테리아를 양식 체계에 첨가하는 장기적 효과는 이 박테리아들이 높은 수준의 항생제 내성 유전자를 가지고 있기 때문에 의문이 제기되고 있다. 따라서 수평유전자 전이의 잠재적 악영향을 고려해야한다.

항상성과 질병 상태 모두에서 장내 미생물 군에 대한 진보된 기술의 발전은 합리적으로 디자인된 접근법(최적 용량 및 섭취 기간과 같은)의 개발에 크게 기여할 것이다.

그러한 기술은 치료 및 예방을 위한 실행 가능한 전략으로서 시너지 효과의 조합(Synbiotics)의 개발 및 최적화뿐만 아니라 대사부산물(Postbiotics)의 사용을 확대해 줄 것이다.

실제로, 비 활성화된 프로바이오틱 제제 또는 포스트바이오틱스는 프로바이오틱스 생존에 대한 흥미로운 대안으로 나타난다.

4개의 비 활성화된 프로바이오틱 균주의 먹이 투여는 무지개 송어의 절창증에 대한 보호를 가져왔다. 최근의 연구는 열 사멸된 *Lb. plantarum*과 b-glucan의 먹이 공급이 참돔 치어의 성장 성능, 소화력 및 면역반응에 중요한 상호 작용을 한다는 것을 증명했다.

마찬가지로 Synbiotics를 보충하였을 때, 성장도와 생존율에 대한 유망한 결과가 나타나고 있다. 예를 들어, *Pediococcus acidilactici*와 galacto-oligosaccharides의 먹이 투여는 무지개 송어의 치어에서 면역 반응과 병 저항성에서 개별적으로 투여할 때와 비교했을 때, 상승 작용이 증가하는 것으로 보고되었다.

kefir(티벳 버섯)와 저 분자량 알긴산 나트륨이 함유된 Synbiotic 먹이가 투여되었을 때, 나일 틸라피아에서도 비슷한 결과가 관찰되었다.

3. 박테리오파지 치료

20세기 초 발견된 이래로 박테리오파지는 세균 감염을 치료할 잠재력이 뛰어났으나, 항생제 발견 후 곧 관심을 잃게 되었다. 그러나 항생제 내성 세균의 증가하는 유행은 환경 친화적인 대안을 통해 병원체를 제어하기 위한 항균제로서의 활용에 대한 새로운 관심을 불러 일으켰다.

파지는 라이프 사이클 (Life cycle)에 따라 *용원(온혈)파지 및 용균(독성) 파지로 분류될 수 있다.

* **용원파지** : 숙주세포를 파괴하지 않는 파지

용균파지는 감염된 박테리아를 빠르게 용해시킬 수 있는 능력과 감염 중에 바이러스의 숫자를 증가시킬 수 있는 능력이 있어 잠재적인 생물학적 조절제가 될 수 있다. 또한, 파지는 전형적으로 종 또는 균주 수준에서 박테리아 표적에 대해 매우 특이적이며, 이에 의해 공생균에 대한 악영향을 최소화한다.

이러한 특성은 정상적인 미생물에 영향을 미치지 않으면서 선택적으로 제거할 수 있기 때문에 특정 병원체를 제어하는데 유리하다.

경구 투여 또는 복강 내 주사를 통한 *Aeromonas* 파지 pAh1-C 및 pAh6-C의 사용은 미꾸라지의 사망률 감소와 같은 두드러진 보호 효과를 나타냈다.

미꾸라지(*Misgurnus anguillicaudatus*)는 *Aeromonas hydrophila* 감염에 노출되었을 때, 치료 도중 또는 후에도 부작용이 없었다.

Aeromonas salmonicida 감염에 노출된 병어에서, 사망이 발생하지 않은 세네갈서대(*Solea senegalensis*)의 치어에 *Aeromonas* 파지 AS-A를 투여한 경우에도 비슷한 결과가 나타났다.

파지의 숙주 특이성이 파지 요법의 단점으로 간주될 수 있지만, 이것은 파지의 칵테일을 적용함으로써 극복될 수 있다. 비교 연구는 파지 칵테일이 *Vibrio parahaemolyticus*의 번식을 제어하는 면에서 단일 파지보다 더 효율적임을 보여주었다.

마찬가지로, 파지 혼합물을 투여하면 *Vibrio harveyi* 감염에 노출된 타이거 새우(*Penaeus monodon*) 유생의 생존율이 증가되었다. 그러나 항균제의 잠재력에도 불구하고 양식에 파지를 사용하는 것에 대한 몇 가지 중요한 문제가 남아 있다.

박테리아는 파지 흡착 차단, 파지 게놈 주입 금지, 제한 수정 시스템 및 중단 감염 시스템을 포함하여 다양한 기작을 통해 파지에 대해 저항을 일으킬 수 있는 능력을 가지고 있다.

온화한 파지(용원 파지)는 항생제 내성 및 독성 결정 인자를 파지에서 숙주 세균으로 전달할 수 있지만, 용균 파지조차도 알려지지 않은 기능의 유전자를 갖고 있어 원하지 않는 유전자 전달을 일으킬 수 있다. 또한, 최근의 연구는 파지가 형질 전환에 의한 수평적 유전자 전달을 촉진할 수 있음을 보여주었다. 이러한 우려는 이후 연구에서 고려되어야 하며, 정제된 파지 성분(예 : 박테리오 파지의 독소인 라이신 등)의 사용은 이러한 가능한 위험을 피하기 위해 고려될 수 있다.

4. 식물 추출물의 사용(Phytobiotics)

식물 추출물(Phytobiotics)은 비교적 최근에 양식(특히 항균, 항염증, 항산화 및 항기생작용)에 이용되어왔다. 이전의 연구에 따르면 에센샬 오일과 티몰(thymol), 카르바크롤(carvacrol)과 같은 주요 성분은 *Escherichia coli, Staphylococcus aureus, Bacillus cereus* 및 *Salmonella* spp. 에 대해 활성이지만, 이 화합물에 대한 내성을 증가시키는 점성 다당류를 형성하는 *Pseudomonas* spp.에 대해서 덜 효과적이라는 것이 증명되었다

작용 메커니즘은 화학적 구성에 달려 있지만, 대부분의 정유(精油)는 그람 양성

균보다 그람 양성균에 더 높은 살균효과가 있는데, 이는 세포막 구성의 차이로 인해 발생한다.

예를 들어, 연구에서는 에센셜 오일(arvacrol, thymol, anethole 및 limonene과 같은)을 함유한 상업용 사료 첨가물의 투여가 무지개 송어의 *A. salmonicida* 감염에 대한 보호를 부여한다는 것을 입증했다.

또한 허브식물인 오레가노(*Lippia berlandieri*) 또는 님나무(*Azadirachta indica*) 추출물의 먹이 투여는 비브리오 균(*Vibrio parahaemolyticus*) 감염에 노출된 흰다리새우 유생에서 대조군보다 더 높은 생존율을 보였다.

최근 연구에 따르면 저온에서 사육된 메기(*Ictalurus punctatus*)의 성장, 사료 섭취, 라이소자임 및 평균 헤모글로빈 함량은 공급된 먹이와 비교하여 아마인유를 먹이에 첨가함으로써 향상되었다. 또한 일부 에센셜 오일과 그 주요 성분은 또한 안티 쿼럼센싱(anti-quorumsensing)활동을 보여준다. 그 중에서도 신남알데히드(cinnamaldehyde, 계피알데히드)는 가장 많이 연구된 에센셜 오일 성분 중 하나이다. 예를 들어 3,4-dichloro-cinna-maldehyde가 *Vibrio* 종의 쿼럼센싱을 감소시켜, 독성을 조절하는 능력은 선충 모델을 사용하여 증명되었다.

몇 가지 비브리오가 어류, 새우, 굴 및 기타 패류의 기회균인 것은 잘 알려져 있으며, 이러한 필수 오일성분은 양식에 흥미로운 생물학적 방제전략이 될 수 있다.

5. 쿼럼센싱 간섭, 방해

Quorumensensing(QS)은 박테리아의 독성물질 생산, 생물막 형성 및 생물 발광과 같은 집단적 행동을 조정하기 위한 박테리아 군집 밀도에 대한 반응으로 유전자 발현을 조절하는 미생물 세포 대 세포 통신의 메커니즘이다.

박테리아의 QS 시스템은 일반적으로 그람 양성 박테리아에서 LuxI / LuxR 형 QS, 그람 양성균에서 올리고 펩타이드 2형 유형 QS, (iii) 그람 음성균과 그람 양성균에서 luxS로 코드된 자가 유도인자 2 (AI-2) QS이다. 이러한 메커니즘의 발견은 QS 간섭이라고 불리는 QS를 소멸시키는 화합물 또는 효소의 동정 및 특성 규명을 가능하게 하였다.

일부 연구는 QS 간섭이 유망한 치료 방법임을 나타내며, 양식 체계에서 질병을 예방하기 위한 잠재적 전략으로 간주될 수 있다. 실제로 여러 식물, 조류 및 박테리아가 여러 박테리아의 QS 신호를 모방한 화합물을 생성하여 박테리아 QS 및 그 통제된 활동을 방해한다.

정제된 리모노이드, 특히 아이솔리민산과 Ichangin(유자)은 반응 조절인자 lux O의 발현을 조절함으로써 *V. harveyi* 세포-세포의 신호채널과 생물막 형성을 방해하는 능력을 보였다.

QS 간섭은 병원성을 약화시키는 유망한 대안을 제공하지만, 박테리아는 QS 억제제에 대한 내성을 진화시킬 수도 있다. 그러나 박테리아들이 QS 저해제에 대한 저항성을 개발할 가능성은 기존의 항생제보다 더 낮을 것으로 예상되었다.

6. 결론

항생제 저항성은 전 세계 공중 보건에 있어 매우 심각한 위협요인으로서 각기 다른 수준의 조치가 필요하다. 양식에서 어류 및 조개류를 보호하기 위해 항생제가 널리 사용되었기 때문에 양식활동은 이러한 위협으로부터 자유롭지 않다. 따라서 항생제 내성의 출현과 확산을 완화하기 위한 적절한 전략이 수립되어야 한다.

*probiotics, prebiotics, Synbiotics, Postbiotics, Phytobiotics, bacteriophages 및 QS 간섭은 양식을 질병으로부터 예방하고, 질병을 방제하기 위한 환경 친화적인 전략으로 간주될 수 있다.

> * Postbiotics : 유산균 등의 활동에 의해 생성되는 부산물(유기산, 박테리오신, 탄산물질 등)

이러한 전략의 대부분은 유망한 결과를 보여 주었지만, 그 메커니즘에 근거하여 가장 적절한 전략을 선택하기 위해서는 특히 실무 차원에서 추가적인 연구가 필요하다.

어류 및 패류 면역 체계가 일반적으로 특정 미생물 성분(예 : 프로바이오틱스, 포스트바이오틱스 등)에 어떻게 반응하는지에 대한 더 진보된 연구는 질병 예방 및 치료를 위한 적절한 전략을 설계하는 데 사용될 수 있다. 최근 메타게노믹스(metagenomics) 및 메타트랜스 크립토메틱(metatranscriptometic)과 같은 고 처리 시퀀싱 기술의 발전은 이러한 목표를 달성하는 데 도움이 될 수 있을 것이다.

제4절 양식과 관련된 프로바이오틱스와 프리바이오틱스

면역조절에서의 프로바이오틱스 및 프리바이오틱스의 효과, 즉 선천성, 세포성 및 체액성 면역반응의 자극을 나타내는 문헌이 빠르게 증가하고 있다. 프로바이오틱스는 경구적으로 투여되는 살아있는 미생물로 간주되어 건강상의 이익을 가져오게 된다.

probiotics는 숙주에서 유익한 건강 효과를 발휘하는 특정 숙주의 부위에서 미생물군(이식 또는 집락에 의한)을 변경하기에 충분한 양의 미생물이다.

한편 prebiotics는 장내 세균을 증진시켜 숙주의 건강을 향상시키는 소화되지 않는 섬유를 지칭한다. 프리바이오틱스의 유익한 효과는 장내 공생균의 발효에서 유래한 부산물 때문이다.

probiotics 및 prebiotics에 기인한 많은 건강 효과 중 면역계통의 조절은 가장 기대되는 혜택의 하나이고, 국소면역과 면역계를 자극하는 기능은 주목할 만하다.

그들은 식균작용의 활성화, 호중구의 활성화, 대체 보체계의 활성화, 라이소자임 활성의 증가 등을 포함하여 숙주의 타고난 면역반응을 직접적으로 향상시킨다.

면역당으로 작용하는 프리바이오틱은 어류와 어패류의 타고난 면역체계에 직접적으로 영향을 미치며, 따라서 프로바이오틱스와 프리바이오틱스는 수생동물의 건강 증진을 촉진하는 면역조절 작용에 영향을 미치게 된다.

1. 서론

숙주에 유익한 효능을 갖는 프로바이오틱스 및 프리바이오틱스를 포함한 다양한 유용한 사료 첨가제가 양식장에서 여러 질병을 퇴치하고 성장을 개선하기 위해 사용되었다.

이는 크기와 체중 증가를 증가시키는 것을 포함하며, 어떤 경우에는 대체 항균 화합물의 역할뿐만 아니라 숙주의 면역 반응을 자극한다.

pobiotics는 위장 미생물 군락을 조절하는 미생물로서 사료 첨가제에서 살지만, prebiotics의 비 소화성 사료 첨가제는 유익한 위장관 박테리아의 활동 또는 활성을 자극한다.

이 두 가지 모두 수생 동물의 생산, 건강 및 질병 저항성 개선을 보여주는 광범위한 관심을 받았다. 또한 다양한 건강 및 성장 촉진 혼합물에서 평가된 먹이 첨가제의 새로운 전략 개발에 대한 연구가 증가했으며, probiotics, prebiotics, Synbiotics, Phytobiotics 및 기타 기능성 먹이 첨가제에 대한 다양한 연구가 진행되고 있다.

프로바이오틱스 미생물은 양식대상종의 성장 증가, 소화촉진, 전염병의 억제 및 억제와 같은 많은 목적을 위해 제공된다. 면역조절과는 별도로 probiotics는 살아있는 유기체에서 다양한 작용방식을 가지고 있다고 믿어진다. 예를 들어 육상 동물의 경우, 그들은 억제분자를 내놓거나 유기체의 소화관 내 공간, 영양소 또는 산소에 대한 직접적인 경쟁을 통해 잠재적인 병원체를 경쟁적으로 배제한다.

그러나 수생 동물에서 *Brevibacillus brevis*, 유산균, *Vagococcus fluvialis, Vibrio harveyi*는 위장관의 점막 상피에 머물면서 병원균에 저항하는데 도움을 준다. 그러나 probiotics가 소화관에 머물지 않고 배설된다는 보고도 있었다.

프로바이오틱스의 또 다른 작용 방식은 알긴산 분해 효소, 아밀라아제와 프로테아제와 같은 효소 형태로 음식물의 소화력을 향상시킨다는 것이다. 그들은 또한 동물의 건강에 긍정적인 영향을 주는 지방산, 비오틴, 비타민 B_{12} 등의 영양소 생산을 촉진한다.

이들은 또한 숙주에게 유익한 효과를 제공할 수 있는 장내 미생물 균형을 개선하기 위한 보조 식품으로 사용되며, probiotic 박테리아는 면역 자극제 효과가 있는 것으로 알려져 있다.

전통적으로 특정 프리바이오틱은 숙주에서 장내 유익 박테리아를 증가시키는, 소화가 안 되는 섬유질이다. 나중에 다른 종류의 기능성 다당류가 추가로 제안되었는데, probiotic의 생산보다는 면역체계를 직접적으로 자극하는, 이른바 면역당(immunosaccharide)의 역할을 하게 된다.

fructooligosaccharide, mannanooligosaccharide, inulin 또는 b-glucan과 같은 프리바이오틱은 잘 알려진 면역당이다.

프로바이오틱스는 사료전환 효율을 높이고, 어류 및 새우의 체중을 증가시키며 병원균으로부터 보호를 제공하고, 병원균을 예방하기 위한 경쟁적 배제, 유기산, 과산화수소, 항생제 생산, bacteriocin, siderophores 및 lysozyme 등을 생산하는 작용을 하는 것으로 밝혀졌으며 또한 물고기의 면역반응을 조절한다고 알려졌지만 기존의 문헌은 아직 프로 및 프리바이오틱스가 숙주에게 안전하다는 증거가 아직은 부족하다.

결과적으로, 장기간 보관 또는 반복적인 계대배양 중에도 유익한 효과를 유지하는지와 투여하는 동안 생존 및 유전적 열성화 가능성은 여전히 의문스럽다. 다수의 프로바이오틱스 및 프리바이오틱스가 상업적으로 이용 가능하고 사용 중에 있다. 이러한 제품의 사용과 관련하여 추가 비용이 발생하지만, 생산 효율성을 개선하고 질병 발생률을 감소시키면 이러한 비용을 상쇄할 수도 있다.

Synbiotic이라고 불리는 프로바이오틱스와 프리바이오틱스의 동시 투여의 또 다른 가능한 방법은 위장관(GIT)에서 살아있는 미생물 보충제의 생존과 이식효율을 개선하기 위한 것이다. 그러나 양식에 적용된 Synbiotics에 대한 정보는 세계적으로 매우 빈약한 실정이므로, 향후 집중적으로 연구되어야 한다. 프로 및 프리바이오틱스가 제공하는 모든 이점이 확인되어야 하고 양식장에서의 이점이 확정된 후에만 일반적으로 적용할 수 있다. 지난 10년 동안 양식과정에서 병원균 통제를 위해 가능성을 시험하려는 프로바이오틱스와 프리바이오틱스의 적용사례가 증가했다.

따라서 어류와 패류의 타고난 면역 체계를 직접 자극하는 프로바이오틱스와 프리바이오틱스의 면역 조절 작용에 중점을 두며, 또한 선천성 및 세포성 면역 반응의 정확한 특성과 관련하여 프로바이오틱스 및 프리바이오틱스 연구에 사용되는 절차를 표준화할 필요가 있다.

2. 프로바이오틱스

probiotics는 처음에는 장내 미생물 균형에 기여하는 유기체 또는 물질로 정의 되었으며 숙주생물의 전반적인 건강을 향상시키는데 도움이 되는 생명체라 할 수 있다.

식량 농업기구 (FAO)와 세계 보건기구(WHO)에 따르면, probiotics는 적절한 양으로 투여될 때 숙주에게 건강상의 이익을 제공하는 살아있는 미생물이다. 양식에 있어 FAO/WHO가 정의한 광범위한 그람양성균 및 그람음성균, 박테리오파지, 미세조류 및 효모는 물과 같은 경로를 통하여 적용되거나 먹이를 통해 공급된다.

FAO/WHO의 정의의 본질은 probiotics가 생체이며, 건강에 유익한 형태로 경구투여되고, 특히 개도국의 양식에서 질병통제에 널리 사용되고 있다.

실제적으로 사료에 첨가되는 즉시 probiotic의 번식과 생존 가능성을 확인하는 제한된 증거가 많이 존재하며, 건강상의 이익은 부정확하게 기술되는 것도 있다. 물론, 먹이 공급 결과, 즉 펠렛화/과립화 및 압출공정은 생존능력에 영향을 미칠 수 있다. 예를 들어, 프로바이오틱 사료를 투여하면 일반적으로 과립/펠렛 사료에 비해 나일 틸라피아의 비 특이적 면역이 향상된 것으로 나타났다.

면역 자극제라고도 불리는 특정 생물학적 화합물을 사용하는 비 특이적 숙주 방어기제의 자극은 질병에 대한 내성과 숙주의 성장을 증가시킨다.

물리적인 장벽과 세포 및 체액 구성 요소를 포함하는 타고난 면역계는 물고기의 자기 방어 무기이다.

프로바이오틱스로서 살아있는 박테리아는 항생제와 화학물질에 대해 번갈아 작용하며, 면역계를 활성화시키는 신호분자로서 기능한다. probiotics는 많은 유익한 효과가 있으며 그중 하나가 면역계의 조절이다. 면역계의 조절에 있어서의 probiotics의 역할은 인간과 동물에서 광범위하게 연구되고 재검토되었다.

이전 연구에서는 어류에서의 프로바이오틱스의 성장촉진 및 질병 예방 능력에 대해서만 다루었다. 그러나 최근 몇 년 사이에 양식에 있어 프로바이오틱스의 면역조절 효과의 방향이 많은 주목을 받고 있다.

다양한 어류에서 많은 probiotics와 어류 내성을 자극하는 유효성을 이용하여 많은 면역학적 연구가 수행되었으며, in vivo와 in vitro 조건 모두에서 주목할 만하다. 한편 프로바이오틱스는 갑각류의 새우와 큰징거미새우 같은 품종에 면역 조절제로 사용되기도 한다.

3. 면역 반응 강화

선천적인 면역 체계는 비 특이적 면역계라고도 알려져 있으며, 다른 유기체에 의한 감염으로부터 숙주를 방어하는 세포와 메커니즘을 구성하는 첫 번째 방어선이다.

probiotics는 타고난 면역 반응을 향상시키기 위해 단핵 식세포(monocyte phagocytes), 단핵 세포, 대식세포 및 다형 핵 백혈구(neutrophils), 자연 킬러(NK) 세포와 같은 면역세포와 상호작용한다.

일부 프로바이오틱스는 다양한 물고기에서 적혈구, 과립구, 대식세포 및 임파구의 수를 증가시킬 수 있다. 동일한 방식으로, 시험관 내 및 생체 내 조건 모두에서의 생균제 활동은 어류에서 B림프구의 증식을 유도하기도 한다. 프로바이오틱 공급에 의한 면역 글로불린의 증가는 어류를 포함한 많은 동물에서 보고된 바 있다.

무지개 송어에서 박테리아인 *Clostridium butyricum*의 경구적 투여가 비브리오에 대한 어류의 저항성을 강화시켜 백혈구의 식균 활성을 증가시킨다는 것이 증명되었으며, *Bacillus* sp. (Strain S11)를 사용하여 홍다리 얼룩새우(*Penaeus monodon*)에서 세포 및 체액성 면역 방어를 활성화시킴으로써 질병의 보호를 제공했다.

박테리아 균주(*Bacillus*와 *Vibrio* sp.)의 혼합 사용은 흰다리새우 치하의 성장과 생존에 긍정적인 영향을 미치고, *V. harveyi*와 흰 반점 증후군 바이러스에 대한 방어 효과를 제공하는데 이것은 식균작용과 항균작용을 증가시켜 면역체계를 자극하기 때문이다. 또한, 젖산균 *Lactobacillus rhamnosus* (ATCC 53103)를 10^5 cfu/g 사료로 투여했을 때, 무지개 송어 (*Oncorhynchus mykiss*)의 호흡 버스트를 자극한다. 그러나 갈색송어 Brown trout(*Salmo trutta*)에서는 면역 글로불린 수치가 증가하였지만, 유산균(lactic acid bacteria, LAB)에서는 *Lactococcus lactis* sp. *lactis*라는 집단의 프로바이오틱스와 *Lactobacillus sakei* 및 *Leuconostoc mesentoids*에 10^6 CFU/g을 공급한 프로바이오틱 그룹에서 사료투여를 2주간 실시한 경우에는 유의한 수준이 관찰되지 않았다. 이와 같은 결과는 대상종과 프로바이오틱 균주의 질에 따라 결과가 상당히 달라질 수 있음을 나타내는 사례이다.

프로바이오틱스는 병원균뿐만 아니라 숙주 면역계를 조절할 수 있는 유익한 박테리아이다. 프로바이오틱스에 의한 면역조절은 도입된 미생물, 숙주 및 공생자의 공동체적 노력의 결과라고 할 수 있다.

숙주는 병원균인지 여부를 병원균 패턴인식 수용체(PRR)를 통해 검출할 수 있는데, 이러한 인식 수용체를 확인하기 위해, 병원성 및 비 병원성 미생물 모두에 존재하는 미생물 관련 분자패턴(MAMP)이 존재한다. 일부 MAMP는 리포 폴리사카라이드(LPS), 펩티도글리칸, *플라젤린 및 미생물 핵산이다.

* **플라젤린** : 세균의 편모를 구성하고 있는 단백질. 아스파르트산, 트레오닌, 달탐산을 대량 함유하고 시스테인, 트립토판은 함유하지 않는다.

PRR에 대한 MAMP의 결합은 세포 내 신호전달 계통을 유발하고 특정 사이토카인의 방출을 촉구하며, 인접 세포로 신호를 전송하거나 항바이러스 성, 암 유발 운동에 대한 효과를 나타낸다. 동일한 기전은 장 점막에서 미생물 공생의 항상성을 조절하며, 게다가 프로바이오틱스는 공생 미생물의 다양성을 형성하고 다양성을 통제할 수 있다.

4. 면역 반응의 메커니즘

4.1. 식균작용

호중구 및 대식세포와 같은 식세포는 항 박테리아 방어에 중요한 역할을 한다.

이 세포들은 호흡기 파열(호흡 버스트 활동)에서 수퍼옥시드 음이온(superoxide anion), 과산화수소(hydrogen peroxide) 및 수산기 라디칼(hydroxyl radical)을 포함하는 반응성 산소종(ROS)의 생산을 통해 박테리아를 섭취하고 죽인다. 따라서 프로바이오틱스는 숙주 내에서 식균을 효과적으로 유발할 수 있고, 유산균(LAB) 그룹에 의한 식균 작용을 향상시킬 수 있다.

식균작용은 *L. rhamnosus, L. acidophilus* 및 *L. lactis*와 같은 유산균에 의해 여러 동물에서 관찰되었다. 틸라피아(*Oreochromis niloticus*)에서 *L. hamnosus*의 2주간 섭취는 식균작용을 상당히 자극한다.

유사하게, 무지개송어 *O. mykiss*에서 *C. butyricum* 박테리아의 경구 투여는 또한 식균작용을 증가시키는 것으로 보고되었다. 무지개 송어에서는 4주 후에 대조군에 비해 증가된 활성이 확인되었고, 또한 무균 송어에서 프로바이오틱 급이 시작 2주 후에 *Vibrio anguillarum*에 대한 가장 높은 활성이 관찰되었다.

4.2. 호흡 버스트(respiratory burst) 활동

호흡 버스트 활동은 물고기의 타고난 방어 메커니즘이다. 어류에서는 probiotics가 비 특이적 세포의 보호에 중요한 역할을 하는 식세포의 호흡 파열을 향상시키는 것으로 보고되었다.

젖산균(LAB 4012)을 급이한 2주간은 먹이 사료에서 말초 혈액 림프구(PBL)의 호흡파열을 현저하게 개선하고, 광합성 박테리아 접종(RPS ¼ 74.3)에 대한 어류 코비아 Cobia(*Rachycentron canadum*)의 효과적인 보호를 촉발시켰다.

많은 시험관내 및 생체내 연구에서 많은 수생 동물 및 어류에서 다양한 프로바이오틱스에 의한 호흡 버스트 활성이 유의하게 증가하는 것으로 나타났다.

또한 invitro에서 열 충격된 *L. delbrueckii* sub sp. *lactis*와 *B. subtilis*를 5×10^7 CFU/ml의 농도로 먹이면 Gilthead 돔(*Sparus aurata*)의 신장(전신) 백혈구의 활성이 향상된다는 것이 발견되었다. 백혈구의 HK(Head kidney) 호흡 파열 활성은 면역 활동의 지표로서 널리 사용되는 중요한 타고난 면역인자 변수이며, 특히 자극제에 의해 야기될 때 특히 중요하다.

4.3. 라이소자임

라이소자임(Lysozyme)은 타고난 면역 체계의 구성 요소이며 항암, 항바이러스 및 옵소닌화 특성 때문에 방어 메커니즘에 중요한 역할을 한다. 내인성 면역계에서 가장 중요한 살균효소 중 하나이며 감염성 병원체와 싸우는 필수 불가결한 도구이다. 프로바이오틱스는 단독 또는 군집으로 발견되며 경골어류에서 라이소자임 수준을 유발한다.

사료 첨가제인 *L. rhamnosus*(10^9 CFU/g)를 30일 동안 공급하면 무지개 송어에서 라이소자임 활성이 향상된다는 사실이 주목된다. 무지개 송어에서 라이소자임 활성의 자극은 *Kocuria* sp. SM1과 *Carnobacterium divergens* B33으로 2주간 섭취한 후에 관찰되었다. Lysozyme 활성은 열두 개의 급이 그룹 중 세 번째와 네 번째 주에서 유의하게 증가했다.

인도 잉어 *Catla* sp.의 혈장 lysozyme 활성은 대조군에 비해서 다른 probiotic 보조사료를 먹인 4주 후에 유의하게 증가하였다($p < 0.05$). 또한 혈청 라이소자임 함량 이외에도 probiotic은 피부 점막 물고기에서 라이소자임 수준을 증가시킬 수 있다. Taoka 등은 나일 틸라피아 *O. niloticus*에서 경구 보충제와 비교하여 상업적 프로바이오틱스를 물에 공급함으로써 피부 점막에서 현저히 높은 라이소자임 수준을 보고했다. 이러한 결과는 높은 lysozome 활성이 probiotic 공급 어류에서 박테리아 질병을 예방할 수 있음을 시사한다.

4.4. 페록시다아제 및 항 프로테아제 활성

페록시다아제(peroxidase)는 산화 라디칼을 사용하여 병원체를 죽이는 차아염소산을 생산하는 중요한 효소로서 산화성 호흡파열 동안, 페록시다아제는 일반적으로 호중구의 아주르 과립(azurophilic)에서 방출된다.

바실러스 서브틸리스 (*Bacillus subtilis*)와 같은 프로바이오틱스의 영양 보충제는 3주 동안 *L. delbrueckii* spp. *lactis*와 결합하여 높은 혈청 프로테아제 활성을 나타내지만, 지중해 돔 *S. aurata*의 두부신장(전신) 백혈구의 페록시다아제 활성을 향상시키지 못했다.

마찬가지로, *Enterococcus faecium*과 같은 probiotics는 1×10^7 CFU/ml로 40일 동안 매 4일마다 공급된 나일 틸라피아 *O. niloticus*에서 페록시다아제의 혈청 수준을 증가시킨다.

a1-항 프로테아제, a2-항 프로테아제 및 a2 매크로 글로불린을 함유한 혈청에서의 항 프로테아제 활성은 숙주를 침범하기 위해, 특정 박테리아가 분비한 프로테아제의 활성을 억제한다. 이 활동은 일반적으로 높고 예방 접종이나 감염의 영향을 받지 않는다.

Sharifuzzaman과 Austin은 probiotic 종 *Kocuria*의 접종 완료 후, 2주 이내에 무지개송어 *O. mykiss*에서 유의하게 높은 항 프로테아제 활성을 보고했다.

4.5. 보체 활동

보체 시스템은 항체 옵소닌 작용에 의한 병원체 퇴치를 돕는 식세포의 능력을 돕거나 보충하는 면역계의 한 부분이다. 그것은 조절할 수 없고 개체의 평생 동안 바뀌지 않는 타고난 면역계의 일부이지만 적응 면역계에 의해 조절되어 행동을 취할 수 있다.

보체는 선천성 체액성 면역 반응의 주성분이며, 잠재적인 병원균 및 그 제거에 대한 숙주 면역계의 변형에 필수적인 역할을 한다. 보체는 전형적 경로, 대안적 경로 및 렉틴 경로라는 세 가지 방법 중 하나 또는 조합으로 시작된다.

세 경로는 모두 C3와 공통적인 증폭으로 병합되고 종양 경로를 따라 이동하여 병원성 세포를 직접적으로 용해시킬 수 있는 막 공격 복합체를 형성하게 된다.

그루퍼 grouper *Epinephelus coioides* 에서 섭식 30일 후 혈청 C3 농도의 프로바이오틱 처리구가 대조구보다 유의하게 높았다. 또한, 전형적 경로의 핵심 및 렉틴 경로의 주요 구성 요소인 C4는 30일 섭취 후 대조군과 비교하여 프로바이오틱 처리에서 약간 증가했다.

강력한 사료 첨가물인 probiotic *Pediococcus acidilactici*는 56일 동안 열대어 green terror의 혈청에서 보체 대체 활성의 수준을 향상시키는 것으로 나타났다.

4.6. 사이토카인

사이토카인(Cytokines)은 세포 신호전달에서 중요한 작은 단백질의 광범위하고 느슨한 물질인데, 그것들은 세포에 의해 방출되어 다른 세포의 행동에 영향을 주며, 때때로 세포 자체를 생성한다. 사이토카인에는 케모킨, 인터페론, 인터루킨, 림포카인, 종양 괴사인자가 포함된다.

인터루킨-1(IL-1), IL-6, IL-12, 종양 괴사인자α(TNF-α) 및 인터페론 감마(IFN)

와 같은 pro-ammatory cytokines의 생산을 효과적으로 조절할 수 있다.

*L. rhamnosus, E. faecium, B. subtilis*와 같은 probiotics는 무지개송어 *O. mykiss*의 비장과 두부신장(전신)에서 IL-1b1과 TGF b와 같은 탈회성 사이토카인의 프로프를 조절한다.

따라서, 보다 많은 면역 조절을 수반하는 작용 메카니즘을 가진 양식분야에서 프로바이오틱으로 사용하기 위해 다수의 미생물이 고려되어 왔는데, 사균체 등 성분 일부는 그 자체만으로도 면역 자극제로서 작용한다.

5. 프리바이오틱스

면역 자극제의 사용은 비 특이적인 방어 기제의 활동을 증가시킬 수 있고, 선천적 체액성 및 세포 방어 기작을 증진시킴으로써 감염성 질병에 대한 내성을 증가시키고, 간접적으로 수생 동물의 성장을 증가시킬 수 있다. prebiotics는 대장에서 하나 또는 제한된 수의 박테리아의 성장 또는 활동을 자극하여 선택적으로, 그리고 유익하게 숙주에 영향을 주는 소화되지 않는 식품성분이다.

프리바이오틱스는 현저하게 장내 미생물 군을 변경시킬 수 있거나 또는 특정 박테리아의 수를 증가시켜 미생물 군집의 조성을 변화시킬 수 있다. 프리바이오틱스는 단당류, 다당류 또는 올리고당과 같은 분자량 또는 중합도(단당류의 수)에 따라 분류할 수 있는 탄수화물이다.

국제 순수 및 응용 화학 협회의 명칭에 따르면, 올리고당은 3~10개의 단당류를 함유한 당으로 정의된다.

프리바이오틱스의 예는 프룩토 올리고당, 만난 올리고당, 이눌린 또는 β 글루칸을 포함한다.

다양한 육상 동물과 달리, 건강 및 성장 성과에 대한 잠재적인 이익에도 불구하고, 어류 및 패류의 양식에 있어서 프리바이오틱스 사용에 대한 조사는 거의 이루어지지 않았다. 대식세포에서 발현되는 베타글루칸 수용체 상아질-1 수용체와 같은 패턴인식 수용체(PRR)는 프리바이오틱스의 면역조절 활성을 매개로 직접 상호작용을 한다.

이러한 유형의 수용체 상호작용은 면역 세포를 자극하는 NF-KB와 같은 신호전달 분자를 활성화시키며, 당류는 또한 PRRs 미생물 관련 분자패턴(Mamps)의 형식과 상호작용할 수 있는데, 테이코산(teichoic acid), 펩티도글리칸(peptidoglycan),

글리코실화 단백질(glycosylated protein) 또는 박테리아의 피막 다당체(capsular polysaccharide)로 면역반응을 일으킨다.

6. 면역조절 효과

prebiotics는 상피 세포 표면에서 발견되는 동일한 *glycoconjugate와 경쟁하여 대장 상피에서 병원성 미생물의 부착과 침입을 억제하는 특정 공생 균에 대한 성장 인자 역할을 한다. 프리바이오틱스는 결장의 pH를 변화시키고, 장벽 부착을 선호하며, 점액 생성을 개선시키고, 단쇄 지방산을 생성시키며, 사이토카인 생산을 유도한다.

> * glycoconjugate : glycoproteins, proteoglycans and glycolipids 등의 당과 다른 분자와의 결합물, 병원균을 유인·결합시켜 장 점막 부착을 차단한다.

프리바이오틱의 효과는 타고난 면역력을 직접적으로 향상시킨다. 식욕 감소효과는 세포 내 식균 백혈구의 endocytic(세포내 흡입과정) 능력과 비장, 신장, 머리 신장(HK) 또는 다른 임파선 기관에서의 활성 숙주 방어 기전을 갖는 과정이다.

식균작용은 일련의 단계로 발생한다. 미생물은 톨-유사수용체(toll like receptors, TLR)와 같은 PRR에 의해 검출된다. 미생물은 식균 작용으로 먹히는데 Phagosomes는 다양한 proteases(식포)를 포함하고 있는 *lysosomes와 융합되며 미생물은 단백질 분해에 의해 사멸된다.

> * lysosome : 손상된 세포잔해나 불필요한 물질들을 제거하는 세포소기관

또한 T세포에 대한 항원 제시에 이은 항원 가공단계로 T세포 활성화 및 결과적으로 전체 면역계를 유도한다. 일본 넙치(*P. olivaceus*)에 FOS 5.0g/kg을 56일 동안 급이하여 라이소자임 활성, 즉 마커(phagocytic percent)와 식균지수(phagocytic index)를 가정한 식균세포의 비율을 분석하였다.

Fructose-oligosaccharide(FOS) 투여는 대조구 먹이군에 비해 라이소자임 활성을 유의하게 향상시켰으나, 식세포 비율이나 식균수를 유의하게 개선하지 못했다. 그러나 FOS와 mannanooligosaccharides(MOS) 5.0g/kg의 혼합물을 먹인 경우, 넙치는 식균활성이 약간 증가했다.

마크로파지는 면역체계의 타고난 적응형 연결을 완성하여 최대 면역 반응을 일으키고, 병원성 미생물을 죽이는데 중요한 역할을 한다. IFN-g의 대식세포와

MAMP 간의 직접 상호 작용은 숙주세포의 박테리아와 PRR에서 활성화된다. 활성화된 대식세포는 종양 괴사인자(TNF), IL-1, IL-12 등과 같은 다양한 종류의 사이토카인과 관계가 있다.

주요 대식세포 활성화 단계는 사이토카인이며 중합효소 연쇄반응(polymerase chain reaction, PCR) 또는 ELISA로 관찰할 수 있다.

활성화된 대식세포 또는 수지상 세포에서 산성 인산 분해효소는 phagolysosomes macrophages의 내부 pH를 떨어뜨리고 내부 산성도를 증가시키는데, 내부 산성도가 높으면 프로테아제(protease)가 활성화되어 미생물 식균활동을 일으킨다.

호흡 버스트 또는 산화성 버스트는 과산화수소, 슈퍼 옥사이드 음이온 및 하이드록실 라디컬과 같은 반응성 산소종의 산화 가능성을 나타낸다. 활성 산소종은 활성화된 식세포에 의해 생성되며, 미생물을 포함한 사료 물질을 죽이거나 분해하는 역할을 한다. 반응성 산소종은 병원균에 대한 숙주의 능력을 보호하기 위해 널리 사용된다.

나일 틸라피아(Nile Tilapia)는 이눌린 5g/kg의 첨가로 헤마토크릿 NBT 활성과 라이소자임 활성을 증가시켰으며, 이는 이눌린이 선천적 면역에 자극효과가 있음을 시사한다. 2개월 동안 이눌린을 섭취한 그룹에서는 NBT 활성과 라이소자임 활성이 통계적으로 유의한 변화를 보였다. 또한 *A. hydrophila*의 항원 투여 후 생존율은 이눌린 투여군에서 증가하였다.

혈청의 보체 시스템은 면역계의 가장 강력한 비(非)-이펙터 세포 반응 중 하나이며, 항원 특이적 항체, 미생물 세포 표면 또는 렉틴에 의해 활성화 될 수 있다.

페놀옥시다제는 Cray fish(가재), 해삼, 새우, 바다 가재와 같은 해양 무척추 동물의 선천성 면역계의 상태를 측정하는데 사용할 수 있다. prophenoloxidase 시스템은 특히 tyrosinases, catecholases 및 laccases를 포함하는 해양 무척추 동물에 대한 보완 시스템으로서 페놀옥시다제는 호흡기 파열 및 옵소닌화에 의한 식균작용을 통해 항균 활성을 향상시키는데 중요하다.

붉은 늪 가재 Red Swamp Cray fish는 FOS 8과 10g/kg을 먹인 경우, 페놀옥시다제, SOD(superoxide dismutase) 및 면역 유전자(crustin 1, lysozyme, SOD 및 prop)의 발현을 유의하게 증가시켰다. 따라서 30일 동안 fructoligosaccharides의 먹이 첨가제를 투입한 결과 *Aeromonas hydrophila*에 대한 생존 기간이 연장되었다.

라이소자임은 b-글리코시드 결합을 N-아세틸 뮤라민산과 N-아세틸 글루코사민으로 가수분해하여 박테리아 벽에서 펩티도글리칸을 분해하는 효소이다. Lysozyme은 점액, 혈청, 내장 및 해양 동물의 알과 같은 많은 분야에서 발견되며, 활성화된 대식세포는 라이소자임의 주요 생산자이다. 카스피안 잉어 치어에 대한 10, 20, 또는 30g/kg을 포함한 프룩토 올리고당의 영향이 조사되었다. 라이소자임 ACH50의 면역 글로블린 수준은 FOS 20g/kg 및 30g/kg 군에서 유의하게 증가되었으며, FOS 10g/kg을 급이한 군에서는 라이소자임 활성만이 개선되었다. 첨가된 FOS는 수준에 관계없이 염분 스트레스 문제에 대한 저항성을 증가시키지만, 3% FOS를 급이한 그룹만이 유의하게 높은 생존율을 보였다.

항체는 B림프구에 의해 생성되며 특정 미생물 항원을 인식한다. 항체는 표면 항원에 결합하고 표적 세포에 부착하는 것을 방지하여 병원균을 중화한다. 항체는 또한 옵소닌 작용을 통해 항체 결합 병원체의 식균 작용을 촉진시키고, 보체 시스템 및 항체 의존성 세포독성 (ADCC)을 활성화시킬 수 있다.

적혈구 수는 물고기의 면역상태를 거시적으로 분석하는데 사용할 수 있는데, 이는 면역 활성화에서 면역세포의 수가 혈액을 증가시키기 때문이다. 혈액의 면역세포에는 호중구, 호산구, 호염기구, 단핵 세포 및 림프구가 있다. 잉어 치어 (11.12±0.55g)에는 0, 0.5, 1, 1.5 및 2.5g/kg의 면역원을 첨가한 사료를 공급한 결과 mannano-oligosaccharides(MOS)와 b-glucan을 함유한 시판 제품에서 백혈구 수치의 모든 보체농도가 크게 증가했다.

prebiotics는 gut-associated lymphoid tissue(GALT, 장 연관 림프조직)에 유익한 효과가 있다.

Inulin, fructooligosaccahrides, mannanooligosaccahrides, galacto-oligosaccharides 및 arabinogalactans와 같은 프리바이오틱스는 영양적인 치료제의 역할을 하며 자연 살해세포, 보체, 라이소자임 및 숙주에서 항체 반응을 자극한다.

7. 결론

어류양식은 주요 양식산업 중 하나가 되었다. 자연 조건에서 서식하는 물고기는 양식어류에 비해 더 많은 종류의 먹이를 섭취하는데, 이 점 때문에 장내 미생물 군집의 다양성을 증가시키기 위해 양식어류에서 우선적인 프로바이오틱스의 투입이 고려될 수 있다.

프로바이오틱스, 프리바이오틱스, 비타민 또는 곡물 추출물과 같은 많은 먹이 첨가제가 이 문제를 보완할 수 있어 양식산업을 번창하게 할 수 있다. 그리고 대부분의 프로바이오틱스와 프리바이오틱스는 수생동물에게 면역조절 효과를 나타낼 수 있다.

따라서 양식을 위한 probiotics와 prebiotics를 향상시키기 위해서는 체액성의 고유한 세포성 면역반응의 정확한 성질과 박테리아의 probiotic으로서의 생존성을 확인하기 위한 추가 연구가 필요한 시점이다.

제5절 *Vibrio harveyi* 감염에 대한 흰다리새우(*Litopenaeus vannamei*)의 면역 반응을 향상시키기 위한 Probiotics, Prebiotics 및 Synbiotics의 적용

이 연구의 목적은 *Vibrio harveyi* 감염에 대한 흰다리새우(*Litopenaeus vannamei*)의 면역반응을 향상시키는 데 있어 probiotics, prebiotics 및 Synbiotics의 효과를 조사하는 것이었다.

연구는 T0 (+) = 양성 대조군, T0 (−) = 음성 대조군, T1 = 1% probiotic, T2 = 2% prebiotic, T3 = Synbiotic (1% probiotic + 2% prebiotic)로 나누어 시행되었다.

연구결과 T3에서 총 면역 세포가 $3.36\pm0.05\times10^6$～$9.32\pm0.05\times10^6$ cells/ml, 식균 활성이 16.48±0.14～77.55±0.22%, T3에서 phenoloxidase 활성이 0.128±0.03～0.591±0.01로 더 높은 면역 반응이 관찰되었으며 결과는 사료 내 Synbiotics의 첨가가 probiotics와 prebiotics의 첨가에 비해 더 나은 면역 반응을 가져왔다고 결론지을 수 있었다.

1. 서론

흰다리새우 *Litopenaeus vannamei*는 인도네시아에서 도입된 새우이다(Briggs *et al*., 2005).

이 종은 지역 어민들에 의해 집중적으로 양식되어왔지만 어민들은 새우가 질병에 자주 감염되었다고 주장하며, 가장 거론되는 질병은 비브리오 균(*Vibrio* spp.) 감염으로 인한 비브리오 병증이다(Sharma *et al*., 2010). 이 질병은 항생제로 치료되었지만 이 방법은 항생제에 내성이 있는 병원성 균주를 발생시켰다(Moriarty 1999). 또한 양식에 항생제를 사용하면 관련된 미생물상의 저항성 빈도가 증가할 수 있으며, 예를 들어 양식 어류를 먹었을 때, 또는 물고기에서 박테리아에 의해 교차 오염된 다른 식품을 섭취했을 때, 물고기에 의해 박테리아가 전염될 수 있다. (Serrano 2005). 따라서 이 문제를 해결하기 위한 가능한 대안으로는 probiotics, prebiotics 또는 Synbiotics의 적용이 있다. Al-Dohail 등 (2009)은 프로바이오틱스가 성장과 질병 저항성을 개선하기 위한 목적으로 양식에 항생제나 화학 약품의 사용을 대체하고 제한하기 위해 일반적으로 사용된다고 언급했다.

그러나 이 방법은 영양 섭취, 성장 및 소화 박테리아의 군집 형성에 있어 경쟁을 포함한 몇 가지 제한이 있다(Lisal, 2005). probiotic 박테리아가 충분한 양분을 얻지 못할 때, 소화관에 있는 박테리아는 배출될 것이다. 따라서 이와 같은 프로바이오틱스의 한계를 극복하기 위한 다른 접근법이 필요하다. prebiotics는 소화할 수 없지만, 장에서 소화 가능한 세균 중 하나 이상의 성장과 활동을 자극하여, 숙주에게 유익한 효과를 제공하는 식품성분이다(Schrezenmeir &de Vrese, 2001).

그러나 이러한 효과는 프리바이오틱이 오래 지속되지 않으므로, 이러한 제한을 극복하기 위해서는 신바이오틱이 필요하다(Lisal, 2005). Synbiotics는 유기체의 소화관에서 유익한 박테리아의 생존과 성장을 지원하는 probiotics와 prebiotics의 균형잡힌 조합이다(Schrezenmeir &de Vrese 2001).

먹이투입에서 프로바이오틱스와 프리바이오틱스의 적용은 성장 성능, 면역계, 질병 저항성, 장 기능 유지 및 소장에서의 미생물 활성에 긍정적인 영향을 미친다 (Merrifield *et al.*, 2010).

예를 들어, Li *et al.*(2009)은 0.2% meisomalto-oligosaccharides (IMO)의 농도에서 *Bacillus* OJ (PB) 10^8 CFU/g을 사용하면 WSSV 질병에 대한 새우의 면역계를 성공적으로 증가시킨다고 보고했다.

probiotic *Bacillus* spp.와 prebiotic MOS는 랍스터 Lobster *Homarus gammarus* L.의 생장율과 생존율을 성공적으로 증가시켰다(Daniels *et al.*, 2010).

또한, Hai & Fotedar(2009)는 사료에 상업용 제품 Bio-Mos®와 β-1,3-D- 글루칸을 첨가하면 깊은홈 새우(*Penaeus latisulcatus*)의 성장, 생존율 및 면역 반응이 증가했다고 보고했다.

따라서 본 연구의 목적은 *Vibrio harveyi* 감염에 대한 흰다리새우(*L. vannamei*)

의 면역 반응에서의 probiotics, prebiotics 및 Synbiotics의 영향을 조사하는 것이다.

2. 결과 및 토론

2.1. 총 혈구수

혈구 총합은 *V. harveyi* 감염 이전에 1주째와 2주째에 증가했다. hemocytes 또한 *V. harveyi* 주사 후 6, 12, 24시간에 증가했지만 주사 후 72시간에 급격히 감소한 다음 주사 후 120시간과 160시간에 다시 증가했다. Anova 테스트는 이 처리가 총 hemocytes ($p<0.05$)에 유의한 영향을 주었는데, T3(1% probiotics와 2% prebiotics를 함유한 먹이를 먹은 새우)에서 가장 좋은 결과가 발견되었다.

hemocyte는 갑각류의 면역체계에서 중요한 역할을 하며, 혈구세포는 식균 작용, 캡슐화, 탈 과립 및 병원균에 대한 응집체의 활동에 관여한다(Sahoo *et al.* 2008).

이 연구는 감염 후 6, 12, 24시간에 hemocytes가 증가한 것으로 나타났는데, 8.06±0.07(10^6 cells/mL)의 값으로 시험구 T3(1% probiotics와 2% prebiotics를 포함한 사료를 먹인 새우)에서 더 높은 hemocytes가 발견되었을 때 감소했으며, 각각 8.6±0.08(10^6 cells/mL) 및 9.32±0.05(10^6 cells/mL)의 값을 보였다.

아마도 새우가 *V. harveyi*에 감염되었을 때, 새우는 병원체가 몸에 들어가는 것을 막기 위해 많은 혈구를 생산했을 것이다. 이것은 병원균 침입의 경우 감염 단계의 징후인 총 혈구수의 증가가 있음을 발견한 Anderson & Siwicki(1995)의 발견과 일치한다.

식작용(phagocitic) 활성의 감소는 아마도 헴 림프에서의 식세포의 감소에 기인한 것 같으며, 세포는 면역체계에 의해 침입된 박테리아 세포와 함께 파괴될 가능성이 크다. *V. harveyi* 감염 후 6시간 후에 보다 높은 phagocitic 활성이 나타났으며, 박테리아가 독성을 분비하기 전에 hemocytes가 *V. harveyi* 병원체와 싸우기 시작했다.

2.2. 식균 작용

식균활성은 새우로부터 가장 흔한 세포 방어 반응이다. 이 반응은 식균작용 과정을 통해 비 특이적으로 항원을 파괴함으로써 항원 침투로부터 스스로를 방어하려는 시도이다.

그 결과, *V. harveyi* 주사 전 2주 동안 식세포 활성이 증가한 것으로 나타났는데, T3(69.78±0.28%)에서 가장 높은 활성이 나타났다.

V. harveyi 주사 후 6시간에 급격히 증가한 후 12시간에서 24시간에 점진적으로 감소하고, *V. harveyi* 주사 후 120시간에서 168시간에 다시 증가한다.

통계 분석 결과, 모든 모니터링 시간에서 T3에서 가장 높은 식세포 활동이 발견되어 시험구 간에는 유의한 차이가 있음이 밝혀졌으며, 이것은 Synbiotics가 probiotics 및 prebiotics에 비해 최상의 결과를 나타낸다. Anova 시험 결과, 처리가 식균 활성에 유의한 영향을 미치는 것으로 나타났으며 ($P<0.05$), T3(1% 프로바이오틱스와 2% 프리바이오틱스를 함유한 사료를 먹인 새우)에서 가장 좋은 결과가 발견되어, 가장 우수한 면역 반응은 새우에 1% 프로바이오틱스와 2% 프리바이오틱스를 함유한 먹이를 먹인 경우에 관찰되었다.

결과는 식세포 활성이 0시간에서 6시간으로 증가한 다음, 120시간에서 168시간에서 감소한 것을 보여준다. 실험 새우에서 식균 활성의 감소는 바이러스에 대항하여 싸우는 식균작용 과정에서 식균세포의 대부분이 파괴되었기 때문에 체액에서 식균세포의 감소로 인해 발생되었다고 보여진다.

이는 타이거 새우 *Penaeus monodon* 에서 식균작용을 연구한 Rengpipat *et al.* (2000)의 발견과 상호 관련이 있다. 유사한 결과가 또한 처리구의 식균지수가 대조군에 비해 더 높은 결과가 흰다리새우에서 보고되었다(Li *et al.*, 2009).

페놀옥시다제 활성의 증가는 새우가 몸에 들어있는 병원체를 인식하고 싸울 수 있는 능력을 증가시켜 새우의 면역체계가 개선됨을 보여준다.

2.3. 페놀옥시다제 활성

페놀 옥시다제는 침입 병원균에 대한 반응으로 갑각류의 멜라닌화 과정에서 중요한 효소이다. 이 연구는 연구기간 동안 phenoloxidase 활성이 증가하여 probiotic 박테리아가 실험적인 새우의 혈구를 자극할 수 있음을 보여 주었다.

Anova 시험은 그 처리가 phenoloxydase 활성에 유의한 영향을 미치고, T3(1% probiotics와 2% prebiotics를 함유한 사료를 먹인 새우)와 T1(1% probiotics를 함유한 먹이를 먹인 새우)이 가장 좋은 결과를 보였으며, 이들 값은 다른 처리구와 유의한 차이가 있었다($p<0.05$).

3. 결론

흰다리새우에서 프리바이오틱스와 프로바이오틱스를 적용함으로써 흰다리새우의 면역 반응이 긍정적으로 나타났으며, 1% 프로바이오틱스와 2% 프리바이오틱스(Synbiotics)를 병용했을 때 최상의 결과가 나타났다. 그러므로 이 조합을 도입하면 흰다리새우의 양식생산량을 늘릴 수 있을 것이므로, 양식현장에서 바로 현장에 적용될 수 있을 것이다.

제6절 양식업 발전을 위한 Synbiotics(Prebiotic 및 Probiotic)의 사용

Synbiotic은 장내 균형, 건강 및 성장을 개선하여 동물 숙주에게 유익한 영향을 미치는 프로바이오틱과 프리바이오틱을 결합한 먹이 첨가제이다.

probiotics는 살아있는 미생물 사료 보충제이며, prebiotics는 장내 세균의 성장과 활동을 자극하여 숙주에게 유익한 소화가 불가능한 식품 성분이다.

연구 결과 장내 세균이 숙주 유기체의 영양 및 건강에 매우 중요한 역할을 한다는 것이 밝혀졌다.

병원균에 대한 저항성 향상, 숙주 면역계의 성장 촉진 및 자극과 같은 긍정적인 효과를 얻기 위해 장내 미생물을 변화시키는 여러 방법이 어류 및 새우에서 연구되었다.

Synbiotics는 수생 생물의 성장 및 사료 효율을 높이기 위해 사용되는 항생제 대신에 사용되며, 인간의 건강에 대한 헤아릴 수없는 위험을 줄이기 위한 노력과도 관련이 있다.

프리바이오틱스의 단독 사용 또는 양식생물과 양식에서의 프로바이오틱과 프리바이오틱의 조합(Synbiotic)에 관한 연구는 다른 사료 재료에서 유래하는 에너지 소비를 향상시키고, 성장을 위한 단백질의 층수를 증가시키며, 숙주 생물의 면역과 내병성을 증가시킨다. probiotic 접근법은 광범위하게 사용되었으며, 따라서 섭취 후 생존력은 여전히 중요한 문제로 남아 있다.

prebiotic은 일부 장내 미생물(*Bifidobacteria* spp. 및 *Lactobacilli*)을 자극하기 위

해 선택되지만, 위장관에서 유익한 세균(*Aeromonas* spp. 및 *Carnobacterium* spp.)의 개체수를 증가시킬 수 있다.

Synbiotic의 개념은 매우 새로운 것으로서, probiotic 및 prebiotic의 단독 사용에 따른 문제를 해결하기 위해 도입되었다. 양식 종에 대한 프로바이오틱과 프리바이오틱스의 사용에 유익한 효과가 있음에도 불구하고, 신바이오틱의 사용에 대한 연구는 여전히 부족하다.

1. 서론

양식업은 세계에서 가장 빠르게 성장하는 양식물을 생산하는 부문 중 하나이며, 1997년에서 2008년 사이에 양식 생산량은 연간 17.8%로 추산된다. 세계 양식 산업은 현재 소비되는 식품의 45% 이상을 차지하고 있으며 많은 국가에서 중요한 경제 활동이 되고 있다. 양식 생산의 강화는 생산 효율성을 증가시키는 하나의 수단이지만, 수질의 악화와 스트레스의 상승으로 인한 양식된 생물체의 감수성을 증가시킨다. 그러나 수산양식의 급속한 발전은 질병의 발생, 사료 효율 및 생장 능력 저하와 같은 문제를 수반하며, 질병 발생, 빈약한 성장 및 높은 사망률은 아프리카 양식산업의 성장을 가로막고 있다.

수생 생물에서 병원균의 성장 및 약제 저항성은 수산 생물의 성장 또는 생존 능력, 사료 효율 및 면역을 증가시키는 것이 목적인 양식 산업에서 가장 중요한 두 가지 관심사이다. 전통적으로 항생제는 수산 동물의 세균성 질병 예방 및 치료를 위해 수산용 사료에서 첨가되었다.

따라서 일부 동물 종에서 숙주에 대해 활용도를 높일 항생제를 투입하여, 장내 미생물을 죽이지만 몇몇 동물 종에서 숙주에 의한 아미노산 이용을 증가시킴으로써 오히려 성장효율을 증가시킨다. 그러나 항생제의 사용은 항생제 처리문제, 환경 미생물 군집의 파괴, 면역 억제 및 소비자를 위한 양식된 생물체에서 항생제 잔류물의 발생으로 인해 저항력이 있는 박테리아 균주가 출현하여 위협이 될 수 있다.

어류 및 새우를 위한 항생제의 사용은 비싸고, 많은 양식장에서는 이용할 수 없으므로 probiotic, prebiotics 및 Synbiotics와 면역자극을 포함한 먹이 첨가제가 주목을 받고 있는 주요 원인이 되고 있다.

기능성 첨가제인 Synbiotics는 먹이에 미생물을 추가하면 탄수화물, 단백질 및 에너지의 최적 사용, 질병에 의한 사망률의 감소, 병원체에 대한 길항작용(적대)에 의한 성장, 더 나은 장내 미생물 균형에 긍정적 효과를 나타내는 것으로서 양식방법에 있어 새로운 개념이다.

Synbiotic은 소화가 불가능한 먹이성분(프리바이오틱)과 살아있는 미생물체(프로바이오틱)의 조합으로 합성된다. Synbiotics는 공생 관계를 형성하기 위해 probiotics와 prebiotics를 결합한 첨가제를 말한다. 이 새롭고 혁신적인 양식체계는 수생생물에 미치는 영향을 보다 완전하게 규명하기 위해 정밀하고 장기적인 평가와 연구가 필요하다.

probiotics는 장내 균형을 개선하여 숙주 유기체에 영향을 줄 잠재적으로 유익한 살아있는 박테리아, 효모 또는 미세조류를 함유한 먹이 보조제이다. prebiotics는 대장에서 박테리아의 성장과 활동을 선택적으로 자극하여 숙주 생물에 유익한 영향을 주는 소화되지 않는 먹이이다. 많은 장내 미생물 종들이 어류의 성장에 유익한 영향을 미칠 수 있다는 문헌이 있으며, 먹이 성분은 어류의 장내 미생물에 영향을 미칠 수 있다.

먹이 첨가제는 미량으로 첨가된 물질로서 양식 동물의 영양 및 성장률뿐만 아니라, 현대 양식업에서 양식생물의 건강 및 복지에도 도움이 되며, 먹이 부족을 해결할 수 있는 메커니즘을 제공한다.

현재 가장 많이 사용되는 성장촉진을 위한 사료 첨가제에는 호르몬, 항생제 및 일부 염이 포함된다.

Synbiotic 사용의 주요 목적은 숙주의 건강을 개선하고 성장률을 높이는 것인데 양식에 Synbiotics의 적용은 긍정적인 결과를 보였다. Synbiotics가 사용된 양식 체계에서 성장 성능, 면역 자극, 위장 내 미생물 균형, 생물학적 방제 및 수질 관리와 같은 많은 유익한 효과가 보고되었다. 병원체와의 경쟁, 접착력 및 병원균에 대한 길항작용, 효소, 대사산물, 소화 및 흡수를 제공하는 능력은 Synbiotics의 주된 특성 중 하나이다.

2. 양식업의 Synbiotics

프리바이오틱스와 프로바이오틱스의 조합은 Synbiotic으로 알려져 있다. 이들의 사용은 양식 생물의 장내 질병을 감소시키고, 이후에 어류를 감염시키는 것을 막을 수 있는 몇 가지 접근 방법 중 하나이다. probiotic은 잠재적으로 유익한 생균, 효모 또는 미세조류를 함유한 먹이 보조제이다.

프로바이오틱스의 예로는 *Bacillus* sp., *Carnobacterium inhibens* K1과 같은 그람 양성균뿐만 아니라 *Aeromonas hydrophila, Pseudomonas fluorescens* 및 *Vibrio fluvialis* K1 및 *Lactobacillus* sp.와 같은 그람음성균를 포함한다.

다른 probiotics는 미세 녹조류(*Tetraselmis suecica*)뿐만 아니라 박테리오파지와 효모(*Saccharomyces cerevisiae, Phaffia rhodozyma, Debaryomyces hansenii*)도 포함된다.

프로바이오틱스는 경쟁적인 배제 또는 어류 면역계의 직접적인 약한 자극을 통해 특정 병원체를 통제하는 기능을 가진다.

prebiotics는 소화관이 없는 제한된 수의 박테리아의 성장 및 활동을 선택적으로 자극하여 숙주에게 유익한 영향을 주는 소화가 불가능한 사료 성분이다. 건강상의 이익은 숙주 유기체의 장내 미생물 균형에 직접 영향을 미치고, 물고기 면역 시스템을 자극하며 경쟁적 배제를 통해 특정 병원체를 제어함으로써 성립된다. prebiotics는 선택적으로 성장을 자극하고 장의 건강 증진 세균의 신진 대사를 활성화하여 장내 숙주의 균형을 개선하여 숙주에게 유익한 소화가 불가능한 먹이 성분이다.

프리바이오틱스가 프로바이오틱스에 비해 갖는 주요 이점은 천연 사료성분이며, 먹이 첨가제에 대한 규제가 제한되어야 한다는 것이다. 오늘날 주로 프리바이오틱으로 사용되는 탄수화물이 몇 가지 있지만, 프로바이오틱으로 분류되는 먹이에는 몇 가지 특성이 있어야 한다.

Fooks 등과 Gibson 등은 탄수화물, 단백질, 펩타이드 및 일부 지방이 소화되지 않고 장에 도달하는 모든 식품은 프리바이오틱스라고 명시했다.

prebiotic의 다른 예로는 Inulin, Oligofructose, Manno Oligossacharides(MOS), Transgalactooligossacharides(TOS), glucooligossacharide(GOS), Isomalto Oligosaccharides (IMO), lactosucrose, xylo-oligosaccharide(XOS), Soyabean Oligosaccharides 및 Lactulose가 포함된다.

깁슨(Gibson) 등은 위 산성, 소화 효소 및 위장 흡수에 의한 가수 분해, 장내 미생물에 의한 발효 및 건강과 관련된 장내 세균의 성장 및 선택적 자극에 대한 다음과 같은 특성을 가지고 있다고 주장했다.

즉, 먹이의 프리바이오틱은 프로피온산 박테리아인 *Bifidobacteria, Lactobacillus* 및 *Bacteriodes*에 의해 선택적으로 발효되어 글루코스 흡수 및 미량 원소의 생체

이용률을 증가시키는 것으로 보고된 프로피온산, 유당 및 일부 지질과 같은 면역력 증가에 관련되는 단쇄지방산을 생성한다.

양식장에서 Synbiotics의 응용은 발효 및 단쇄지방산(SCFA)을 증가시켜 결장의 pH를 낮추고, *Bifidobacteria*와 *Lactobacillus*의 성장을 자극하면서, 특정 병원성 박테리아의 성장을 억제함으로써 긍정적인 결과를 보였다. 생산된 SCFA는 장 상피를 통해 흡수되어 숙주의 에너지원이 되는 반면, 락트산은 간으로 들어가 포도당 생성물의 전구체로 사용된다.

장내에서 특정 미생물의 성장을 자극하거나 면역계를 직접 자극함으로써, 양식장의 전반적인 건강 및 생장 능력을 향상시키는 것은 합리적인 전략이다. 특정 사료 보충제를 첨가하여 동물의 전반적인 건강 상태와 효과를 동시에 향상시킬 수 있는 이러한 방법은 고품질의 시장 경쟁이 치열해지면서 어업인 뿐만 아니라 사료 생산자들에게도 매력적인 분야가 되고 있다.

Synbiotics에 의한 장내 박테리아의 성장 자극은 이러한 미생물의 증식을 가능하게 하기위해 충분한 양의 다른 영양분을 공급하는 것을 포함한다. 기본 영양소의 공급이 사료에 의해 이루어질 수 없다면, Synbiotic(probiotic 및 prebiotics)의 유익한 효과가 감소될 것이다.

양식시스템의 수질개선은 암모니아나 아질산염과 같은 환경 스트레스 요인을 없애고, 비브리오(*Vibrio*) 또는 바이러스 감염과 같은 질병의 유행을 줄이는 역할을 한다.

생물학적 통제로서 또는 수생 동물의 내장, 물 및 퇴적물의 세균 구성을 변형시키는 능력 또는 건강 보조 식품으로서 사료와 함께 사용되는 동물의 생체 내와 수조에 Synbiotics를 첨가할 수 있다.

양식에서의 probiotics와 prebiotics에는 몇 가지 작용 양식이 있다. 억제 화합물의 생산을 통한 병원성 박테리아의 경쟁적 배제, 수질 개선, 숙주의 면역반응 향상, 보충 소화효소 등의 생산을 통한 숙주의 영양을 증진하는 것이 그것이다. 따라서 프로바이오틱스와 프리바이오틱스의 사용은 최근 수산양식에 주목하고 있는 분야이기도 하다.

3. Synbiotics가 어류 및 새우에 미치는 영향

온혈 동물에서 영양요소로서 사료 첨가제(Synbiotic, immunostimulants 및 bacteriocins

와 같은)는 스트레스를 줄이고 환경변화에 대한 내성과 질병 저항성을 향상시킬 수 있는 가능성이 입증되었다. 그러나 이 분야에서는 거의 시험양식이 이루어지지 않았다. 따라서 먹이 영양소와 그 상호 작용, 영양 성분, 첨가제, 사료성능의 효과를 평가하여 성장을 최적화하고, 스트레스 저항성, 면역반응 및 질병 저항성을 향상시킬 수 있는 경제적으로 가능한 사료 및 실행 방법을 개발해야만 양식 종의 품질을 향상시킬 수 있다.

4. 성장 효과

기능성 사료는 배양된 유기체의 만족스러운 기본 영양 요구사항을 넘어서지만, 성장, 사료 이용 및 동물의 일반적인 건강 및 스트레스 저항성을 향상시킨다. 대부분의 양식업에서 사료비는 경영비의 50% 이상을 차지한다. 따라서 최상의 급이전략을 적용하면 이익을 최적화하는 데 상당한 영향을 미칠 수 있는데, 이는 상업적 양식의 주요 목적이다.

그들은 어류와 새우의 생장을 향상시키기 위해 프리바이오틱스와 프로바이오틱스를 단독으로 또는 조합하여(Synbiotics) 사용에 관한 여러 보고서를 작성했다.

3%의 이눌린(프리바이오틱)을 함유한 철갑상어 벨루가(*Huso huso*)의 먹이 첨가는 긍정적인 관계를 보였으며, 증체량(WG), 성장률(SGR), 단백질 효율 비율(PER), 에너지 보존(ER), 사료 효율(FE) 및 단백질 보존(PR)과 같은 일부 성능지수 사이에서 차이를 나타내었다.

상업용 제품(Biogen) 또는(Pronifer)의 사료 첨가제를 일정기간(90일) 보충한 사료를 급이한 나일 틸라피아(Nile tilapia, *Oreochromis niloticus*) 치어의 생장에 차이가 나타났는데, 첨가제를 먹인 물고기 그룹이 대조 먹이를 먹은 그룹보다 더 성장이 빨랐다.

Khattab 등과 Mohamed 등은 Biogen과 Yeast를 보충한 사료를 먹인 나일 틸라피아(Nile tilapia, *O. niloticus*) 새끼들이 대조 사료를 먹인 사료보다 더 빠른 성장을 보였다고 보고했다.

그들은 또한 0.1%의 수준에서 Biogen(Synbiotic)을 보충한 30% 단백질을 함유한 사료가 최고의 성장과 사료 효율을 나타냈다고 보고했다.

바실러스 서브틸리스(*Bacillus subtilis*)는 아밀라아제(amylase), 프로테아제(protease), 리파아제(lipase)와 같은 소화 효소를 생산하여 장내 소화효소의 농도를 풍부하게 한다. 이들 박테리아는 또한 비타민 및 보조 인자의 합성을 통해 또는 효소 개선을 통해 소화 활동을 개선하는 것으로 나타났다.

Gullian 등은 *Bacillus* sp.를 투여한 새우에서 현저한 성장 증가를 보였으며, *B. subtilis*를 포함하여 공급한 사료에서 향상된 성장이 이루어졌음을 발견했다.

probiotics 첨가로 얻은 개선된 소화력은 먹이의 단백질 소화율을 향상시켰으며, 첨가된 먹이를 통해 성장과 사료 효율을 향상시킬 수 있다고 설명할 수 있다.

El-Dakar 등은 검복의 최종 체중, 일간성장률(SGR), 단백질 비율(PR), 에너지 비율(ER) 및 사료 전환율 (FCR)에서 Synboitic은 대조군 개체들보다 더 좋은 성장률을 보였다.

무지개 송어를 이용한 2가지 실험에서 2g/kg의 mannanoligosaccharide를 함유한 기본 사료를 먹인 개체에 비해 성장, 사료 효율 및 생존율이 향상되었다. 무지개 송어와 잡종 틸라피아의 체성분 구성과 체내 단백질 농도는 먹이 요법에서 MOS 수준이 1.5에서 4.5g/kg으로 증가함에 따라 증가하는 것으로 보고되었다.

5. 소화 및 흡수

probiotics와 prebiotics의 혼합(Synbiotics)은 위장관(GIT)에서 살아있는 미생물 먹이 보충제의 생존과 이식을 개선하고, 따라서 숙주의 소화 흡수를 개선함으로써 숙주에 유리하게 작용하게 된다. 유용한 내장 미생물의 성장은 사람을 포함한 모든 종류의 동물에서 발효 과정을 촉진하는데, 이 발효는 모든 동물에서 영양학적으로 중요하다. 세균의 분해는 몇 가지 유기산, 아세트산, 부티르산, 프로피온산 및 pH를 감소시켜 소장 효소의 활성을 증가시키는 다른 물질을 생산한다. 그들은 또한 비타민A 및 K와 같은 비타민을 생산하는 유용한 역할을 한다.

Symbiotic(공생)은 소화, 흡수 및 추진에 영향을 미치는 위장관의 주요 생리기능에 영향을 미친다. 장내 미생물의 주요 기능은 에너지 및 흡수성 영양소의 회수를 초래하는 신진대사 활동, 장 상피에 대한 영양효과 및 해로운 미생물에 의한 침입으로부터 숙주 보호를 포함한다. 장내 미생물총은 건강과 질병에서 사료성분의 역할에 대한 모든 고려에 있어 매우 중요한데 그러한 화합물의 많은 생리적 효과가 그들의 활동에 영향을 미치기 때문이다.

많은 연구자들은 무척추 동물과 척추동물의 위장관(GIT)이 다양한 미생물 생태계의 서식지를 제공한다고 설명했으며, 실제로 세균 군집은 또한 면역 자극과 내장 관련 림프 조직의 발달과 관련하여 중요한 역할을 할 수 있다.

먹이에 리놀레산(linoleic acid)를 첨가하면 *Lactobacillus* spp.의 성장을 억제하여 장내 미생물 군락을 변화시키고, *Aeromonas* sp., *Pseudomonas* spp 및 *Vibrio* spp.의 성장을 촉진시켰다.

리놀레산이 곤들메기 Artic char(*Salvelinus afpinus*)의 먹이에 첨가되었을 때, GIT에서의 미생물의 전체 생존력은 리놀레산(linoleic acid)이 없는 먹이를 먹은 물고기와 비교하여 10배 증가했다. 먹이 첨가제인 프리바이오틱스 MOS는 전방 및 후방의 장 영역에서 장 형태를 향상시켰으며, MOS의 공급은 어류 코비아(*Rachycentron canadum*) 치어에서 미세융모의 길이를 유의하게 증가시켰다. 흰다리새우(*Litopenaeus vannamei*)에서 Fructooligosaccharide(FOS)의 먹이 첨가는 0.025～0.80 중량%의 농도에서 위장관의 미생물 군을 변화시켰다.

6. 면역 증진

프리바이오틱 및 프로바이오틱을 단독으로 또는 조합하여(Synbiotics) 면역 체계를 자극하는 물질인 면역 자극제를 생산하므로 감염에 대한 숙주 보호가 강화된다.

면역자극제(Immunostimulant)는 동물의 면역계를 활성화시키고 바이러스, 박테리아, 곰팡이 및 기생충에 의한 감염에 대한 내성을 강화시키는 화합물이다. 그들은 박테리아 화합물이 어류 및 새우에서 면역 자극제 역할을 한다는 많은 보고가 있다(Sakai, 1999).

Isolauri 등은 Synbiotics가 소화관 벽을 통해 이동하고, 제한된 범위의 복합성을 통하여, 그리고 그들이 흡수되었을 때 면역 체계를 자극하는 항원을 방출하는 두 가지 방법으로 유기체의 면역을 자극한다고 보고했다.

어류 치어, 새우 및 다른 무척추 동물은 성숙한 어류보다 덜 발달된 면역계를 가지고 있으며, 감염에 대한 저항성에 대한 비 특이성 면역반응에 의존한다. Song 등은 *C. butyricum*을 급이한 민어 *Miichthys miiuy*의 산성 인산 가수분해 효소 활성이 면역계의 증가 및 증가를 나타내는 것을 관찰했다. 또한 *Bacillus* spp.와 *Vibrio* spp.의 혼합 투여가 *V. harveyi*에 대한 흰다리새우 *L. vannamei*의 어린 치하의 저항성을 촉진한다는 것을 보여준다.

재순환 시스템에서 양식한 태평양 흰다리새우에 0.025±0.8 중량% 농도로 함유한 프룩토 올리고당(FOS) 보충으로 혈장 호흡 버스트(비 특이적 면역 측정)를 향상시켰다.

Synbiotic은 비 특이적인 면역 반응을 향상시키기 위해 위장관 미생물을 변형시킨다.

El-Boushy와 El-Ashram은 효모 *Saccharomyces cerevisiae*의 β-glucans가 아프리카 메기(*Clarias gariepinus*)의 비특이적 면역력을 향상시킬 수 있음을 보여 주었다.

yeast β-glucans는 메기의 *Edwardsiella ictaluri*와 무지개 송어의 *Yersinia ruckeri*에 대하여 혈장 세포에 의한 혈청 분비를 증가시킴으로써, 비타민C와 함께 투여했을 때 특이적인 면역 반응을 조절하는 것으로 보였다.

7. 생물학적 제제

여러 항생제를 사용하여 세균 감염을 치료하는 경우 어류 내 약물 저항 박테리아가 증가하게 된다. Yasuda and Taga에 의해 Synbiotics가 물고기 질병의 생물학적 조절자와 영양 재생의 활성제로서 유용한 것으로 밝혀졌다.

선발된 probiotics은 장내 균총의 결함과 장내 미생물총의 균형을 개선하여, 감염에 대한 저항성과 저항성을 향상시킨다. 양식에서 생물학적 조절제로 사용되는 프리바이오틱스와 결합된 프로바이오틱스는 유산균(*Lactobacillus, Carnobacterium*), *Vibrio* spp., *Bacillus* spp. 및 *Pseudomonas*를 포함한다.

물고기의 먹이에 프로바이오틱스를 급이하면 야생 및 양식된 잡종 베스에서 유행성 병원성 박테리아인 *Streptococcus iniae, Aeromonas hydrophilia* 및 *Mycobacterium marinum*에 대한 저항성을 생성하는 것으로 관찰되었다.

Mycobacteriosis(마이코박테리움증)는 일반적으로 만성적이며 폐쇄식 재순환 시스템에서 심각한 감염과 높은 누적 사망률을 유발한다. 만난올리고당의 보충은 이들의 장내 미생물 군집화를 저해하는 특정 그람음성 박테리아를 결합할 수 있으며, 장에서 이들 유해성 박테리아의 제거 메카니즘을 수행할 수 있다.

Torrecillas 등은 먹이의 MOS가 유럽 바다농어에서 *V. alginolyticus* 감염을 예방할 수 있음을 관찰했다. 터봇 치어를 키우는 사육장에서 유산균을 첨가하면 병원성 비브리오 종 (*Vibrio* spp.)으로부터 감염되었던 치어의 사망률이 현저히 낮아졌다. *Pseudomonas fluorescens*의 여러 균주는 대서양 연어의 presmolt(치어 수준)에서 병원성 *Aeromonas salmonicida* 균주에 의한 스트레스 유도성 절창증 감염으로부터 배제시켰고, *Vibrio anguillarum*에 감염된 무지개 송어의 사망률을 제한할 수 있었다.

8. 수질 관리

연못 바닥 퇴적물에서의 유기 물질의 축적과 검은색 혐기성 진흙의 출현은 새우 양식업자들에게 최대의 관심사이다. 이러한 퇴적물은 양식생물의 성장에 악영향을 미칠 수 있는 바닥 토양의 산소 요구량과 산성 상태를 증가시켰다. 따라서 연못 퇴적물에서 유기물질의 축적을 줄이는 방법을 통해 연못 생태계의 수질을 향상시켜야 한다.

양식 체계에서 토양과 수질의 악화는 종종 유기물질의 분해와 관련이 있다. 연구 결과에 따르면 양식에서 Synbiotics를 사용하면 유기물질의 분해 속도가 증가하고 용존산소 수준이 증가하며 바람직하지 않은 폐기물 (아질산 암모니아, 이산화탄소 및 황화물)이 제거되고, 남조류 비율이 감소하고 수생 생물의 생산이 증가하는 것으로 입증되었다.

프리바이오틱 및 프로바이오틱의 혼합적용(신바이오틱)은 병원균의 영양분 및 기타 성분을 박탈함으로써 질병의 위험을 줄이고, 유생의 성장을 개선함으로써 새우 부화장에서 효과적임이 입증되었다.

9. Synbiotic(Prebiotic 및 Probiotic)의 특성 및 작용방식

공생(symbiotic)을 사용하는 가장 좋은 목적은 수생 동물의 장과 피부의 미생물상을 구성하는 유익한 미생물과 병원성 미생물 사이의 유익한 관계를 유지하는 것이다. 따라서 공생은 유익한 효과를 증명하기 위해 몇 가지 특정 성질을 가질 것으로 기대된다.

이러한 속성에는 다음이 포함된다.

a) 경쟁적 배제
b) 병원체에 대한 길항 작용
c) 접착력
d) 내성 자극

10. 경쟁적 배제, 밀착성

병원체에 의한 번식을 방지하기 위한 하나의 가능한 메커니즘은 장 및 기타 조직 상의 부착 부위에 대한 경쟁이다. 장내 점액과 벽 표면에 부착하는 능력은 박테리아가 내장에서 정착하는 데 필요하다. 조직 표면에 박테리아의 부착은 병원성 감염의 초기 단계에서 중요하다.

Lactobacilli, Bifidobacteria 및 *Carnobacteria*는 물고기를 포함한 많은 척추동물의 위장관을 군집으로 만드는 주요 미생물 군을 구성한다. 이들 박테리아는 점막 상피에 단단히 달라붙어서 장벽을 따라 연동 운동으로 휩쓸리지 않도록 보호한다. 이들 박테리아의 병원균과의 수용체 경쟁은 최초의 생리 활성효과일 수 있다. 부착 능력은 생체 내 및 시험관 내에서 시험되었는데 결과는 병원체가 점액에 부착하는 능력을 통해 잠재적 공생 물질에 의해 옮겨졌음을 나타내며, 소화관에서 병원균의 성장은 신바이오틱스에 의해 억제된다. 이 효과는 장관 벽을 따라 병원성 박테리아의 번식을 방지하여 질병발생을 예방하게 된다.

수많은 연구 결과에 따르면 Synbiotics는 항균제를 사용하면 장내 미생물이 감염에 대한 감수성을 증가시키지만, 공생 증진에 의해서는 감염에 대한 내성이 증가한다.

장내 미생물에 의한 병원균 억제 메커니즘은 영양소 경쟁, 독성 화합물 생산(낮은 pH와 박테리오신), 장 상피에 결합하는 부위와 면역 체계의 자극에 대한 경쟁 등을 포함한다. 위장관에서 일어나는 경쟁적 배제는 정착된 미생물 군이 장내에서 동일한 위치에 대해 경쟁하는 세균감염의 군집화를 방지하거나 감소시키는 현상이다. Synbiotics의 목표는 점막 부착 경쟁, 영양물질 경쟁, 병원성 미생물에 대한 억제물질 생산에 기반한, 양식을 안정화시키고 동질화시키며 통제된 미생물을 확보하는 것으로서 병원성 박테리아를 제거하고 그 군집화를 줄인다.

젖산 박테리아는 다른 미생물의 성장을 억제하는 박테리오신과 같은 화합물을 생산하는 것으로 알려져 있다. 사실상 모든 미생물은 성장을 위해 철분이 필요한데 박테리아 병원균은 숙주의 조직 및 체액의 철이 매우 많은 환경에서 숙주의 철을 흡수할 수 있다.

양식 바다농어(*Dicentrarchus labrax*) 치어의 먹이에서 철분을 제거하면 어류의 생존율이나 생장율에는 아무런 영향을 주지 않지만, 치어의 박테리아 감염을 크게 제한하고, 미생물의 다양성을 증가시켰다. 철분에 대한 요구는 *V. anguillarum*을 포함한 많은 병원체에서 높게 나타난다. 이 세균에 대한 시험에서 연어 사망률은 먹이의 철분 함량에 따라 비례하여 증가했다.

Smith와 Davey는 형광성 슈도모나스 F19/3가 배양 배지에서 *Aeromonas salmonicida*의 성장을 억제할 수 있으며, 이러한 저해는 유리된 철에 대한 경쟁으로 인한 것임을 보여 주었다.

*V. anguillarum*과 *A. hydrophila*와 유사하고 *Carnobacterium* K1 균주와 같은 후보 probiotics와 *V. anguillarum*에 대한 억제 균주에 대해서는 장내 또는 외부 점액에 대한 접착력과 성장이 in vitro에서 입증되었다. 이들 연구 중 하나는 *V. anguillarum*에 의한 감염으로부터 숙주를 보호하기 위한 수단으로서, 양식 터봇(farmed turbot)의 소화관에서 군집을 만들 가능성을 조사하기 위해, 터봇의 장 점액에 부착 및 성장하는 균주의 시험관 내 능력을 측정하였는데 장내 분리물은 일반적으로 *V. anguillarum*보다 터봇의 장 점액, 피부 점액 및 혈청 알부민의 필름에 훨씬 잘 부착되어, 점막 장 표면의 접착 부위에 대해 병원체와 효과적으로 경쟁할 수 있음을 나타낸다.

11. 적대(길항작용)

미생물 군락은 특정 외인성 병원성 유기체의 침입 또는 추가에 의한 영향을 분산시킬 수 있다. 박테리아 길항작용은 본질적으로 공통적인 현상이며, 유익하고 잠재적인 병원성 미생물 사이의 평형에 중요한 역할을 한다. 또한, 미생물은 미생물의 성장을 저해하는 기초 연구 및 상업적 관심의 다양한 생리활성을 위한 천연제품의 원천이 될 수 있다. *Vibrio* spp. 속의 박테리아는 새우 유생과 치하를 치사하게 하는 원인이 된다. *Bacillus* spp., *Lactobacillus* spp.와 yeast는 *Vibrio* spp.에 대한 길항효과를 위해 probiotic으로 사용되거나 prebiotic과 결합되어 사용되었다.

양식에서 Synbiotics는 질병예방 및 박테리아성 질병에 광범위하게 사용되며, 유산균(lactic acid bacteria) 또는 효모균(yeast)을 사용하면 이 세균이 감소하게 된다. *Vibrio* sp.와 *Aeromonas* sp.는 어류 양식에서 가장 병원성이 강한 미생물이 되었다. 슈도모나스(*Pseudomonas*)는 질병을 예방하는 미생물로서 주목을 받았으며, 미생물 번식의 조절물질로 사용되어 왔다.

12. 결론

최근 양식업자들은 양식업의 생산성을 높이기 위해 미생물 보충제를 사용하는 것에 많은 관심이 있다. 논란의 여지가 있지만 양식 체계와 관련하여 잠재적인 프리바이오틱 및 프로바이오틱 물질을 수중에 적용해도 양식자체에는 큰 영향을 미치는 경우가 불확실하여, 프리바이오틱 및 프로바이오틱의 정의가 명확하지 않게 된다.

이 시스템은 암모니아와 아질산염과 같은 스트레스 요인을 제거하고, 비브리오(*Vibrio*) 또는 바이러스 감염과 같은 질병의 유행을 줄이고, 양식 시스템의 수질개선까지 포함한다. 더욱이 물에 첨가된 미생물은 장에서와 달리, 적극적으로 번식을 하지 않게 되므로 탄소원과 질소원 공급을 통한 적정 C/N비를 관리할 필요가 있다.

숙주의 면역 체계를 자극하고, 위장관의 미생물을 증가시키고, 담수에서 양식어가 및 실험실에 이르기까지 프로바이오틱스를 통해 질병에 대한 내성을 향상시킴으로써, Synbiotic가 환경연구에 있어 특별한 고려 사항이 될 수 있음을 나타내는 증거가 증가하고 있다. 이러한 제품(프로바이오틱스)은 일반적으로 외래 또는 외인성 균주이며, 특히 유전적 변형, 특정 유착 또는 군집화, 항생제 내성, 상승작용과 함께 미생물 오염의 위험이 발생할 수도 있다. 그러나 다수의 신바이오틱 제품이 철저히 연구되고 양식에 대한 이용 가능성을 입증하여 종 특이적 프로바이오틱스인 유익한 박테리아 조제물은 양식업체에 더 널리 이용될 수 있게 되었다. 이러한 준비는 질병 예방에 대한 특별한 이점을 보여 주며, 안정적이고 건강한 환경 조성과 강력한 면역 체계를 얻는 자연적인 기반을 제공한다.

프로바이오틱 등 우수한 관리 방법을 포함하는 강력한 질병예방 프로그램의 수립은 수생생물의 생산성을 획기적으로 높일 것으로 기대해 볼 수 있다.

제7절 양식에서 질병 통제 수단으로서의 프로바이오틱스

세계적으로 증가하는 수요를 충족시키는 수단으로서 양식시스템의 양적 증가와 더불어 질병 발생 및 그로 인한 어업인의 경제적 손실 위험이 매우 높아지고 있다. 따라서 항생제의 예방적 투여로 인한 몇 가지 결점을 고려하여 양식에 대한 적용을 금지하거나 최소화하기 위한 엄격한 규제가 수립되고 있다.

항생제의 대안으로, 사료 첨가제의 먹이 투여가 지난 30년 동안 주목을 받아왔다. probiotics, prebiotics, Synbiotics 및 약용식물은 패류의 박테리아, 바이러스 질병 및 기생충 질병의 조절 과 치료를 위한 가장 유망한 사료 보충제 중 하나로 자리 잡고 있다. 질병으로부터 양식생물을 보호하기 위한 probiotics(면역반응 강화, 결합부위 경쟁, 항균물질 생성, 영양소 경쟁)의 가능한 작용방식은 이미 많은 조사가 진행되고 있다.

1. 프로바이오틱과 어류와 패류질병과의 상호작용

1.1. 질병 저항에 대한 행동 양식

probiotics에 대한 광범위한 문헌에서는 암 예방에서 소화관뿐만 아니라 질병예방에 매우 중요한 역할을 하는 숙주의 내장 방어에 유익한 효과를 나타냈다고 알려져 있다(Azimirad *et al.*, 2016; Modanloo *et al.*, 2017).

면역 조절과는 별도로 유산균, *Brevibacillus brevis, Vagococcus fluvialis, Vibrio harveyi*와 같은 probiotic 미생물(Lazado *et al.*, 2011; Sugimura *et al.*, 2011; Korkea-aho *et al.*, 2012, Mahdhi *et al.*, 2012 Sorroza *et al.*, 2012)은 위장관의 점막 상피에 붙어서 병원체에 저항하는 것을 돕는다(Luis-Villasenor *et al.*, 2011). 다른 방법으로, 프로바이오틱스는 알긴산 분해효소, 아밀라아제, 프로테아제와 같은 다양한 소화 효소의 분비를 통해 사료의 소화 가능성을 증가시킨다(Zokaeifar *et al.*, 2012).

이것들은 또한 유기산, 지방산, 비오틴 및 비타민 B_{12}, 과산화수소, 항생제, 박테리오신, *시데로포어, 라이소자임(Sugita *et al.*, 1991, 1992; Yan *et al.*, 2002; Vine *et al.*, 2006)을 생산하며, 숙주 건강에 긍정적인 영향을 미친다.

* **시데로포어**는 미생물이 철을 흡수하기 위해 체외로 분비하는 펩티드 성 물질

1.2. 면역 요인의 조절

감염에 대한 첫 방어선은 전염성 질병으로부터 숙주 생물을 보호하는 다른 세포와의 기작을 포함하는 타고난 면역 반응(또는 비 특이 면역 반응)이다.

프로바이오틱은 단핵구(단구, 대식세포), 다형 핵 백혈구(중성구), 자연 살해 세포(NK 세포) 등과 같은 비 특이적인 면역 체계를 상승시킬 수 있다고 보고된 바 있다.

이전의 연구에서는 probiotics로 치료한 후 여러 단계에서 백혈구 증가(Korkea-aho *et al.*, 2012), 단구(Aly *et al.*, 2008b), 적혈구, 과립구, 대식세포 및 림프구 증가가 나타났다(Kim and Austin, 2006a, b Nayak *et al.*, 2007; Kumar *et al.*, 2008).

예를 들어, 무지개 송어에 투여한 *Clostridium butyricum*은 백혈구의 식균활성에 영향을 줌으로써 vibriosis(비브리오병)에 대한 저항성을 증가시켰다(Sakai *et al.*, 1995).

또한 먹이 *Bacillus* sp. S11는 홍다리 얼룩새우(*Penaeus monodon*)에서 세포 및 체액면역에 긍정적인 영향을 미치므로 질병에 대한 보호 효과가 있었다(Rengpipat *et al.*, 2000).

또한 어린 흰다리새우에서 *Bacillus*와 *Vibrio* sp.를 병용하면 *V. harveyi*와 흰 반점 증후군 바이러스(Antony *et al.*, 2011)에 대한 내성뿐만 아니라 생장 능력, 생존율에 유익한 효과를 보였다.

새우에 대한 결과와 더불어, 먹이에 공급한 *Lactobacillus rhamnosus*(ATCC 53103) 10^5 CFU/g은 무지개 송어 (*Oncorhynchus mykiss*)의 호흡 버스트를 증가시켰다(Nikoskelainen *et al.*, 2003). 따라서 프로바이오틱스는 병원체를 억제할 뿐만 아니라 숙주 면역계를 조절하는 유익한 박테리아이다.

probiotics는 peptidoglycan(PGN), lipoteichoic산(LTA), S층 단백질 A(SlpA), 엑소 폴리사카라이드(EPS), 플라젤린 및 특정 패턴으로 인식할 수 있는 미생물 핵산을 포함한 보존된 미생물 관련 분자 패턴(MAMPs) 사이토카인, 케모카인 및 기타 이펙터 분자의 생산을 유도하여 숙주에서 면역 반응을 활성화시킬 수 있는 신호전달 계통(signaling cascade)을 유도한다고 알려져 있다(Bron *et al.*, 2012; Remus *et al.*, 2012).

지난 몇 년간, 장내 면역 체계에 대한 프로바이오틱스의 작동방식의 메커니즘에 대한 관심이 증가하고 있는 추세이다.

1.3. 바인딩 사이트(부착장소)를 위한 경쟁

경쟁적 배제는 병원균 예방에 있어서 프로바이오틱스의 작용방식으로 제안되어왔다(Mahdhi *et al.*, 2012; Sorroza *et al.*, 2012).

그것은 위장관 점막 상피 세포에서 프로바이오틱스의 집락구성에 의해 달성된다(Macey and Coyne, 2006; Merrifield *et al.*, 2010a; Lazado *et al.*, 2011; Korkea-aho *et al.*, 2012).

서로 다른 유형의 결정인자는 병원균의 집락을 방지하는 이른바 상피세포 및 점액과의 probiotis 상호작용에 관여하는 것으로 알려져 있다. 이것의 주된 이유는 병원성 물질에 길항하고(Luis-Villasenor *et al.*, 2011), 그들의 군집을 감소시킬 수 있는 부착수용체(Montes and Pugh, 1993)에 대한 경쟁일 수 있다(Chabrillon *et al.*, 2005). 이것은 항생제와 다른 화학 물질의 대체품으로서의 probiotics 투여의 장점과 가능성을 분명히 보여준다(Cheng *et al.*, 2014).

수동적인 힘, 정전기적인 상호작용, 소수성, 입체력, 지질 타이코산(lipoteichoic acid) 등이 probiotics의 부착 부위에 대한 부착요소 중 하나라고 보고되었다(Wilson *et al.*, 2011).

Westerdahl 등(1991)은 점막 표면을 점령한 후 부착 부위와 영양소에 대한 경쟁이 병원균에 대한 프로바이오틱의 숙주 보호효과를 위한 유용한 작용방식일 수 있다고 보고했다.

1.4. 항균물질 생산

양식에서 천연항생제인 박테리오신은 항생제와 화학물질의 대안으로 사용된다(Decamp *et al.*, 2008; Van Hai *et al.*, 2009; Heo *et al.*, 2013).

probiotics가 항균효과를 발휘하는 작용방식이 밝혀졌지만, 많은 연구에서 probiotics가 천연 항생물질을 생산한다고 보고했다(Moriarty, 1998).

게다가, 유기산의 생산으로 인한 pH의 감소는 병원성 박테리아의 성장을 억제할 수 있다(Ma *et al.*, 2009). 예를 들어 Ramesh *et al.* (2015)은 *Bacillus licheniformis*와 *B. pumilus*의 항균활성을 보고했는데, 이들은 낮은 pH 및 높은 담즙 농도에 저항하는 능력을 가진다.

Lactobacillus spp.(일반적인 probiotics)는 단쇄 지방산, 디 아세틸, 과산화수소 및 살균 단백질(Rengpipat *et al.*, 1998; Verschuere *et al.*, 2000; Faramarzi *et al.*, 2011)을 생산하며, 질병 저항성뿐만 아니라 면역 반응을 향상시킨다(Raa, 1996; Gram *et al.*, 1999).

결과적으로, 프로바이오틱스는 천연항생물질 화합물을 생산함으로써, 병원균에 대한 공격으로부터 수생동물을 보호할 수 있다.

1.5. 영양소 경쟁

영양물질의 경쟁은 프로바이오틱스가 병원균을 저해하는 메커니즘 중 하나로 고려되어 왔다(Ringø *et al.*, 2016). 이전의 연구는 철분에 대한 경쟁이 해양 박테리아의 생존에 필수적인 제한요소라고 보고했다(Verschuere *et al.*, 2000). 대다수의 박테리아는 성장을 위해 철분이 필요하지만 그러나 동물의 조직 및 체액에는 철분이 제한적으로 존재한다(Verschuere *et al.*, 2000).

철 결합제인 시데로포어(siderophore)는 박테리아가 성장에 필요한 양의 철을 얻을 수 있도록 도와주는 작용을 하며 siderophore의 생산과 일부 병원균의 독성 사이에는 직접적인 관계가 있다(Gram *et al.*, 1999).

그람양성균 *Bacillus*가 이전 연구(Rafiee and Saad, 2005; El-Haroun 외, 2006; Hai, 2015; Dawood and Koshio, 2016)에서 배양 환경에서 수질에 미치는 유익한 효과가 보고되었다.

Bacillus 속은 식물성 플랑크톤 생산의 균형은 물론 유기물을 CO^2로 전환시키는데 그람음성균보다 더 효과적으로 보인다고 하였다(Balcazaretal., 2006).

Bacillus sp., *Saccharomyces cerevisiae, Nitrosomonas* sp. 및 *Nitrobacter* sp.를 첨가한 흰다리새우 *L. vannamei*의 프로바이오틱 사료가 개발되어 상용화된 제품은 무기질소와 인산염의 농도를 3.74에서 1.79mg/L로 0.1105에서 0.0364mg/L로 각각 줄일 수 있었다 (Li *et al.*, 2006).

또한 프로바이오틱스는 증가하는 소화효소 활성을 통해 수생 동물의 성장률과 사료이용을 향상시켰다(Yu *et al.*, 2009; Zokaeifar *et al.*, 2012; Hoseinifar *et al.*, 2017a).

예를 들어 반 하이(Van Hai) 등은 먹이의 프로바이오틱스(*Pseudomonas aeruginosa* 와 *P. synxantha*)가 새우의 성장 성능을 향상시킨다고 보고했다(Van Hai *et al.*, 2009; Hai *et al.*, 2010).

최근 Faturrahman 등의 연구에 따르면 먹이의 프로바이오틱(*Vibrio* Alg3.1RfR-Abn1.2RfR-풍부 단백질)은 열대산 당나귀전복 *Haliotis asinine*의 성장률을 향상시켰다(Rohyati, 2015).

프로바이오틱스 처리 후 소화 효소 활성의 증가 및 소화 과정의 개선은 프로테아제, 카보하이드롤라제 및 리파아제와 같은 세포외 효소의 생산에 기인한다 (Arellano-Carbajal and Olmos-Soto, 2002; Leonel Ochoa-Solano and Olmos-Soto,

2006; Soleimani *et al.*, 2012; Eshaghzadehetal., 2015; Hoseinifaretal., 2015a, b). 또한 지방산, 비오틴 및 비타민과 같은 필수 영양소의 공급을 고려한다면 첨가제가 보충물질 공급원이 될 수 있다(Verschuere 등, 2000).

2. 어류의 프로바이오틱 및 세균성 질병

2.1. 그람양성 박테리아

2.1.1. 유산균

유산균 Lactic acid bacteria(LAB)는 발효 중에 주로 젖산을 생산하는 그람 양성, 보통 비 운동성 및 비 포자 박테리아이다(Stanier *et al.*, 1975). 그들은 주로 연구된 probiotics 중 하나였다(Merrifield *et al.*, 2014).

광범위하게 이용할 수 있는 문헌은 생장 성능, 면역 반응 및 질병 저항성 패류에 대한 LABs의 프로바이오틱스로서의 유익한 영향을 밝혀냈다(Ringø *et al.*, 2010; Merrifield *et al.*, 2014).

이 미생물의 또 다른 중요한 특징은 질병방지 기능이다.

Carnobacteria

카르노박테리아는 종종 물고기 내장에서 분리되었다(Merrifield *et al.*, 2014). 그들은 여러 종류의 어류 병원균에 대한 길항작용을 보였다(Ringø *et al.*, 2010).

*Carnobacteria inhibens*는 대서양 연어(*Salmo salar* L.) 소화관에서 분리한 K1을 시험관내 조건에서 어류 병원체를 억제하고(Joborn *et al.*, 1997), 연구 결과 5×10^7 cells/g의 먹이 투여가 *C. inhibens* K1을 14일 동안 대서양 연어와 무지개 송어에서 *A. salmonicida, Vibrio ordalii*와 *Yersinia ruckeri*에 의한 사망을 감소시켰다(Robertson *et al.*, 2000).

곤들메기 Artic charr(*Salvelinus alpinus* L.) foregut(전장)에서 분리된 *C. divergens* strain 6251은 *Aeromonas salmonicida*와 *Vibrio anguillarum*에 대해 in vitro에서 성장 억제효과를 보였다(Ringø *et al.*, 2002; Ringø, 2008).

또한 *C. divergens*의 3 주간 먹이 투여는 대서양 대구의 치어(*G. morhua*)에서 *V. anguillarum*에 의해 유발된 vibriosis(비브리오병)를 감소시켰다(Gildberg *et al.*, 1997).

Kim과 Austin (2006a)은 무지개 송어의 장에서 얻은 2개의 *Carnobacteria* 균주(*C. maltaromaticum* B26과 *C. divergens* B33)를 특성화했다.

두 균주 모두 비 특이적인 면역을 자극하고 생체 외에서 *A. salmonicida*와 *Y. ruckeri*에 대한 효과를 나타냈다.

Løvmo Martinsen *et al.*(2011)은 이전에 대서양 대구의 후장 주머니에서 분리된 *C. maltaromaticum*이 정체불명의 메커니즘을 통해 *V. anguillarum*을 어느 정도 제어할 수 있다고 보고했다.

Lactobacillus

어류 양식에서는 생균제 *Lactobacillus* spp.의 응용이 광범위하게 연구되었다(Merrifield *et al.*, 2010a; Merrifield and Carnevali, 2014).

*Lactobacillus acidophilus*는 Nile tilapia에서 *Pseudomonas fluorescens*와 *Streptococcus iniae*에 대한 면역 반응과 내성을 향상시켰다(Aly *et al.*, 2008a, b).

마찬가지로 아프리카 메기(*Clarias gariepinus*)는 *Lb. acidophilus* (3×10^7 CFU/g)를 12주간 섭취하였고(Al-Dohail *et al.*, 2011), *Staphylococcus xylosus*, *Aeromonas hydrophila* 2g 및 *Streptococcus agalactiae*(2×10^6 CFU/ml 복강 내 주사)를 시험한 결과 상승된 내성을 나타내었다.

마찬가지로 무지개 송어에 *L. rhamnosus* ATCC 53101(10^9 cells/g)를 51일 동안 급이한 결과 *A. salmonicida*에 의한 사망률을 53%에서 19%로 감소시켰다(Nikoskelainen *et al.*, 2001).

또한, 10^8 CFU/g 및 10^{10} CFU/g *L. rhamnosus*를 14일간 보충한 먹이요법은 *Edwardsiella tarda* 감염에 의한 급성 패혈증 사망으로부터 틸라피아(*Oreochromis niloticus*)를 보호했다(Pirarat *et al.*, 2011).

무지개송어는 *L. plantarum* CLFP 238을 10^7 CFU/g 사료에서 30일 동안 먹였는데, 병원성 락토코쿠스 *Lc. garvieae*(Vendrell *et al.*, 2008)로 시험했을 때 사망률이 급격히 감소했다.

Salinas *et al.*(2008)은 *Lactobacillus delbrueckii* sp. *lactis*가 대서양 연어의 전장에서 *A. salmonicida* 에 의한 손상 효과를 예방했다고 보고했다.

마찬가지로 Gilthead 돔의 연구에서 *L. rhamnosus*와 *Bifidobacterium lactis*가 병원성 박테리아(*V. anguillarum, Photobacterium damselae* ssp. *piscicida, V.*

alginolyticus 및 *Vibrio harveyi*)의 집락을 현저하게 감소시켰다(Chabrillon *et al*., 2006).

무지개 송어 장 점막으로부터 분리된 *L. plantarum*이 면역 관련 유전자 발현을 상향 조절하고 *L. garvieae*에 대한 내성을 증가시킬 수 있다는 것도 또한 관찰되었다(Perez-Sanchez *et al*., 2011).

그러나 *L. sakei* BK19(2.2×10^7CFU/g)를 돌돔(*Oplegnathus fasciatus*)에게 먹이면 *Edwardsiella tarda* (Harikrishnan *et al*., 2011)의 시험 후 사망률이 유의하게 감소하지는 않았다.

L. penosus PL11은 *Edwardsiella tarda*에 대한 일본 장어(*Anguilla japonica*)에서 저항성뿐만 아니라 면역반응을 향상시켰다(Lee *et al*., 2013).

틸라피아 병원균인 *A. hydrophila* NJ-1에 대하여, 어류를 14일 동안 NJ-1 균주에 침지시켰을 때, 균주 HALB 10^9 cells/g(B3)를 함유한 사료는 사망률이 현저히 낮았다(Liu *et al*., 2013).

앞에서의 연구에서 밝혀진 바와 같이, 이 종은 다양한 병원성 박테리아에 대한 내성을 상당히 향상시켰으며 질병 보호 외에도 좋은 성장성과 및 면역요인에 유리한 효과를 보였다(Van Doan *et al*., 2017).

따라서 *Lb. plantarum*은 양식산업에서 질병 통제를 위한 유망한 균주로 적용될 수 있다.

Lactococcus

Balcazar 등(2007)은 무지개 송어의 장으로부터 *L. lactis* sub sp. *lactis*(CLFP 100)와 *Lc. lactis* sub sp. *cremoris*(CLFP 102)를 분리했다.

이어서, 별도의 연구에서 무지개 송어 사료에 *Lc. Lactis*를 첨가한 결과 furunculosis (절창증) (Balcazar *et al*., 2007)에 대한 방어뿐만 아니라 면역이 증가된 것이 관찰되었다.

이는 갈색 송어(*Salmo trutta*)에서 *Aeromonas salmonicida*(Balcazar *et al*., 2009)에 실험한 결과도 동일한 결과가 나타났다.

Kim 등(2013)은 *L. lactis* BFE 920이 in vitro에서 *Streptococcus iniae, S. parauberis, Enterococcus viikkiensis* 및 *Lactococcus garvieae*를 포함한 다른 병원체의 성장을 억제한다고 보고했다.

아울러 넙치(*Paralichthys olivaceus*)를 *L. lactis* BFE 920으로 공급하고 2주간 급이시킨 결과, 선천적인 면역계가 활성화되어 실험 조건과 대규모 현장조건 모두에서 *S. iniae* 감염으로부터 보호했다.

Heo 등(2013)은 먹이 *L. lactis*(10^8 CFU/g)가 넙치의 *S. iniae*에 대한 내성뿐만 아니라 혈청 면역 매개 변수(예 : 라이소자임, 항 프로테아제, 혈청 퍼옥시다제 및 혈액 호흡 버스트 활성)를 증가시켰다고 보고했다. 최근 Beck 등(2015)은 넙치를 이용한 연구에서 혼합된 프로바이오틱 *L. plantarum* FGL0001과 *L. lactis* BFE 920, 또는 단일 *L. lactis* BFE920의 30일 동안의 먹이 투여가 *S. iniae*로 접종한 후에 생존율을 향상시킬 수 있다는 것을 보고했다.

Leuconostoc

Balcazar 등(2007)은 무지개 송어의 장으로부터 분리된 *Luc. mesenteroides*가 다양한 병원체의 성장을 억제한다고 보고했다.

같은 연구 그룹은 무지개 송어와 갈색 송어 먹이에 *Luc. mesenteroides*(10^6 CFU/g)를 보충하고 면역 조절과 furunculosis(절창증) (Balcazar 등, 2007) 및 *A. salmonicida* 감염(Balcazar 외, 2009)에 대한 증가된 저항성을 관찰했다.

무지개 송어에 대한 *Luc. mesenteroides* CLFP 196의 사료 섭취량을 10^7 CFU/g로 30일 동안 급격하게 증가시키면 *L. garvieae*(Vendrell *et al.*, 2008)의 감염에 따른 사망률이 급격히 감소하였다.

그러나 무지개 송어의 장에서 얻은 *Luc. mesenteroides* sub sp.는 무지개 송어의 유산균 분해에 대한 저항성을 개선하지는 못하였다(Perez-Sanchez *et al.*, 2011).

비록 *Leuconostoc* spp.의 잠재적인 질병에 대한 연구는 제한적이지만, *Luc. mesenteroides*의 유익한 결과가 대체로 밝혀졌다.

Pediococcus

Huang 등(2014)은 어류 cobia의 장(intestine)으로부터 *P. pentosaceus* strain 4012를 분리하였고 in vitro 조건 하에서 *V. anguillarum*에 대해 길항효과를 관찰하였다.

결과적으로, *P. pentosaceus* 4012의 먹이 투여는 *V. anguillarum* 감염 후 집단의 누적 사망률을 유의하게 감소시켰다(Huang *et al.*, 2014).

probiotic *P. acidilactici*가 함유된 먹이 보충제는 무지개 송어가 척추 압축 증후균(VCCS)에 대해 저항성을 증가시켰다(Aubin *et al*., 2005).

또한 galactooligosaccharides와 *P. acidilactici*를 8주간 병용 투여한 결과 무지개 송어에서 면역 매개 변수와 *S. iniae* 저항성이 향상되었다.

최근 양식에서 probiotic으로서 *P. acidilactici*의 투여에 대한 관심이 증가하고 있으며 이 종은 양식산업에서 질병 방제제로 간주될 수 있는 것으로 보인다.

Enterococcus

Chang and Liu(2002)는 유럽뱀장어 European eel, *Anguilla anguilla* 먹이에서 *E. faecium* SF 68을 함유한 상업 제품을 투여하였고, *Edwardsiella tarda*에 노출된 어류에서 낮아진 *Edwardsiellosis*(에드워드병)를 관찰했다.

*E. gallinarum*은 in vitro에서 *V. anguillarum*에 대해 강력한 억제효과를 보였으며 *V. anguillarum* 감염(Sorroza *et al*., 2013)에 대한 생체 내 조건에서 농어를 보호했다.

최근 Safari 등(2016)은 무지개 송어 치어에서 숙주에서 유래된 후보 probiotics *E. casseliflavus*의 먹이 투여의 이점을 평가한 결과, *E. casseliflavus*는 *S. iniae*로 항원 접종을 했을 때 성장을 향상시키고 질병 저항성을 향상시킬 수 있음을 보여주었다.

Vagococcus

Sorroza 등(2012)은 *Vagococcus fluvialis*(10^9 cfu/g)로 농어를 20일 동안 급이하였고, probiotic 사료를 먹인 어류는 *V. anguillarum*에 의한 접종 후 대조군보다 생존율(42.3%)이 높았다. 이 균주에 대한 연구는 *Vagococcus* spp의 잠재성을 보여 향후 추가 연구의 필요성이 기대된다.

Bacillus sp.

사료 첨가제인 *Bacillus* sp.는 생장능력과 면역반응을 향상시키고 어류의 질병 저항성에 대해 광범위하게 검토되었다(Mingmongkolchai and Panbangred, 2018).

*B. subtilis*와 *B. licheniformis*(Bio Plus 2B)의 먹이 투여는 *Y. ruckeri* 감염에 대한 송어의 저항성을 개선시켰다(Raida *et al*., 2003).

또한 인도의 주요 양식 잉어인 *Labeo rohita*에 *B. subtilis*를 1.5×10^7 CFU/g으로

급이하면 *A. hydrophila* 감염에 대한 내성이 증가했다(Kumar *et al.*, 2006).

또한, *B. subtilis*(8×10^7 CFU/g)는 *Edwardsiella ictaluri*(Ran *et al.*, 2012)에 대한 감염에 따라 채널메기 *Ictalurus punctatus*와 가이양 메기 Catfish, *Pangasianodon hypophthalmus*의 사망률을 감소시켰다.

Liu 등(2012)은 14일 및 28일 동안 *B. subtilis*(10^4, 10^6 및 10^8 CFU/g)의 급이가 *Streptococcus* sp.로 공격 시험된 그루퍼, *Epinephelus coioides*의 상대적 생존율을 향상시킬 수 있음을 입증했다.

Aly 등(2008b)은 g당 10^6 및 10^{12} 세포인 *B. pumilus*로 틸라피아에게 급이하면 면역 및 건강 상태가 향상되고, *A. hydrophila*에 대한 내성이 향상된다고 보고했다.

*B. pumilus*는 또한 칠레 전복(뿔소라) 'Loco' *Concholepas concholepas*의 유생(Leyton *et al.*, 2012)의 생존율을 획기적으로 향상시킨다고 보고했다.

유사하게, Sun 등(2009)은 갈색 둥근바리 *Epinephelus coioides*에서 얻은 *B. pumilus* SE5와 *B. clausii* DE5가 in vitro 조건에서 병원성 *Staphylococcus aureus, V. harveyi* 및 *V. parahaemolyticus*의 성장을 억제한다고 보고했다.

또한, 그루퍼 *E. coioides*에게 영양 강화된 코페포다(*P. annandalei*)유생과 *B. clausii* DE5와 *B. pumilus*를 먹이면 치어의 생존률이 현저하게 증가한다(Sun *et al.*, 2013).

Bandyopadhyay와 Das Mohapatra(2009)는 인도 잉어 *Catla catla* 내장에서 *Bacillus circulans* PB 7을 분리한 후, *Catla catla* 치어 먹이에 2×10^4, 2×10^5 또는 100g 당 2×10^6 cell의 비율로 첨가했다. 60일 후에 증가된 면역력뿐만 아니라 *A. hydrophila* 감염에 대한 저항성을 나타내었다.

마찬가지로, 넙치(*Paralichthys olivaceus*)를 (*B. subtilis, B. pumilus, B. licheniformis*)와 함께 10^{10} CFU/g의 비율로 *S. iniae*에 대한 저항성을 증가시켰다(Cha *et al.*, 2013).

Han 등(2015)은 상업용 *B. licheniformis*를 급이하면 틸라피아에서 *Streptococcus iniae* 감염에 대한 질병 저항성이 개선되었다고 언급했다.

마찬가지로 나일 틸라피아는 *B. amyloliquefaciens* 1×10^6 및 1×10^4 CFU/g을 30일 동안 섭취하면 병원성 *Yersinia ruckeri* 또는 *Clostridium perfringens* D형(Selim and Reda, 2015)에 대해 더 높은 저항성을 보였다.

이 종에 대한 광범위한 연구 결과에 따르면 면역 조절과 질병 예방에 대한 높은 가능성이 밝혀졌으며, *B. subtilis*는 질병 생체조절을 위한 유익한 물질로 간주될 수 있다.

2.1.2. 기타 그람양성 박테리아

Clostridium butyricum

Sakai 등(1995)은 먹이에 첨가된 *C. butyricum*이 무지개 송어를 보호하는 바이러스의 증식을 증가시킨다는 것을 증명했다. Pan 등(2008a)은 *C. butyricum* CB2가 병원성 *A. hydrophila*와 *V. anguillarum*에 강한 길항 작용을 보인다고 밝혔다. 결과적으로 10^8 CFU/g을 사료에 생균 또는 사균 *C. butyricum* CB 2의 경구 투여는 백혈구의 식균활성을 증가시켰고, 중국 민어 *Miichthys miiuy*(Pan *et al.*, 2008b)에서는 vibriosis(비브리오병)에 대한 내성을 향상시켰다.

Micrococcus

probiotic *Micrococcus luteus*의 먹이 첨가는 *A. salmonicida* 에 감염된 후에도 무지개 송어 생존을 증가시켰다(Irianto and Austin, 2002). Abd El-Rhman 등(2009)은 Nile tilapia가 주 6일 동안 90일 동안 먹이를 함유한 *M. luteus*에 먹이를 투여한 결과 *A. hydrophila*에 대한 사망률이 감소한 것으로 보고했다.

그람양성 박테리아는 그 이외에도 *Rhodococcus, Brochothrix, Kocuria* 등이 있다.

2.2. 그람음성 박테리아

Pseudomonas

무지개 송어는 10^5 CFU/ml의 비율로 5일 동안 *P. fluorescens* AH 2를 공급한 결과 *V. anguillarum* 접종 후 사망률이 낮았으나(Gram *et al.*, 1999), 이 프로바이오틱은 연어의 furunculosis(절창증)으로부터는 보호를 하지 못했다(Gram *et al.*, 2001).

농어(*Perca uviatilis* L.)의 장에서 얻은 *P. chlororaphis* strain JF 3835는 농어에서 *Aeromonas sobria* 감염을 조절할 수 있는 능력이 있었다(Gobeli *et al.*, 2009).

Pseudomonas M 162는 *Flavobacterium psychrophilum*에 대해 시험관 내에서 억제를 보였고, M162의 먹이 첨가는 *F. psychrophilum* 감염에 대한 무지개 송어의 내성을 증가시켰다(Korkea-aho *et al.*, 2012).

같은 연구그룹은 무지개 송어에서 *Pseudomonas* M174의 다양한 균주에 의해 발생된 보호작용과 함께 M174 균주에 의해 *F. psychrophilum*에 대해서 가장 높은 보호가 이루어졌음을 보고했다(Korkea-aho *et al.*, 2011).

Giri 등(2012)은 인도잉어 *Labeo rohita*에게 10^7 및 10^9 CFU/g의 *P. aeruginosa* VSG-2를 먹였으며 *A. hydrophila*에 대한 어류 내성을 평가했다. 그 결과, 프로바이오틱 사료를 먹인 어류는 *A. hydrophila* 감염에 대하여 유의하게 높은 내성을 보였다(Giri *et al.*, 2012). 유사하게 *P. aeruginosa* PsDAHP1의 경구 투여는 병원균의 생물막 형성을 억제하고, *V. parahaemolyticus* DAHV 2 감염(Vinoj *et al.*, 2015)에 대해 방어 메커니즘을 증가시켜 제브라 피쉬를 보호하였다.

Aeromonas

*A. hydrophila*의 먹이 투여는 무지개 송어에서 *A. salmonicida*로 인한 사망률을 감소시키는 것으로 보고되었다(Irianto and Austin, 2002). 마찬가지로 무지개 송어는 *A. sobria* GC 2를 5×10^7 cells/g의 비율로 공급한 결과 *Lc. garvieae*와 *S.* iniae에 대해 내성을 보였다(Brunt and Austin, 2005).

또한, Pieters 등(2008)은 10^8 cells/g의 *A. sobria* GC2 및 10^{10} cells/g의 *Brochothrix thermophacta* BA211로 투여하면 지느러미 부식병의 원인균(*A. bestiarum*)에 대한 무지개 송어 저항성이 개선되었음을 입증했다. 최근 치(Chi) 등(2014)은 보통 잉어(*Cyprinus carpio*) 장으로부터 *A. veronii* BA-1을 분리하였고, 분리된 균주 (1×10^8 cells/g)의 먹이 투여는 잉어의 *A. hydrophila*에 대한 저항성 뿐만 아니라 면역 인자에도 유리하게 영향을 미쳤다.

Shewanella

Chabrillon 등(2006)은 지중해돔 gilthead seabream(*Sparus aurata*)에 *S. putrefaciens* (Pdp11)를 10^8 CFU/g의 비율로 급이한 다음 *V. anguillarum* DC 11R 2a로 시험하였다. 결과는 대조군(56%)에 비해 프로바이오틱 사료를 먹인 어류(10%)에서 유의하게 낮은 사망률을 나타냈다.

세네갈 서대(*Solea senegalensis*) 연구에서 Diaz-Rosales 등(2009)은 *S. putrefacacens* Pdp 11과 *S. baltica* Pdp13의 probiotic 잠재력을 평가했다. 그들은 *Photobacterium damselae* sub sp. *piscicida*에 대한 내성뿐만 아니라 증가된 면역반응을 관찰했다. 또한, De la Banda 등(2012)은 어린 세네갈 서대의 단독 사료에서 *S. putrefaciens*

Pdp11의 다른 형태(신선 및 동결 건조 세포)의 효과를 평가하였고, *P. damselae* sub sp. *piscicida*에 대한 성장 및 보호가 개선되었음을 관찰했다.

초어(*Ctenopharyngodon idellus*)의 장에서 분리한 1×10^8 cells/g의 *S. xiamenensis* A-1과 *S. xiamenensis* A-2를 28일 동안 섭취하면, *A. hydrophila*를 공격 실험한 결과 초어의 생존율을 증가되었다(Wu *et al.*, 2015).

Enterobacter

Capkin과 Altinok (2006)은 무지개 송어 소화관에서 추출한 *E. cloacae*를 10^8 CFU/g의 비율로 균주를 첨가하였다. 흥미롭게도 *Yersinia ruckeri*에 의한 감염 후, probiotic 사료를 섭취한 어류는 대조군 사료(35%)에 비해 현저히 높은 생존율(99.2%)을 보였다.

*E. amnigenus*와 *Enterobacter* sp.인 Probiotic 균주 C6-6과 C6-8은 *Flavobacterium psychrophilum*을 저해하였다(Burbank *et al.*, 2011). 더욱이 무지개 송어를 $10^6\sim10^8$ cells/g의 probiotic으로 보충하면 *F. psychrophilum* 감염에 대한 저항성이 높아진다(Burbank *et al.*, 2011).

또한 5g/kg의 비율로 무지개 송어 사료에 불활화된 *E. faecalis*를 급이한 결과 *A. salmonicida* 감염으로 인한 사망률을 감소시켰다(Rodriguez-Estrada *et al.*, 2013).

Roseobacter

Roseobacter 27-4가 풍부한 로티퍼는 *V. anguillarum* 감염에 대한 터봇 치어의 보호(*Scophthalmus maximus* L.)를 증가시킨 것으로 보고되었다(Planas *et al.*, 2006).

가리비(*Pecten maximus*)에서 바닷물로부터의 분리물은 *Phuobacter*(*Roseobacter*) *gallaeciensis* BS 107(DSM 17395)으로 확인되었으며, 이들은 시험관 내 어류 병원성 박테리아에 길항작용을 하며 *V. anguillarum*을 투여했을 때 대구 치어에서 사망률을 약 10% 감소시켰다(D' Alvise *et al.*, 2012).

10^7 CFU/mL의 *Roseobacter* sp. strain 27-4를 터봇 Turbot(*Scophthalmus maximus*) 치어에 급이한 결과 *V. anguillarum* 감염에 의한 누적 사망률을 감소시켰다(Hjelm *et al.*, 2004).

마찬가지로, *Roseobacter* sp. strain 27-4를 로티퍼에 먹인 후 영양강화된 로티퍼를 치어에게 먹이로 먹이면 *V. anguillarum*에 대한 방어효과가 향상된다고 하였다(Planas *et al.*, 2006).

Vibrio

*Vibrio alginolyticus*는 *V. ordalii, V. anguillarum, A. salmonicida* 및 *Y. ruckeri*에 대한 in vitro 억제를 보여 주었으며 *A. salmonicida*(Austin *et al.*, 1995)로 시험한 대서양 연어에 대한 in vivo 보호를 보여 주었다. *V. uvialis*의 먹이 투여는 무지개 송어에서 *A. salmonicida*(Irianto and Austin, 2002)에 대한 생존율을 높였다.

그람음성 박테리아는 이외에도 *Zooshikella, Flavobacterium* 등이 있다.

효모(Yeast)

질병 저항성을 개선하기 위한 프로바이오틱으로서의 효모의 가능성은 여러 연구에서 증명되었다.

Abdel-Tawwab 등(2008)은 빵 효모 *S. cerevisia*를 함유한 먹이로 0.25, 0.50, 1.0, 2.0 또는 5.0 g/kg의 복강 내 주사를 한 이후, 병원성 *A. hydrophila* 에 의한 틸라피아 사망률을 감소시켰다고 보고했다.

결과적으로 동일한 그룹은 빵 효모가 갈릴리 틸라피아 Galilee tilapia *Sarotherodon galilaeus* (L.) (Abdel-Tawwab 외, 2010)에서 수용성 Cu(구리) 독성에 대한 내성을 향상시키는 것을 관찰했다.

Quentel 등(2005)은 *P. acidilactici*와 *S. cerevisiae* var *boulardii*의 단독 또는 병용 투여가 *Y. ruckeri*에 대한 무지개 송어의 저항성을 개선시켰다고 보고했다.

Reyes-Becerril 등(2011)은 무늬바리 Leopard grouper(*Mycteroperca rosacea*) 먹이를 *Debaryomyces hansenii* CBS 8339 (10^6 CFU/g)로 5주 동안 공급한 결과, probiotic 사료 *A. hydrophillas* AH-315 공급에 따라 면역글로불린 M(IgM), 카탈라아제(CAT) 및 슈퍼옥시드 디스뮤타아제(SOD) 활성이 현저하게 증가했다. 일반적으로 효모에서 수행된 대부분의 연구에서 면역체계에 대한 유익한 영향이 밝혀졌으며(Hai, 2015), 따라서 질병통제 및 예방의 유익한 수단으로 활용될 수 있다.

3. 패류(갑각류)의 프로바이오틱스 및 세균성 질병

3.1. 그람양성 박테리아

3.1.1. 유산균

Ajitha 등(2004)은 *L. acidophilus, S. cremoris, L. bulgaricus* 56 또는 *L. bulgaricus*

57을 포함한 여러 가지 probiotics의 단회 투여(5×10^6 CFU/g)로 4주간 인도 흰새우(*Penaeus indicus*)에게 공급하였으며, *Vibrio alginolyticus* 감염에 노출시킨 시험용 새우에게 마지막 단계로 시험하였다. 결과는 대조군(20%)에 비해 상당히 높은 내성(56～72%)을 나타냈다(Ajitha *et al*., 2004).

또한 10^{10} CFU/kg의 *Lb. plantarum*으로 첨가된 먹이는 프로 PO 및 PE 유전자를 조절하고, PO 및 SOD 활성 뿐만 아니라 흰다리새우에서 *V. alginolyticus*에 대한 내성을 증가시켰다(Chiu *et al*., 2007).

유사하게, Vieira 등(2010)은 probiotic *Lb. plantarum*으로 첨가된 먹이는 *V. harveyi*에 대한 저항성 뿐만 아니라 장내 미생물도 조절한다고 보고했다.

또한 *Lactobacillus* sp.는 흰다리새우에서 72%의 생존율을 보였고 진주조개(*P. mazatlanica*) (Aguilar-Macias *et al*., 2010)의 생존율을 향상시키는 것으로 보고되었다.

홍다리 얼룩새우 치하(*Penaeus monodon*)를 이용한 연구에서 병원성 *V. alginolyticus* (Sivakumar *et al*., 2012)에 노출된 후, 1개월 동안 *Lb. acidophilus* 04(10^5 CFU/g)를 투여한 결과 저항성 증가(80% 생존)가 확인되었다.

Swain 등(2009)은 *E. faecium* MC13 및 *Lactococcus garvieae* B49로 사료를 공급하면 홍다리 얼룩새우의 포스트라바 유생(*P. monodon*)이 *V. harveyi* 및 *V. parahaemolyticus*에 대한 공격으로부터 생존하였다고 보고했다.

마찬가지로 흰다리새우(*Litopenaeus stylirostris*)에 프로바이오틱스 *P. acidilactici*는 *V. nigripulchritudo* SFn1에 대한 보호를 강화시켰는데, 프로바이오틱 및 대조군의 사망률은 각각 25% 및 41.7%였다(Castex *et al*., 2010).

Lb. pentosus HC-2와 *E. faecium* NRW-2의 먹이 투여는 흰다리새우에서 병원성 *V. parahaemolyticus* ATCC 17802에 대한 저항성을 현저하게 증가시켰다(Sha *et al*., 2016).

Bacillus

바실러스 서브틸리스(*Bacillus subtilis*) BT23의 보호효과를 연구하기 위해 Vaseeharan과 Ramasamy(2003)는 블랙타이거 새우를 10^6～10^8 CFU/ml의 프로바이오틱으로 6일간 처리한 다음, *V. harveyi*로 시험하였다. 그 결과 치료군에서 사망률을 현저하게 낮추었다(Vaseeharan and Ramasamy, 2003).

비슷하게, Balcazar 등(2007)은 흰다리새우 치하에 28일 동안 급이한 다음, 24시간 동안 병원성 *V. harveyi*에 노출시켰다. 그 결과(Balcazar *et al.*, 2007) 대조군(51.75%)에 비해 치료군(18.25%)의 사망률이 현저히 낮았다.

또한, Zokaeifar *et al.*(2012)은 흰다리새우 치하에서 2개의 프로바이오틱 균주(*B. subtilis* L10 및 G1)의 병용 투여를 시험하였다. 새우에는 선택된 probiotics의 10^5와 10^8 CFU/g의 2단계로 8주간 공급하였다. 시험 양식이 끝난 시점에서 증가된 성장률, 소화효소 활성, 조절된 면역 관련 유전자 및 *V. harveyi*에 대한 내성이 관찰되었다(Zokaeifar *et al.*, 2012).

Liu 등(2014)은 수생 동물 병원체에 대한 시험관 내 길항 작용과 더불어 *B. subtilis* 균주 S12(흰다리새우 소화관에서 분리됨)의 먹이 투여가 *V. harveyi* 감염에 대한 저항성을 개선한다고 보고했다(Liu *et al.*, 2014).

이 종에 대한 연구는 아마도 새우 양식에서 가장 많이 연구되었고, 효과적인 미생물체(probiont)가 *B. subtilis*라고 지적했다. 이 종은 다양한 병원균에 대한 새우 저항성에 긍정적인 효과를 나타냈으며 따라서 새우 양식에서 질병통제 및 방제수단으로 적용될 수 있다.

3.2. 그람음성 박테리아

Vibrio

Thompson 등(2010)은 probiotic *V. gazogenes* NCIMB 2250에 의한 새우 병원균의 시험관 내 생장 억제를 입증한다. 또한, 동일한 저자는 먹이 *V. gazogenes* NCIMB 2250으로 흰다리새우에게 먹이는 것이 장내 미생물에서의 *Vibrio* sp. 수치의 감소뿐만 아니라 성장도 및 건강 상태의 증가를 나타내었다(Thompson *et al.*, 2010).

마찬가지로, 분리된 *Vibrio* NE17은 큰징거미새우 *Macrobrachium rosenbergii*의 면역 요인뿐만 아니라 면역성능을 향상시켰다(Mujeeb Rahiman *et al.*, 2010). 또한, 전복 *H. rufescens*에 3가지 probiotics (*Vibrio* sp. C21-UMA, *Agarivorans albus* F1-UMA 및 *Vibrio* sp. F15-UMA)의 병용 투여의 결과에서도 향상된 성과를 나타냈다고 밝혔다.

Streptomyces

Tan 등(2016)은 *Streptomyces* 속 세균을 질병을 통제하고 양식 및 양식어의 건강 및 품질을 향상시키는 데 있어 프로바이오틱으로 사용하는 것에 대해 검토했다.

Das 등(2010)은 *Artemia* 배지에서 Marine *Streptomyces* 균주(CLS-28, CLS-39)를 사용하였고, 이 균주가 *V. harveyi*와 *V. proteolyticus*에 대한 *Artemia*의 nauplius와 성체의 내성을 유의하게 증가시켰다고 결론지었다(Das *et al*., 2010). 그 후, 이들은 15일 동안 1% *Streptomyces*가 함유된 먹이를 블랙타이거 새우의 포스트라바에게 공급하였는데 결과는 프로바이오틱 사료를 먹인 새우에서 *V. harveyi* 저항성 및 성장 성능이 대폭 향상된 것을 나타냈다(Das *et al*., 2010).

Pseudomonas

Van Hai 등(2009)은 *P. aeruginosa*와 *P. synxantha*를 단회 투여(20×10^5 CFU/kg)하여 깊은홈 새우(*Penaeus latisulcatus*)에 84일 동안 급이한 결과, *P. aeruginosa* 사료 투여군에서 더 높은 생존율을 보고했다. 또한, 그 복합균주 probiotic은 단독 균주보다 더 효과적이었다.

Pai 등 (2010)은 *Pseudomonas* MCCB 102 및 MCCB 103에 의한 *V. harveyi* MCCB 111의 생체 외 억제효과를 보고했으며 또한 생체 내 연구에서 *V. harveyi* MCCB 111에 대한 타이거 새우의 생존율이 현저히 증가한 것으로 나타났다.

그람음성 박테리아는 이외에도 *Alteromonas, Neptunomonas, Phaeobacter, Pseudoalteromonas* 등이 포함된다.

Yeast

우리가 알고 있는 한, 패류양식에서 효모균을 프로바이오틱으로 적용하는 것에 관한 극히 제한된 정보만이 존재한다. 초기 연구에서 Scholz 등(1999)은 1% *Phaffia rhodozyma*와 *S. cerevisiae*를 흰다리새우에게 공급한 후 vibriosis(비브리오병)에 대한 보호수준을 관찰했다. 또한 진주조개, *P. mazatlanica*에 미세조류로 영양 강화된 해양 효모(*Yarrowia lipolytica*)를 급이한 결과 성장과 생존율이 향상되었다(Aguilar-Macias *et al*., 2010).

4. 어류의 프로바이오틱스 및 바이러스성 질병

바이러스성 질병의 발생은 양식업의 대량 폐사를 초래하고, 여전히 효과적이기는 하지만 백신의 제한성을 고려하면, 양식 산업에 병목 현상이 발생하여 상당한 경제적 손실을 초래할 수 있다.

이와 관련하여, probiotics가 바이러스성 질병을 조절하는 수단으로 사용될 가능성에 대해서는 거의 연구된 바가 없다. 예를 들어, Balcazar 등(2007)은 체외 연구에서 감염성 조혈 괴사 바이러스 (IHNV)에 대한 프로바이오틱 균주(*Vibrios* spp., *Pseudomonas* spp., *Aeromonas* spp.)의 항바이러스 활성을 입증했다.

마찬가지로 Maeda 등(1997)은 *Pseudoalteromonas undina*, VKM-124가 갈전갱이(*Carangoides bartholomaei*) 치어 사육수조에 투입되었을 때, 신경괴사 바이러스(SJNNV)에 대한 보호를 제공함으로써 생존율을 향상시킨다고 보고했다.

Harikrishnan 등(2010)은 넙치에서 먹이 2개의 상용 프로바이오틱스(*Lactobacili* 또는 *Sporolac*)의 항바이러스 활성을 연구했다. 그 결과 두 균주 모두 LCDV (lymphocystis disease virus) 감염에 대한 어류의 내성을 증가시켰다(Harikrishnan *et al.*, 2010).

probiotics(*Lb. planarum)*의 먹이 투여를 통한 갈색 둥근바리(*Epinephelus coioides*)에서의 이리도 바이러스의 가능한 제어는 Son *et al.* (2009)에 의해 연구되었다. 결과는 대조군에 비해 생균제 사료를 먹인 어류에서 더 높은 생존율을 나타냈다.

Liu 등(2012)은 먹이 요법 *B. subtilis* E20을 사용하여 이리도 바이러스에 대한 갈색 둥근바리의 보호 가능성을 시험했으며, 그 결과 비 생균제 군보다 생존율이 50%로 더 높았다.

마찬가지로, 5.3×10^7 CFU/kg의 비율로 먹이에 첨가된 *S. cerevisiae*가 이리도 바이러스(GIV) 감염을 예방했다(Chiu *et al.*, 2010). 실제로 생사료를 먹은 어류는 16.7%의 생존율에 불과했지만 프로바이오틱 먹이를 급이한 어류의 생존율은 43.3%였다.

probiotics의 면역조절(immunomodulatory) 효과에 관한 광범위한 문헌이 있지만, probiotics의 잠재적인 항바이러스 효과를 추측하는 것으로서 아직 충분하지 않다. 따라서 어류의 바이러스성 질병과 가능한 기전에 대한 probiotics의 효과를 설명하기 위해 더 많은 연구가 수행되어야 한다.

5. 패류(갑각류)의 프로바이오틱스와 바이러스 질병

어류와 달리 새우양식은 흰 반점 증후군 바이러스(WSSV), 림프구 종양 바이러스(LCDV), 전염성 피하 및 조혈 괴사 바이러스(IHHNV) 등과 같은 다양한 바이러스성 질병의 발생과 확산으로 경제적 손실을 겪고 있다. 새우 양식 환경개선과 함께 프로바이오틱스를 사료로 공급하는 것은 바이러스성 질병을 예방하고 통제하는 효율적인 방법으로 제안되었다(Lakshmi *et al*., 2013).

예를 들어 타이거 새우에서 얻은 *Vibrio* spp.는 IHNV와 송어 *Oncorhynchus masou* virus(OMV)에 대해 강력한 길항작용을 보였다(Direkbusarakom *et al*., 1998).

대다수의 연구에서 프로바이오틱스의 먹이 요법을 시행하고, 다른 새우 종에서 항바이러스 효과를 시험했다. Rodriguez 등(2007)은 흰다리새우를 10^5 CFU/mL의 프로바이오틱 *V. alginolyticus*로 처리하면 무 처리 새우와 비교하여 WSSV에 대한 내성이 유의하게 증가했다.

또한, 10^{10} CFU/g *B. megaterium*의 먹이 투여는 생존율을 높이고, WSSV에 대한 방어력을 증가시켰다(Li *et al*., 2009). 또한, Leyva-Madrigal 등(2011)은 *P. pentosaceus* 또는 *Staphylococcus hemolyticus*로 흰다리새우에게 먹이면 WSSV 감염이 감소한다고 보고했다.

반대로, 혼합 유산균(BAL3, BAL7, BC1, CIB1) 10^5 CFU/g을 공급한 먹이는 WSSV 감염에 대한 흰다리새우의 저항성에 유의한 영향을 미치지는 않았다(Partida-Arangure *et al*., 2013)

최근 Chai 등(2016)은 대하 *Fenneropenaeus chinensis* 내장에서 *Bacillus* PC465를 분리하고 먹이 투여를 통해 항바이러스 효과를 평가했다. 결과는 *Bacillus* PC465의 적용이 장내 미생물 구조를 강화시키고 WSSV에 대해 보호된 새우의 면역 상태를 촉진한다는 것을 보여주었다.

메커니즘을 설명하기 위한 추가 연구의 필요성에도 불구하고, 일부 연구자들은 WSSV에 대한 보호작용에서 중요한 요인으로서 프로바이오틱스의 면역조절 특성을 이용할 것을 제안했다(Merrifield *et al*., 2010b).

6. 결론, 비고 및 향후 전망

이용 가능한 문헌을 검토한 결과 probiotics가 어류 및 패류의 질병 저항성에 미치는 유용한 영향이 밝혀졌다. 따라서 환경 친화적인 먹이첨가제가 양식에서 항생제의 대안으로 활용가능한 것으로 추측된다. 그러나 지금까지의 선행 연구결과가 프로바이오틱스의 영향이 종 특이적인 것으로 밝혀졌음을 명심해야 한다. 그러므로 최적의 미생물체(probiont)의 종류와 투여량은 새우에서 가장 많이 연구된 probiotics 분야 중 하나였으며, 기 검토된 연구는 새우 양식장에서 질병의 문제를 해결하는 데 유산균이 도움이 될 가능성을 밝혔다.

질병 발생에 대한 민감성뿐만 아니라 새우 면역 시스템의 주요 특성을 감안할 때 질병에 대한 효과적이고 환경 친화적인 방법의 개발이 매우 중요하다. 또한, 수생 동물의 바이러스성 질병 등에 대한 생물학적 방제로서 probiotics에 관한 유망한 효과에도 불구하고, 다른 면역 자극제와 비교할 때 연구는 매우 제한되어 있으므로 알려진 probiotics의 항바이러스 작용의 구명에 관한 광범위한 연구가 수행되어야한다. 마지막으로, 적어도 면역 체계에 대한 probiotics 효과의 작용 방식에 대한 현재의 이해는 매우 제한적이며, 특히 probiotic과 숙주 사이의 상호 작용의 분자 메커니즘에 대한 연구가 필요하다.

제8절 지속 가능한 양식에서 미생물의 역할과 기능(중국)

유익한 미생물은 지구상의 살아있는 생물권의 공진화 이론에 기반하여, 자연 및 인공 수생 생태계에 큰 역할을 한다. 이들의 기능은 원치 않는 조류의 번식을 줄이기 위해 수계의 조류와 개체 수를 조절하는 것이며 유기 물질의 분해 속도를 높이고, 수질을 개선하기 위해 물과 퇴적물에서 COD, NH_3.N 및 NO_2.N을 감소시키며, 어류/새우의 질병 및 수인성 병원체를 억제한다. 또한 양식중인 수생동물의 면역계를 강화시키고, 비타민, 호르몬 및 효소와 같은 생체 활성 화합물을 생산하여 성장을 자극하고, 사료전환률(FCR)을 감소시킨다.

1. 서론

1995년 레스터 브라운 (Lester Brown)이 “누가 중국에 누가 먹일 것인가?”라는 자신의 질문을 제기하면서, 중국의 곡물 안전, 특히 ‘중국산 곡물 위협’에 대한 논란이 세계에서 주목 받았다.

중국의 근본적인 정책은 내부 자원에 대한 곡물 요구량의 기본적인 자급률이다. 중국은 국가의 곡물 생산량 증대를 위해 노력할 것이며, 일반적으로 중국은 곡물 자급률을 95%이상으로 유지하고, 알곡 수입량은 국가의 총 소비량의 5%미만으로 유지할 것이다.

우리는 5개 계(界)의 자연에 근거하여 충분한 식량을 공급할 수 있다. 중국은 더 많은 수산물을 식량안보의 중요한 부분으로 만들기 위해 더욱 양식산업을 확대할 필요가 있다. 통계에 따르면 중국은 1,747만 ha의 양식 가능한 면적을 보유하고 있으며 그 중 675만 ha를 사용할 수 있지만, 현재 가동률은 69%에 불과하다.

중국은 6백 7십만 헥타르의 논을 가지고 있는데, 어류를 양식하는 데에도 쓰일 수 있지만 지금은 이용률이 15%에 불과하다. 중국은 양식을 위해 사용될 수 있는 260만 ha의 함수 수역을 가지고 있지만, 현재 가동률은 28%에 불과하다.

중국은 수산물의 성장을 유지하기 위해 그 지역에서 생산 능력을 증가시킬 수 있고, 또한, 유해 식품에서 유기농 식품으로 전환하여 제품의 질을 높일 것이다.

중국은 최근 20년 동안 중국의 양식산업 및 양식기술은 범위와 강도 면에서 급속하게 발전했다. 그러나 양식이나 양식업, 산업 폐수 및 하수 처리 시설에서 배출된 폐수는 주변의 수역을 심각하게 오염시키고, 양식 지역의 생태계를 손상시켜 병원성 미생물이 증식하여 빠르게 번식하게 되었다. 더욱이 양식된 생물의 질병이 심각하게 발생하여 양식업이 큰 피해를 입게 되었다.

중국의 불완전한 통계에 따르면 중기 질병 유행 지역은 전체 양식 지역의 15~20%를 차지하고 있으며, 매년 1백만 톤 이상이 폐사로 손실되고 있다.

세계의 양식생산량은 1988년 버나 바이러스(MBV) (Lightner et al., 1987; Chen et al., 1989)와 흰 반점 증후군 바이러스(WSSV)에 의해 치명적인 손실을 입었다 (Lo and Kou, 1998).

그 기간 동안 중국 새우양식 호지의 90%는 에콰도르 등 외국에서 유생을 입식한 후, 불과 30~45일 만에 빠르게 포기되었다.

중국의 대부분의 새우양식은 새로 도입된 흰다리새우 *Penaeus vannarnei* 종으로 전환되었으며, 1998년 초 도입된 흰다리새우 *P. vannarnei*는 세계에서 가장 인기 있고, 높은 수확량의 양식새우로 각광받았다. 그러나 1998년 말에서 1999년 초까지 높은 사망률로 인해 새우 생산량은 1998년 초반에 생산량의 10%로 급격히 감소했으며, 항생제는 양식산업 및 양식기술 측면에서 남용으로 인해 매우 비효율적인 것으로 나타났다.

박테리아에 의한 질병 저항성 증대는 양식 환경의 정상적인 미생물 군을 손상시키거나 저해하는 등 미생물 불균형을 유발할 뿐만 아니라, 양식물에 축적된 항생제 잔류물이 인체에 해를 끼치게 한다.

중국에서는 Integrated Disease and Pest Management(통합 질병 및 해충 관리)(Li, 2008)를 포함한 대책, 특히 유익한 미생물을 사용하려는 대책이 수립되었는데, 지속가능한 내수면양식과 해면양식은 환경을 개선하고 양식 동물의 면역 증진과 질병 감소에 효과적이므로 친환경적인 독소와 부작용이 없고 잔류물이 없으므로 향후 내성이 없는 BM(유용미생물)에 의한 친환경적인 양식모델을 정립할 수 있으며, 생태계의 평형을 유지해 나갈 수 있을 것이다(Bao and Shen, 2005).

2. 미생물학의 과학적 개념과 미생물 생태학의 개발

미생물은 바이오매스와 다양성 모두에서 다른 모든 생물보다 많으며 이들은 전 세계 생태계 및 천연자원의 주요 부분이다. 그러나 그들은 가장 덜 알려진 종이며, 우리는 그들의 이름, 행태, 구조, 기능 및 형태에 대해 단지 10%만을 알고 있다.

이들은 지구상에서 최초로 출현했던 생물들로서 이들의 다양성은 생물권을 유지하는데 중요한 역할을 하며, 광합성을 통해 많은 양의 자원을 제공하여 산소를 방출하고 대기 중의 산소 함량을 변화시킨다. 그래서 우리는 미생물을 가장 중요한 생산성의 기초라고 말할 수 있으며 만일 미생물이 없었다면 지구상에는 살아있는 생물체가 없었을 것이다.

박테리아는 이제 20년 전에 생각했던 것보다 훨씬 더 활동적이며 호수와 바다에서 훨씬 더 중요한 역할을 하는 것으로 알려져 있다(Moriarty David, 1997).

지구상의 곰팡이, 조류 및 심지어 바이러스를 포함한 대다수의 미생물은 베일에 감추어져 있으며, 인류의 이익을 위해 생물 및 환경에 대한 탐구, 확인, 보전 및 활용이 필요하다(Dilip *et al*).

지구상의 삶의 역사에서 소우주(미생물)와 대우주의 공동 진화가 특히 중요한 역할을 해 왔다. 생명의 기원에 대한 기존의 관점은 대개 미세한 생물의 진화보다는 높은 생명체의 형성만을 기술하고 거시적이고 진화론적인 측면을 간과한다. 그러나 이 두 가지는 Erich Jantsch가 강조한 것처럼 동일한 진화 과정의 보완적인 측면이다.

하나의 관점에서 현미경적 생명체는 그 진화를 위한 거시적인 조건을 만들고, 다른 관점에서 거시적인 생물권은 현미경적인 생명체를 지원한다.

유기체는 개별적으로 주어진 환경에 적응하는 것이 아니라, 모든 수준에서 유기체와 환경의 공진화로부터 발생한다. 이제 우리는 자연이 지구상의 모든 살아있는 유기체와 환경이 공동 진화하는 특징을 가지고 있다는 것을 알고 있다.

microecology의 개념은 1977년 독일 Voeker Rusch 박사에 의해 처음 발표되었다.

과학으로서의 미생물학은 단지 50년 미만의 역사를 가지고 있으며, 그것은 원래 *microeubiosis(장내 미생물 균형), microdysbiosis(장내 세균 불균형), 미생물 환경 영양 및 미생물 환경 예방의 개념 하에 동물 위장과 소화관에서 미생물 군을 연구하는 이론이었다.

* microeubiosis : 건강한 개체 내에서 조화롭고 안정적인 장내 미생물 상태

미생물학적 작용제는 사람 또는 동물의 내장이 미생물 군을 조절하고, 소장에서 microeubiosis를 유지하고, 면역 기능을 강화하며, 소화를 촉진하기 위해 정상적인 미생물 군이 부족할 때 정상적인 미생물 군을 보충해줄 수 있다.

질병이 없는 경우 예방 의학에 도달할 수 있도록 영양소를 흡수하거나 질병을 치료할 수 있고, 음식이나 사료의 FCR(사료계수)을 증가시킬 수 있다.

체내에는 특정 미생물 군집과 안정한 미생물 군집을 가진 다양한 미생물이 있다.

인위적 활동에서 배출된 하수 및 산업 폐수는 하천, 강, 호수 및 바다를 오염시키고 해로운 미생물을 번식시킨다. 그리고 결국 인간의 건강과 수생 동물을 위험에 빠뜨리는 반면, 유용미생물은 유해한 미생물을 저지하거나 죽이고, 오염 물질을 분해하며, 수역을 정화하고, 수중에서 생태계를 평형에 이르게 한다(Xue and Xue 1997; Xue, 2006).

3. 미생물의 분류

유익한 미생물은 미세조류, 박테리아, 균류 및 바이러스를 비롯한 미생물의 생태학 분야의 대상들이다.

미국에서 사용되는 항생제의 70% 이상이 단지 성장만을 위해, 질병이 없는 동물(예 : 닭, 돼지 및 소)에게 마구잡이로 투여되는 것으로 추정된다. 식용 동물 생산에서의 항생제 남용은 살모넬라 종, 캄필로박터 종, 대장균 및 엔테로코쿠스 종을 포함한 항생제 내성 균주의 출현과 밀접한 관련이 있다.

일부 미국 및 유럽 연구 결과에 따르면 이러한 항생제 내성 박테리아는 일반적으로 처방된 항생제에 반응하지 않는 사람에게 감염을 유발하게 된다.

이러한 관행 때문에 미국 미생물 학회(ASM), 미국 공중보건 협회(APHA) 및 미국 의학협회(AMA)는 식용 동물 생산에서의 항생제 사용 제한과 모든 비-치료적 용도의 사용금지를 요구했다.

특정 박테리아가 수행한 긍정적인 역할에 대해서는 러시아 과학자이자 노벨 수상자인 엘리 메치니코프(Eli Metchnikoff)에 의해 처음 소개되었다.

'프로바이오틱스(Probiotics)'라는 용어는 콜라트(Kollath)에 의해 1953년에 처음 소개되었으며, 프로바이오틱스는 미생물학, 즉 동물의 장에서 미생물 개체군의 평형에 도움이 되는 미생물 및 대사산물의 전문용어이다. 항생제에 비해 probiotics는 특히 예방의학으로도 불린다.

프로바이오틱스는 일반적으로 박테리아, 시아노박테리아, 미세조류 및 곰팡이를 포함하지만, 이들은 서구권에서는 미세조류를 포함하지 않는다(Wang *et al.*, 2008).

요즘 '마이크로 에코-에이전트(micro-eco-agent)'라는 용어는 중국에서 인간의 건강식품 및 동물 사료산업계에도 매우 인기가 있는 트랜드이다.

Micro-eco-agent는 probiotics, prebiotics 및 Synbiotics의 3가지 종류가 있다.

마이크로 에코 제제는 다양하지만, 주로 *Bacillus, Lactobacillus, Bifidobacteria, Bacteroides*, 효모 및 PSB로 구성된다(Fu and Xu, 2005).

현재의 연구는 probiotics 및 prebiotics에 초점을 맞추고 있다. probiotics는 오랫동안 사용된 미생물 식품 첨가물로 많은 식품에서 사용 가능하다(Cherie and Glenn, 1998; Collins and Gibson, 1999; Rolfe, 2000; Rastall and Vatsala, 2002).

한편, 일부 올리고당은 선택적으로 동물의 장에서 양성 박테리아(몸에 좋은 박테리아)의 증식을 촉진하고 장내에서 병원균 박테리아의 부착을 방지하여 프로바이오틱스와 유사한 결과를 나타낼 수 있다.

fructose oligosaccharides는 *bifidobacteria*가 유리하게 장의 구성을 변형시킬 수 있다(Cherie and Glenn, 1998).

가장 초기에 발견된 물질은 lactulose, oligo-sucrose, oligo-faffinose, oligo-maltose, corn oligosaccharides 및 soybean oligosaccharides와 같은 oligosaccharides이다.

이러한 당은 정상적인 미생물 군에 의해 소화되거나 분해될 수 없지만, 유익한 미생물의 증식을 촉진하고 세균의 생태균형까지 유지하게 하므로, 유해 세균의 성장을 억제하기 위해 락토바실러스(*Lactobacillus*) 및 비피더스 균(*Bifidobacteria*)에 의해 활용될 수 있다.

Synbiotics는 probiotics와 prebiotics로 구성된 미생물 생태제로서, 이들 둘의 복합물이다.

probiotics는 실제로 동물의 내장에 정상적인 미생물 군을 보완하는 데 사용된다. 따라서 미생물학만을 위한 '미생물 생태계'라는 용어 대신 미생물학의 미생물 및 생태계 모두에 '유익한 미생물'이라는 용어를 사용하는 것이 좋을 것이다.

분명히 무해하고 유익한 박테리아가 유해한 품종보다 훨씬 많으며, 미생물은 탄소와 질소 순환과 같은 지구의 원소 순환에 참여하기 때문에 환경에 매우 중요하다.

미생물은 산소의 생성, 바이오매스 제어 및 죽은 유기체의 잔재로 쌓여진 지구를 청소하는데 관여한다. 유익 미생물은 PSB와 같은 단일 균주 뿐만 아니라 여러 균주를 사용할 수 있으며, PSB, *Bacillus gemma* 및 *Pseudomonas* 균주 같은 박테리아뿐만 아니라 EM 또는 Toyomoto TM와 같은 균류까지 수십 가지 균주를 포함할 수 있다.

유익한 박테리아는 어디서 분리할까?

가장 좋은 대답은 자연이다. 여기에는 유익한 박테리아가 많이 존재하기 때문이다. 중국 철학자인 Ying and Yang는 환경이 복잡할수록 바이오매스와 박테리아의 다양성이 커진다고 한다.

자연 생태계의 원칙에 입각하여 미생물의 다양성과 수는 더 많을수록 상호 작용의 순서가 높아지고 생태계가 보다 안정적으로 된다.

수생생물이나 해산물에 대한 BM(유용미생물)을 분리하기 위해서는 담수와 해수의 미생물 다양성을 분석해야 한다. 대개 담수의 주요 종은 *Aeromonas, Pseudomonas* 및 *Achromobacter*이며, 해수 중 지배적인 종은 *Pseudomonas, Vibrio, Achromobacter, Flavobacterium* 및 *Micrococcus* 등 이다.

PSB(*Ectothiorhodospira*), *Bdellovibrio, Bacillus*(*Bacillus cereus, B. megatherium* var *phosphaticum*), *Lactobacillus* 및 *Desulphurobacterium*과 같은 다양한 박테리아가 자연계에 존재한다. 박테리아 외에도 효모, 방선균, 박테리오파지 및 시아노박테리아, 바이러스가 있다.

일본 과학자는 틸라피아 내장에서 지배적인 종으로 *Vibrio*와 *Aeromonas*가 70%

이상을 차지하는 것을 발견했다.

미생물군의 구성은 숙주의 먹이 습성에 달려 있는데 육식성 어류의 장내 우점종은 *Enterococcus, Benecka vulnifica* 및 *Vibrio*이며, 초식성 어류의 장에서 지배적인 종은 *Lactobacillus acidophilus*와 *Bifidobacteria*이다(Xue and Xue, 1997).

4. 수중 생태계에서 유익한 미생물의 역할

미생물에는 미세 조류, 박테리아, 곰팡이 및 바이러스가 포함된다. 미세조류는 주로 광합성을 하여 CO_2를 흡수하고 수생 동물에게 산소를 공급한다.

박테리아와 곰팡이의 주요 역할은 퇴적물의 유기물질을 분해하여 물을 깨끗하게 유지하는 것이다. 그러나 산소 부족으로 인해 침전물에서 혐기성 분해 또는 이상발효가 일어나서 황화수소 및 메탄과 같은 유해한 가스를 생성할 수 있다.

미생물은 대부분의 수생 환경에서 주요 광합성 생물이며 호기성 조건(예 : 얕은 물)에서는 조류, 규조류 및 시아노박테리아가 우세하다. 혐기성 조건(오염된 또는 부 영양 수역)에서는 광합성 세균이 우세하게 된다.

자연 수생 생태계와 인공 수중 생태계 사이에는 큰 차이가 있는데, 특히 밀도가 높고 투입량이 많은 집약적인 양식에서 그렇다. 종종 좁은 지역의 고밀도 어류 사육지에 있는 수역은 제한된 자체 정화능력만을 가지고 있다. 따라서 어류 질병의 유행을 줄이고 수질을 향상시키기 위해 단계별로 BM(유용미생물)을 추가할 필요가 있다.

수역에서의 개체군이 특정 집단을 형성하면서 어느 정도까지 자라게 되면, 발생되는 유해물질은 개체군의 성장을 저해할 것이다.

자연적인 수중 생태계에서 물리적 측면의 요소는 물, 열, 빛, 대기, 퇴적물 및 영양물이며, 생물학적 측면의 요소는 수생 식물 뿐만 아니라 조류 및 일부 독립 영양 세균, 예를 들어 생산자 및 종속 영양자인 PSB, 다양한 동물뿐만 아니라 박테리아 모두 자연의 5계(界)의 구성원이다.

자연에서는 식물성 플랑크톤, 동물성 플랑크톤, 곤충, 갑각류, 물고기, 달팽이, 이매패 등이 있다. 에너지 흐름과 물질은 균형 잡힌 생태계에서는 순환하지만 어류 양식지, 특히 고밀도로 집중된 어류 양식지는 균형 잡힌 생태계가 아니다. 대개 어류 양식지의 좋은 물은 인체와 마찬가지로 많은 양의 BM에 달려 있는데, 유익한 박테리아가 우세할 때 인체에서는 건강하게 되는 것처럼 유익한 박테리아의 양의 많고 적음에 따라 수질이 결정된다.

중국에서 양식을 할 때 반드시 준수해야만 하는 국가 의무적 양식업 기준 GB11607-89가 있다. 24시간의 용존산소(DO)는 5mg/L 이상이어야 하고, 3mg/L보다 낮아서는 안 된다. pH는 담수에서 6.5~8.5이어야 하며, 해수는 7.0~8.5이어야 한다. BOD_5는 20℃에서 5mg/L 이하여야 하며 NH_3는 0.02 mg/L 이하여야 한다.

GB3838-88은 지표수에 대한 수질환경 기준을 나타내며, 일반 어종 보전 지역의 등급 III와 귀중한 어류 보전지역의 등급 Ⅱ 및 어류 및 새우 산란장의 5가지 등급으로 나뉜다.

등급 III에서 총 인 (TP)은 <0.1 (호수와 저수지의 경우 <0.05)이어야 하고, 킬달 질소는 1mg/L이어야 한다. 그러나 양식이 수행되는 수계의 대부분은 이러한 기준에 도달하기 어렵다.

수생동물의 건강은 양식동물의 장내 미생물 균형(microeubiosis)과 미생물의 생태적 평형에 달려 있으며, 두 요소 모두가 밀접하게 상호 연관되어 있다(Peng and She, 2004).

어류 양식장의 일반적인 문제점은 어류 또는 새우의 과도한 양식 및 물에 과도한 암모니아성 질소가 생성되기 때문이다. 폐기물의 농도는 미생물 활동을 증가시키고, 양식지 또는 수조의 용존 산소를 감소시킨다. 집약적인 양식에서 어류 또는 다른 수생 동물은 고밀도 스트레스를 받고 있으며, 부식질이 많은 어류 양식지(사료 및 배설물의 잔재물)는 어류 또는 새우가 질병의 영향을 받기 쉬운 조건이 된다. 그러므로 좋은 물의 환경을 유지하기 위해 물과 퇴적물에서 유기물질의 분해속도를 높이기 위해 유익한 미생물을 보충해야 한다.

5. 유익한 미생물의 기능

요즘 유익한 미생물은 양식업에서 단일균주, 복합균주 및 시너지물질을 포함한 균주로서 주로 이 3가지 형태로 운용된다.

BM은 두 가지 측면에서 기능을 하나는 미생물 불균형을 조절하고, 장내 미생물 균형(microeubiosis)를 유지하며, 숙주의 건강 수준을 높이고, BM 및 그 대사산물의 증식을 촉진하는 것이다.

다른 하나는 유기 물질(배설물, 폐기물, 잔재물 또는 사료 찌꺼기)을 분해하고, 자연계에서 5계(界)의 유기체간의 역동적인 생태 균형을 유지하는 것이다. 그리고

물과 퇴적물에서의 미생물 생태계 평형과 어류 및 새우의 번식을 위한 환경화적인 조성에 중점을 둔다.

미생물학에서의 BM의 기능은 다음과 같다:

유익한 미생물은 신진 대사를 통해 젖산, 아세트산 및 프로피온산을 생산할 수 있다. 이러한 대사산물은 장내의 pH를 낮추고 유익한 세균을 지배적인 것으로 만들 수 있다.

통상적인 박테리아는 유익하거나 무해하며, 일부 유해한 병원균들이 포함된다. 건강한 동물은 소장에서 정상적인 분포의 박테리아 군집을 가지며, 유익한 박테리아가 장의 미생물 시스템에서 균형을 유지하기 위해 지배적이 된다.

일단 유해한 병원성 박테리아가 지배하게 되면, 동물은 병들 것이다. 정상 상태에서 장내의 우점종은 혐기성으로 99% 이상을 차지하는데 *Bacillus, Bifidobacterium, Lactobacillus, Saccharomyces* 등이 있으며, 호기성 및 통성 박테리아는 1%만 차지한다.

랴오닝 성에서는 그들은 0.1%의 복합 미생물이 배합된 일반 잉어 사료에 첨가하여 시험한 결과, 평균 품질 및 체중이 대조군보다 유의하게 높았으며($P<0.05$), 시험 수조에서의 FCR은 1.78보다 훨씬 낮았고 (대조군 2.15) ($P<0.05$), 현장 시험구에서 FCR은 대조군보다 17.2% 감소했다(Fu *et al*., 2005).

미생물의 대사산물은 장내 암모니아 NH_3와 배출된 암모니아를 효과적으로 제거할 수 있다. BM은 아밀라제, 리파제 및 프로테아제를 분비할 수 있으며, 이를 통해 수생동물의 소화효소 활성을 증가시킬 수 있다.

시험 결과 킬로그램 당 균주 *Bacillus licheniformis* 200~300mg의 섭취가 소화효소 및 어류 성장의 활성을 증가시킬 수 있으며, 붕어 *Allogygenetic crucian*와 잉어 Carp의 치어의 성장에 효과적일 수 있음을 보여 주었다(Liu *et al*., 2006).

유익한 미생물은 배양된 수생동물의 면역체계에 큰 영향을 미친다. 비 특이적인 면역 조절제로서의 BM은 항체 수준 및 대식세포의 활성을 강화시킬 것이다.

BM은 수생동물의 질병저항성을 향상시킬 수 있다. 예를 들어, PSB는 대하 *Penaeus orientalis*의 새우양식 후 유생의 평균생존율을 58%까지 증가시켰으며, 새우양식장에서 병원균의 종류와 양 및 그 위험성이 기준 범위보다 훨씬 적었다 (Zhang and Shi, 1999; Mao *et al*., 2006).

6. 단일 균주

1) PSB, 특히 PNB는 태양광을 에너지로 사용하여 황화수소와 탄화수소로부터 수소를 분리하여 용해된 산소를 발생시키고, 질소 이온과 대사 물질을 제거하여 양식지의 수질을 깨끗하게 유지할 수 있다. 광합성에서 당, 아미노산, 비타민 및 생물활성 화합물을 합성하기 위해 CO_2와 결합할 수 있다(Zhang and Shi, 1999).

2) *Acetobacter*는 질소를 합성하는 전형적인 미생물이다.

PSB로부터 당을 섭취하고 일부는 잔류 질소를 고정할 수 있으며, 일부는 PSB와 공생구조를 형성한다.

3) 그람 양성균인 바실러스 젬마(*Bacillus gemma*)는 자연계에서 독성이 없는 유비쿼터스 호기성 박테리아이다.

Kozasa(1986)는 *Edwardsiella fujianensis*에 감염된 유럽 장어를 치료하기 위해 *Bacillus toyoi*를 분리하여 사용했는데 이것은 양식에 BM을 처음 적용한 사례이다(Chou *et al*., 2002).

그 이후 BM의 연구 및 응용은 농업 뿐만 아니라 양식산업에서 양식생물의 환경친화적인 건강증진 및 경제적 효율향상 성과로 인해 급격한 호황을 누렸다.

일부 과학자들은 바실러스 서브틸리스(*Bacillus subtilis*)를 이용하여 종묘장에서 암모니아성 질소를 52.5% 줄였으며, 치어기에는 50%까지도 감소한 것으로 나타났다.

종묘장에서 아질산성 질소의 함량이 50% 감소하였고, 성장기에는 32.5%가 감소하였다 (Chou *et al*., 2002).

미생물은 두 가지 기능이 있다. 하나는 경쟁에 의해 새우의 장 및 체 표면에서 병원성 박테리아를 억제하며, 두 번째는 다량의 프로테아제, 아밀라아제 및 리파아제를 생성하여 잔여 사료 및 배설물의 단백질, 전분 및 지질을 빠르게 분해할 수 있다.

질산화박테리아는 호기성 세균에 속하며 암모니아성 질소를 아질산염으로 산화시키는 아질산염 박테리아와 아질산염을 질산염으로 산화시키는 질산염 박테리아로 나눌 수 있다.

포식성 박테리아인 *Bdellovibrio*는 Stolp와 Petold가 1962년에 토양에서 박테리오파지를 분리했을 때, 처음 발견되었다. 이 종은 *Vibrio*와 *Aeromonas hydrophila*를 분해시킬 수 있는, 물속에 존재하는 박테리오파지와 유사하게 다른, 박테리아에 대한 공격적이고 감염력이 있고 분열하는 작용을 하는 일종의 '포식성 박테리아'였다. 그것들은 *Bdellovibrio*에 속하며 *Bdellovibrio bacteriovorus, Bdellovibrio stolpii, Bdellovibrio starrii* 및 기타 정의되지 않은 종들이 포함된다. *Bdellovibrio*는 새우 *Penaeus* 질병과 그 전염병을 예방하거나 감소시킬 수 있으며, 면역력을 강화시킬 수 있다(Li *et al*., 2004).

*Bifidobacterium*은 새우 *Penaeus*의 번식에 효과적으로 사용되었고, 여러 단계의 유생의 면역력을 높이고 변태를 촉진시켰으며, nauplius 유생에서 상업용 새우까지 55~60%까지 생존율을 증가시켰다(Zou and Kang, 1995).

방선균은 세균과 곰팡이의 중간그룹으로서 그람 양성 사상형 또는 분지형으로 다양하고 거대한 집단이다. 이 종들은 PSB에 의해 고정된 질소를 기질로 사용함으로써 그 수를 증가시킬 수 있으며, 유기물질을 분해하는 강력한 능력을 가지고 있다. 방선균의 일부는 55~65℃의 고온을 견딜 수 있으며, 양식동물의 면역력과 질병에 대한 저항력을 강화시킬 수 있다.

*Lactobacillus acidophilus*와 같은 유산균은 PSB에서 생산된 물질을 섭취하고 기존의 온도에서 분해되기 어려운 리그닌과 셀룰로오스를 분해하고, 썩지 않는 유기물을 발효시켜 식물 등의 효과적인 영양소로 만들 수 있다.

Jiravanichpaisal 등(1997)은 자이언트 타이거 새우(*P. monodon fabricius*)에서 락토바실러스 속(*Lactobacillus* sp.)의 균주를 프로바이오틱 박테리아로 사용하는 것에 대해 보고했다.

이 연구는 홍다리 얼룩새우에서 흰 반점 증후군에 대한 락토바실러스 속(*Lactobacillus* sp.)의 효과적인 치료법의 유무를 조사하기 위해 고안되었다.

누룩과의 *Aspergillus niger*는 균류(fungi)에 속한다.

곰팡이는 박테리아와 함께 전 세계의 거의 모든 육상 생태계와 수중 생태계에서 유기물의 주요 분해 미생물이다. 많은 균류는 인간의 사용을 위한 페니실린 및 세팔로스포린과 같은 b-락탐 항생제를 비롯한 항생제 생산자이다.

다른 유기체와 경쟁하거나 다른 유기체를 감염시킬 수 있지만, 일부 진균류는 인간의 이용에 유익한 것으로 간주된다. 예를 들어, 농업에서 일부 진균은 해충과 같은 해로운 유기체의 개체군을 제한하거나 제거하기 위해 생물학적 방제제로 사용될 수 있다.

효모는 생물활성 세균의 분열을 촉진하고, 물에 용해된 당을 빠르게 분해하며, 산소 소비를 감소시킬 수 있다. 효모는 영양소, 비타민B 및 아미노산이 최적의 비율로 함유된 단세포 단백질이므로, 사료에 단백질 보충을 위한 첨가제로도 유용하게 사용할 수 있다.

미세조류

조류 성분은 새우 *Penaeus*의 성장에 직접적인 영향을 미친다.

규조류는 양호한 수질의 호지에서 항상 지배적이며, 유기오염이 증가함에 따라, 규조류 대신에 황적조식물 피로파이타(*Pyrrophyta*), 시아노파이타(*Cyanophyta*) 및 크립토파이타(*Cryptophyta*)가 우세하다.

일부 규조류는 새우의 포스트라바 유생에 대한 항균물질과 알려지지 않은 좋은 물질을 분비할 수 있다. *Chaetoceros*와 같은 일부 규조류는 암모니아성 질소를 신속하게 감소시킬 수 있다.

양식지의 좋은 수질을 유지하기 위해 일부 학자들은 규조류를 양식지에 접종하여 우점종으로 만들 것을 제안한다. 규조의 성장을 촉진시키기 위해 필요한 생태적 환경요소의 종류는 지금까지 보고된 바 없다(Xu, 2006). Austin 등은(1992)은 물고기의 병원성 박테리아를 억제할 수 있는 미세조류로서 단세포 녹조류(*Tetraselmis suecica*)를 보고했다.

*Tetraselmis suecica*는 *Aeromonos hydrophila, A. salmonicida, Serratia liquefaciens, Vibrio anguillarum, V. salmonicida* 및 *Yersinia ruckeri* type I을 억제하는 것으로 관찰되었다. 먹이 첨가제로 사용될 때, 조류 세포는 대서양 연어에서 병원균의 유발 감염을 억제했다. 치료적으로 사용될 때, 미세조류와 그 추출물은 *A. salmonicida, Serratia liquefaciens, V. anguillaram, V. salmonicida* 및 *Yersnia ruckeri* type I 에 의한 사망률을 감소시켰다. 그들은 조류 세포에 생물활성 화합물이 있을 수 있다고 보고했으며, 물고기 질병 통제에 미세조류 *Tetraselmis*가 중요한 역할을 하는 것으로 보인다고 하였다.

7. 복합 또는 혼합 균주

EM은 1980년대 일본 오키나와에서 류큐 대학(University of Ryukyus)의 테루오히가 박사가 개발한 효과적인 미생물의 약자이다.

EM은 ml당 약 1억 개의 활성 미생물(pH 약 3.5)의 갈색 용액에서 배양한 10개의 속(屬)에 속하는 80가지 이상의 유익한 미생물로 구성된다. 이러한 모든 박테리아는 복잡한 구성, 안정된 구조 및 상호 의존성, 상승 및 증진작용의 광범위한 기능을 가진 다양한 미생물 군집을 형성한다.

그들은 신속하게 유기물질을 분해하고, 항산화 물질을 대사하며, 유해한 미생물의 증식을 억제할 수 있다(Higa, 1997; Li and Liu, 2001).

EM은 유익한 유산균, 효모 및 소수의 PSB, 방선균 및 다른 유형의 유기체를 포함하여 여러 가지 이익을 창출할 수 있는 특별히 선별된 미생물의 조합이다. 이들은 서로 상호작용을 하며 액체 배양에서도 상호 공존할 수 있다.

EM 기술은 60개국에서 도입되어 여러 부문에 적용되었으며 1991년에 중국에 소개되었다. EM의 적용은 작물 재배, 축산업에서 폐기물 탈취, 폐수 처리 및 부영양화 통제와 같은 환경 보호목적으로 확대되었다. 쌀, 밀, 옥수수, 콩, 땅콩, 카놀라, 채소, 수박, 감귤류, 딸기, 나무 묘목 및 초목에 대한 결과는 EM이 좋은 영향을 미친다는 것을 보여 주었다.

EM과 혼합된 유기분뇨를 사용하여 얻은 이 작물의 수확량은 화학 비료를 사용하여 얻은 작물의 수확량보다 높았으며, 농산물의 품질이 크게 향상되었다.

양식 기술에 대한 EM 기술의 적용은 10년 전부터 시작되었으며, 시험 결과 EM을 혼합한 사료로 급이한 어류는 빠르게 자랐다. 일반적으로 체중 증가량은 일반어류의 경우 30% 이상, 여과식성 어류의 경우 20～25% 증가했다.

8. 문제와 전망

양식산업 및 양식기술에서 유익한 미생물의 적용에는 몇 가지 문제점이 있다. BM의 이용은 중국에서 10년의 역사를 가지고 있지만, 우리는 여전히 유익한 박테리아의 단일균주에만 초점을 맞추고 있다. 그러나 다중 균주의 기능은 단일균주 보다 더 효과적일 수 있으며, 균주는 담수 또는 해수에서 현장으로부터 직접 BM 균주를 분리하는 것이 더 좋을 것이다.

사실, 수질은 지속가능한 양식산업 및 양식기술의 핵심이다. 현재 수준의 유익한 미생물의 이용 상황은 양식에서 수생동물의 요구와 수질환경 요건을 충족시킬 수 없다. 유해 미생물은 성장, 활동 및 번식에 유리한 조건이 생기면 지배적으로 된다. 이러한 조건 하에서 수인성 병원균은 양식 종에 대한 치명적인 영향을 주며, 개체수를 급속히 증가시킬 수 있다. 그러나 이러한 조건이 개선되면 병원체의 개체군은 원래의 상태로 급속히 감소한다(Higa and James, 1994).

양식업에서 어류나 새우에 질병이 발생하면 의약품이 필요한데 이는 일시적 조치일 뿐이며, 인간이 섭취하는 수산식품에 안전 문제를 남긴다. 가장 좋은 방법은 이러한 문제를 해결하기 위한 생물학적 및 생태학적 방법을 채택하는 것이다. 수질에 대한 신뢰성 있고 예측 가능한 생물학적, 생태학적 지표를 확인하고, 정량화하기 위한 연구가 필요하다.

만일 양식장의 생태적 구조를 미생물을 이용하여 최적화한다면 양식산업을 발전시켜보다 경제적, 사회적 및 생태학적 이익을 얻을 수 있을 것이다.

제9절 양식에서 Probiotics의 사용(멕시코)

지난 수십 년 동안 양식산업의 성장은 급속도로 가속화되었는데 이것은 환경 피해와 다양한 품종의 낮은 생산성을 초래했다. 증가된 질병 저항성, 수생 생물의 성장 및 사료 효율에 대한 필요성으로 인해 양식 현장에서 프로바이오틱스가 사용되었다.

probiotics의 첫 번째 응용 프로그램은 1986년에 수산생물의 성장을 증가시키는 능력을 시험하기 위해 실시되었다. 후에는 probiotics는 수질을 개선하고 세균 감염을 통제하는데 사용되었다.

요즘에는 probiotics가 영양소의 소화율을 향상시키고, 스트레스에 대한 내성을 증가시키고, 번식을 촉진할 수 있다는 증거가 나타나고 있다.

현재, *Bacillus* sp., *Lactobacillus* sp., *Enterococcus* sp., *Carnobacterium* sp. 및 효모 *Saccharomyces cerevisiae*와 같은 다양한 박테리아 종으로부터 제조된 상업적 프로바이오틱 제품이 있으며, 이들의 사용은 세밀한 관리와 권고에 의해 규제된다.

1. 서론

양식은 재배 과정에 적극적으로 개입하여 수산생물을 양식하여 재배되는 양식물의 생산과 이를 통해 경제적인 부를 증진시킨다. 어업에 비해 이와 같은 양식산업은 소비, 산업 또는 스포츠 낚시에 사용되는 종의 생산을 선택적으로 증가시킨다.

야생자원의 남획으로 인해 양식업은 전 세계적으로 매우 중요한 경제 활동이 되었다. 최근 수십 년 간 세계 식량 생산, 산업 및 의약품 원료 등을 위한 수산생물 양식업 기여도가 급격히 증가했다.

World Aquaculture 2012 보고서에 따르면 세계 양식생산량은 2006년과 2011년 사이에 4,730만 톤에서 6,360만 톤으로 30% 이상 증가했으며, 2012년까지 전 세계에서 어류 섭취량의 50% 이상이 양식에서 비롯될 것이므로, 어로에 의한 식용어류의 어획량을 추월할 것으로 예상되고 있다.

이 성장률은 몇 가지 요인에 기인한다.

(1) 많은 수산업이 최대 지속가능한 착취에 도달했으며,
(2) 식품의 안전과 안전에 대한 소비자의 우려
(3) 고품질, 건강, 저칼로리 및 고단백질 수산물에 대한 시장 수요 증가
(4) 수산생물 양식은 이산화탄소 배출의 최소화에도 기여한다.

양식은 오랜 역사를 가지고 있으며, 적어도 B.C 475년 중국에서 시작했지만, 양식은 자연번식의 보완책으로 자원을 보충하기 위해 양식방법이 이용될 수 있기 때문에, 1960년대 후반부터 중요하게 되었다.

요즘, 양식업은 수익성 있는 산업이다. 그러나 양식업을 강화하기 위해서는 밀도가 높은 배양이 필요하며, 이에 따라 농축된 유기성 폐기물의 배출로 인해 환경에 심각한 피해를 입히고, 호지에서 용존산소를 고갈시키며, 유독한 대사산물(황화수소, 메탄, 암모니아, 그리고 아질산염 등)을 발생시킨다. 그리고 종종 양식종들의 폐사에 대한 문제가 발생한다.

또한 양식업은 레크리에이션 목적으로 사용되는 수역을 점유했으며, 때로는 이 천연자원이 광범위한 양식시스템에서 재사용되지 않기 때문에 물의 낭비를 초래한다. 또한 이러한 집중적인 생산 조건 하에서 수생생물 종은 높은 스트레스 조건에 처해 질병의 발병률을 높이고 생산성을 감소시킨다.

또한 양식산업에 있어 바이러스성, 박테리아성, 곰팡이성 질병은 세계적으로 치명적인 손실을 가져왔다. 중국은 1993년에 7억5천만 달러의 질병 관련 손실을 보고했으며, 인도는 1995년부터 1996년까지 2억1,000만 달러의 손실을 보고했다. 이에 덧붙여 양식장 환경 조건의 불균형, 영양 불균형, 독소 생성 및 유전적 요인으

로 인한 현저한 양식생물의 사망률이 보고되었다.

최근 수십 년 동안 동물 질병의 예방과 통제는 박테리아 내성균주의 선택, 번식 및 지속성을 촉진함으로써 공중보건에 중대한 위험을 초래하는 화학 첨가제 및 의약품, 특히 항생제의 사용에 초점을 맞추고 있다.

미생물은 항생제에 대한 내성을 염색체 돌연변이 또는 플라스미드 취득의 두 가지 방법으로 얻는다. 염색체 돌연변이는 다른 박테리아에 측면으로 옮겨지지 않지만, 항생제 저항성 플라스미드는 매우 빠르게 전이되어 병원성 박테리아의 높은 비율을 생성하게 되어 단기간에 항생제 플라스미드-저항성을 가지게 된다.

이것은 중요한 공중보건 문제일 수도 있는데 예를 들어 에콰도르에서 콜레라 전염병이 발생한 1991년에서 1994년 사이에 새우 농장 노동자들로부터 항생제 내성의 전이가 발생했다.

최초의 전염병 균주 *Vibrio cholerae* 01은 테스트한 12종의 항균제에 효과적이지만, 에콰도르 연안에서 새우에 병원성을 지닌 다른 *Vibrio* 종에서 내성 유전자가 전달되어 내성을 획득했다.

probiotic은 숙주에 유익한 효과와 관련된 미생물의 이름을 지정하는 데 사용되는 비교적 새로운 용어이다. Kozasa는 인간과 가금류에 대한 probiotics의 사용으로 인한 이익을 확인하기 위해 양식에서 probiotics의 현장적용을 처음 시도하였다. 그는 방어 *Seriola quinqueradiata*의 성장속도를 증가시키기 위해 *Bacillus toyoi* 포자를 사료 첨가제로 사용했다.

1991년에 Porubcan은 홍다리 얼룩새우 *Penaeus monodon*의 생산성을 증가시키고, 암모니아와 아질산염의 농도를 줄임으로써 수질을 향상시키는 능력을 시험하기 위해 *Bacillus* spp.의 사용을 보고했다.

특정 항균제의 사용을 피하거나 줄이고 유해생물로 인한 피해를 줄이기 위해 천적을 사용하는 생물학적 관리방법을 시험되었다. 엄밀히 말하면, 프로바이오틱은 반드시 병원체의 천적이 아니기 때문에 생물학적 방제제로 분류되어서는 안 되지만, 특정 probiotics는 병원성 박테리아의 성장을 억제하는 능력을 가지고 있다.

Moriarty는 *Bacillus* spp.가 새우 양식장, 특히 퇴적물에서 *Vibrio* spp.의 비율을 감소시키는 능력을 결정했다. 더 많은 연구에서 숙주의 기호성을 자극하고, 영양분의 흡수를 향상시키며, 숙주의 면역계를 강화시키는 probiotics 능력을 강조했다.

필자는 프로바이오틱스에 대한 최신 개념, 양식업에서의 현재 사용법, 상업용 사용사례 및 이 분야의 잠재적 응용분야에 대한 최종 접근법을 제시하고자 한다.

2. Probiotic의 정의

프로바이오틱스에 대한 지식이 증가됨에 따라 현재 미생물이 장내 미생물을 변형시키고, 박테리오신 및 유기산을 분비하며 병원균과 경쟁하여 소장과의 접착을 방지하고, 필요한 영양소와 경쟁하여 항균작용을 하며, 병원균 생존을 저해하고 항독소 생산 효과를 가지는 것으로 알려져 있다. 프로바이오틱은 또한 포유동물에서 면역체계를 조절하고, 신체의 알레르기 반응을 조절하고, 암의 증식을 감소시킬 수 있다. 이 때문에 특정 농도와 생존력이 제공될 때, probiotics는 긍정적으로 숙주의 건강에 영향을 미치게 된다.

사실, '친화적인 박테리아', '우호적인' 또는 '건강한'과 같은 용어는 프로바이오틱스를 기술하는 데 일반적으로 사용된다.

수년 동안 연구는 장내 미생물에 의한 미생물에 초점을 맞추었고, 용어 'probiotic'은 주로 그람 양성균인 유산균 lactic acid bacteria, 특히 *Bifidobacterium, Lactobacillus, Streptococcus* 속에서 주로 나타났다.

육상 동물과는 달리, 수생 동물의 위장 미생물은 특히 소화관을 통과하는 물의 흐름으로 인해 외부 환경에 전적으로 의존한다. 따라서 대다수의 박테리아는 물과 음식물을 일정하게 섭취하고, 장내에 존재하는 미생물과 함께 장내에서 일시적으로 존재하게 된다.

수생 동물의 위장관(GIT)에서 살모넬라, 리스테리아 및 대장균과 같은 잠재적인 병원성 박테리아가 보고되었지만, 프로바이오틱 박테리아 및 기타 미생물도 일부 확인되었다.

이들은 바실러스(*Bacillus*), 카르노박테리움(*Carnobacterium*), 엔테로코쿠스(*Enterococcus*) 및 락토바실러스(*Lactobacillus*)의 여러 종과 같은 그람 양성균, *Vibrio*와 슈도모나스(*Pseudomonas*) 같은 그람 음성, 통성 혐기성 세균뿐만 아니라 데바리오마이세스(*Debaryomyces*), 사카로마이세스(*Saccharomyces*) 및 특정 균류, 효모 및 테트라셀미스(*Tetraselmis*)와 같은 미세조류를 포함한다.

Moriarty는 양식에서의 probiotics에 대한 관심이 높아짐에 따라 이러한 정의를 "수산생물의 건강에 도움이 되는 생산성을 증가시키는 살아있는 미생물 첨가제"로 확장할 것을 제안했다.

probiotic에 대한 좀 더 보편적이고 일반적인 개념은 “숙주에게 유익한 효과를 갖는 하나 이상의 미생물이며, 산성 및 담즙염에 대한 내성 때문에 소화관에 머물 수 있다”는 것이다.

양식장에서의 프로바이오틱스의 사용은 비교적 최근이지만, 질병 통제에 대한 잠재력으로 인해 이들에 대한 관심이 폭발적으로 증가했다.

3. 상업적 준비

환경 친화적인 대안으로서의 프로바이오틱스에 대한 관심은 증가하고 있으며, 그 적용은 대개 현장위주이거나 실험실적 연구부분이다. Soccol 등에 따르면, 세계의 프로바이오틱 성분, 보충제 및 식품시장은 2008년에 1억 5,900만 달러에 달했고, 2013년에는 196억 달러로 증가할 것으로 예상되어 연평균 4.3%의 성장률을 보였다.

현재 수생생물 양식을 개선하기 위해 도입된 하나 이상의 살아있는 미생물을 포함하는 프로바이오틱스의 상업적 제품이 여러 가지 존재한다.

probiotics는 양식수조에 직접 첨가되거나 식품과 혼합된 식품 첨가제로도 사용될 수 있다.

Biostart라고 불리는 제품은 생균 제제에 중점을 둔 상용제품 중 하나인데, 이는 바실러스 균에서 유래된 것이다. 1998년 Moriarty는 *Bacillus* spp.의 상업적 프로바이오틱 균주를 사용하여 양식지에서 자란 새우의 품질과 생존율을 증가시켰다고 보고했다.

한편 창과 리우(Chang and Liu)는 *Enterococcus faecium* SF 68과 *Bacillus toyoi* 균주의 영향을 평가하였는데, *E. faecium* SF 68의 효율을 높이면서 edwardsielosis (에드워드시엘라 병)로 인한 유럽 장어의 사망률을 낮추었다.

*E. faecium*은 오래 전부터 인간을 위한 프로바이오틱으로 알려져 있었고, *B. toyoi*는 육상동물과 함께 오래 전부터 사용되어 왔다는 점에 유념해야한다.

그동안 유산 생성 박테리아는 많은 관심의 대상이었다.

인간 프로바이오틱스인 *Lactobacillus rhamnosus* ATCC(American Type Culture Collection, Rockville, MD, USA)를 *Aeromonas salmonicida*에 의한 물고기 질병인 ‘furunculosis(절창병)’에 의한 사망률을 줄이기 위해 무지개송어에서 51일 동안 사용되었다.

probiotic 투여량을 사료 10^{12} cells/g로 증가시켰을 때 사망률이 46.3%에 이르렀고, 10^{9} cells/g에 사료를 투여했을 때 사망률은 52.6에서 18.9%로 감소했다(미생물 세포밀도가 높아도 의미가 없을 때도 있다). 따라서 분명히 투입량이 증가한다 해도 반드시 양식생물에 대한 보호가 향상되지는 않는다.

Abasali와 Mohamad는 *L. acidophilus, L. casei, E. faecium* 및 *B. thermophilum* (Primalac)으로 구성된 혼합된 배양물질을 사용하여 생식 연령의 암컷에서 gonadosomatic index(생식선 지수)의 향상과 치어의 생산을 증가시켰다.

흰다리새우 *Penaeus vannamei*에 대한 연구에 따르면 혼합된 프로바이오틱스를 사용하면 생존율, 사료 전환율, 양식 새우의 최종 생산량이 증가하는 것으로 나타났다.

한편, Taoka 등은 상업용 제품을 사용했는데, 세균(*Bacillus subtilis, Lactobacillus acidophilus* 및 *Clostridium butyricum*) 및 효모(*Saccharomyces cerevisiae*)가 혼합된 프로바이오틱을 통해 라이소자임 활성, 호중구의 이동 및 혈장 살균 활성과 같은 틸라피아의 비 특이적 면역 매개 변수를 강화시켜 *Edwardsiella tarda* 감염에 대한 내성을 향상시켰다고 보고하였다.

프리바이오틱스(미생물의 성장을 자극하는 먹이의 소화가 불가능한 성분)를 사용하는 인간과 육상 동물에 대한 이전의 연구는 결장에서 프로바이오틱 박테리아의 활동을 자극하는 능력을 보였다.

일부 상용 양식 제품에는 mannans, glucans, 유카 추출물과 같은 제형에 프리바이오틱스가 포함되어있어 제품의 유익한 효과를 더욱 높일 수 있다.

발효 사료의 공정의 경우 발효조건을 최적화하여 프로바이오틱스의 생존능력과 기능성을 높이고 성능을 향상시키는 데 관심을 기울이고 있으며, 최근에는, 특히 '마이크로 캡슐화(micro encapsulation)'를 이용하여 프로바이오틱스 보존 및 생존 강화를 위한 시스템이 개발되었다.

고밀도의 미생물 세포를 물리적 및 화학적으로 보호하기 위해 알긴산 염, 키토산, 카르복시메틸-셀룰로오스 또는 펙틴을 사용하여 콜로이드 매트릭스에 캡슐화한다. 프로바이오틱스의 마이크로 캡슐화에 일반적으로 사용되는 방법은 에멀젼(유탁액), 압출, 분무 건조 및 전분에 의한 접착이다.

Rosas 등(1989)은 이 기법을 양식에 도입하여 *Shewanella putrefaciens*의 세포를 칼슘 알기네이트(알긴산 칼슘)에 효과적으로 캡슐화하여, 세네갈 서대 *Solea* 위장관을 통해 캡슐화된 프로바이오틱 세포의 생존을 입증했다.

알기네이트 매트릭스의 캡슐화는 낮은 pH 및 소화 효소로부터 박테리아를 보호하며, 심각한 손상없이 장내로 프로바이오틱을 이송하는 것을 돕는다.

현재, 동결 건조된 시판제제는 저장 및 운송에 이점을 가지고 있다. 그러나 온도, 수화도 및 용액의 삼투압과 같은 조건을 극복하는 것은 박테리아의 생존 가능성을 보장하는 데 필수적이다. 이러한 제품은 숙주에게 건강상의 이익을 제공해야 함을 강조하는 것이 중요하다. 이를 위해서는 포함된 미생물이 수산 생물 종의 소화관에서의 악조건을 견딜 수 있어야 하며, 생존 가능하고 안정적이며, 최종적으로 생산량을 향상시킬 수 있는 능력이 있어야 한다. 생산자의 의견에 따르면 이러한 조제물질은 수생 동물의 건강을 지키기에 안전하고 효과적이라고 한다.

4. 양식에서의 Probiotics의 응용

지속 가능한 양식에 대한 필요성으로 인해 수생 생물에 대한 프로바이오틱스의 사용에 대한 연구가 촉진되었다. 초기의 관심은 성장 촉진제로서의 사용과 동물의 건강 증진에 초점을 맞추었다. 그 후 번식이나 스트레스 저항성에 대한 영향과 같은 새로운 영역이 발견되었지만, 더 심층적인 연구가 필요하다.

4.1. 성장 촉진제

probiotics는 재배종의 성장을 증가시키기 위해 양식에 사용되어 왔지만, 실제로 이러한 제품이 식욕을 증가시키는지 또는 자연적으로 소화력을 향상시키는지 여부는 알려지지 않았다.

어떤 사람들은 이것이 두 가지 요인이 될 수 있다고 생각하는 경향이 있다. 게다가 양식 종에 실제로 프로바이오틱을 사용한 것이 맛이 좋은지를 결정하는 것도 중요한 부분이다.

Balcazar 등에 따르면, probiotic 미생물은 배설 속도보다 더 빠른 증식 속도를 가지므로, 장기간 투여할 때 위장관에 군집할 수 있기 때문에, probiotics가 물고기의 사료와 사육수에 지속적으로 첨가되면서 그들의 피부와 장 점막을 보호하여 여러 가지 이점을 만들어 낸다.

이것은 또한 수산생물의 종류, 수온, 효소 수준, 유전적 저항 및 수질과 같은 요인에 따라 달라지게 된다.

probiotics의 효과는 대부분의 경우에 고등 생물체가 합성할 수 없는 영양분 생산 가능으로 인해 수생태계 사슬의 기초를 이루는 식물성 플랑크톤(미세조류)에서 시험되었는데, 대부분의 경우, 고등생물은 합성할 수 없는 것을 만들어 내는데, 그것은 다중 불포화 지방산과 비타민과 같은 물질이다.

양식장에서 사용되는 미세조류 그룹에는 *Chaetoceros* spp.라는 중앙중심 속(屬)의 규조가 있는데 이들은 살아있는 먹이로 잘 알려져 있다. 그러나 대량 생산에는 영양 요구사항의 복잡성으로 인해 한계가 있다. Gomez 등은 미세조류 *Chaetoceros muelleri*의 존재 하에서 *Vibrio alginolyticus* C7b 프로바이오틱스의 성장을 평가한 결과 이 미생물이 조류와 함께 자라서 고밀도를 달성하고, 새우가 직접 먹을 수도 있음을 증명했다.

윤충류 로티퍼는 대부분의 배양된 수생종의 유생을 위한 최초의 사료로서 필수적이다. 이들은 크기가 작기 때문에 유생이 더 쉽게 이용할 수 있다.

Planas 등은 유산균 박테리아를 사용하여 로티퍼 *Brachionus plicatilis*의 성장을 증가시키는데 *Lactococcus casei* ssp. *casei, Pediococcus acidilactici* 및 *Lactobacillus lactis* spp. *lactis*를 첨가하여 최상의 결과를 얻었다.

식용 어류의 성장 촉진제로서도 프로바이오틱스의 사용이 보고되었다.

나일틸라피아 Nile tilapia(*Oreochromis niloticus*)는 생균 내 *Streptococcus* 균주로 어류의 조단백질과 조지질 함량이 현저하게 증가하였으며, 배양 9주에 체중은 0.154g에서 6.164g로 증가했다. 이 종에 있어서 프로바이오틱스로 먹이를 보충하는 효과는 상업용 제제가 2% 농도로 사용되었을 때 115.3%의 증가를 나타냈다.

어류의 성장개선의 예로는 관상어 sword tail(*Xiphophorus helleri, X. maculatus*)와 guppy(*Poecilia reticulate, P. sphenops*)가 있으며, 사료에는 *Bacillus subtilis*와 *Streptomyces*가 급이되었다. 90 및 50일 투여 후 *Xiphophorus*와 *Poecilia*의 성장과 생존에 유의한 증가를 보였다.

probiotics는 패류 배양에서도 성공적으로 테스트되었다. Macey와 Coyne은 전복 (*Haliotis midae*)의 소화관에서 2개의 효모와 하나의 박테리아 균주(SS1, AY1, SY9로 명명됨)를 분리했다.

건조한 사료에 약 10^7 cells/g의 농도로 각 미생물체를 사료에 첨가한 결과 전복 치패(20mm)와 대형 전복(67mm)의 성장률은 8개월 배양에서 각각 8%와 34% 향상되었다.

또한, 프로바이오틱스를 공급한 전복은 병원성 박테리아인 *Vibrio anguillarum*에 대해 62%의 생존율을 보였으나, 대조구의 생존율은 25%에 불과하였다.

4.2. 병원균의 저해

우리는 양식생물의 질병을 예방하기 위해 항생제를 양식에 오랫동안 사용해왔다.

그러나 이것은 동물 조직에 항생제 잔류물의 존재, 박테리아 내성 메커니즘의 생성과 같은 다양한 문제로 그들의 건강에 영향을 미친 수생 생물의 위장 미생물의 불균형을 야기했다.

사실 유럽 연합은 인간의 소비를 위해 유기체에서 항생제의 사용을 규제하고 있다.

오늘날 소비자들은 항생제와 같은 첨가물이 전혀 없는 천연제품을 요구하는데 그것들은 질병을 치료하는 것보다는 질병을 예방하는 경향이 있다. 따라서 프로바이오틱스의 사용은 양식종의 병원균 억제와 질병 통제를 위한 실행 가능한 대안이 될 수 있다.

프로바이오틱 미생물은 숙주의 장내에 있는 병원성 박테리아에 대해 살균 또는 제균 효과를 갖는 화학 물질(박테리오신)을 방출할 수 있는 능력을 가지므로 기회성 병원체의 증식에 대한 장벽이 된다.

일반적으로, 프로바이오틱스의 항균효과는 항생제, 박테리오신, 시데로포어, 효소(라이소자임, 프로테아제) 생산 중 하나 이상이며, 과산화수소 뿐만 아니라 유기산의 생성으로 인한 장 pH의 변화에도 기여한다.

Taoka 등은 살아있는 probiotics를 틸라피아 tilapia *Oreochromis niloticus*에 투여하였을 때, lysozyme 활성, 호중구 이동 및 살균 작용과 같은 비 특이적 면역 반응을 증가시켜 *Edwardsiella tarda*의 감염에 대한 어류의 내성을 향상시켰다.

Robertson 등은 연어 창자에서 *Carnobacterium* sp.의 균주를 분리하여 무지개 송어와 대서양 연어에게 어류 병원균에 대한 in vitro에서 길항작용을 증명했다.

프로바이오틱으로는 *Aeromonas hydrophila, A. salmonicida, Flavobacterium psychrophilum, Photobacterium damselae* 및 *Vibrio* 종을 포함한다.

무지개 송어의 furunculosis(절창병) 시험에서 *Vibrio fluvialis* A3-47S, *Aeromonas hydrophila* A3-51 및 *Carnobacterium* BA211의 혼합물로 구성된 죽은 프로바이오틱의 효과에 대한 보고도 있다.

이 특정 경우에 백혈구 수가 살아있는 세포보다 많았으므로, 실제로 이러한 자료는 체액성 요인보다 세포 면역성이 불활화된 박테리아 세포에 의해 도움이 된다는 것을 시사한다.

새우의 경우, 여러 가지 *Vibrio* 종의 병원균에 대한 생물학적 방어제로서 *Bacillus cereus, Paenibacillus polymyxa* 및 *Pseudomonas* sp. PS-102와 같은 probiotics의 평가에 초점을 두었다.

흰동가리(*Amphiprion percula*)의 위장관에서 분리된 프로바이오틱 균주는 *Aeromonas hydrophila* 및 *Vibrio alginolyticus*와 같은 여러 병원체를 불활화시키기 위해 사용되었다.

또한, 10^6~10^8 cells/g의 probiotic 농도는 *Poecilia*과 *Xiphophorus* 속의 관상용 어류의 위장관에서 건강한 미생물의 발생을 촉진하여, 유해한 미생물의 양을 감소시킨다는 것이 발견되었다.

Gomez 등은 흰다리새우(*Litopenaeus vannamei*)의 생존과 성장을 증가시키기 위한 프로바이오틱스로서의 *Vibrio alginolyticus* 균주의 사용으로, 에콰도르 새우 부화장에서의 프로바이오틱스에 의해 생산을 35% 증가시킨 반면, 부화장의 항균제 사용은 94%가 감소했다.

4.3. 영양소 분해 개선

probiotic 균주는 단백질 분해 효소, 아밀라아제, 리파아제와 같은 세포 외 효소를 합성할 뿐만 아니라 비타민, 지방산 및 아미노산과 같은 성장인자를 제공하기 때문에 probiotics는 수생 동물의 소화 과정에 유익한 효과가 있다고 제안했다. 따라서 사료에 프로바이오틱스가 공급되면 영양소가 보다 효율적으로 흡수된다.

이러한 의미에서, 유럽 농어(*Dicentrarchus labrax*)의 치어와 마찬가지로 프로바이오틱스가 식용어에 사용되었다. 프로바이오틱 효모인 *Debaryomyces hansenii* HF1은 포유류에서 위장관의 분화와 성숙에 관여하는 2개의 폴리아민인 spermine과 spermidine을 생산할 수 있는 능력이 있다고 보고되었다.

또한 이 효모는 바다 농어 치어에서 소화를 돕는 효소인 아밀라아제와 트립신을 분비한다.

유럽 돔 *Dentex dentex* L. 치어에서의 연구에 따르면, 먹이에 첨가된 바실러스 세레우스(*Bacillus cereus* E) 균주 0.5g/kg을 먹이에 첨가하면, 먹이를 보다 효율적으로 사용하기 때문에 어류 성장이 증가한다는 것을 보여주었다.

무지개 송어의 경우, *B. subtilis, B. licheniformis, Enterococcus faecium*을 사용하여 비슷한 결과가 나왔는데, 이 probiotics는 어류의 사료에 10주 동안 제공되었다.

일부 연구에서는 유럽 농어(*Dicentrarchus labrax*)의 먹이 요법으로 어류의 성장과 활성 및 항산화 핵심 효소(카탈라아제, 글루타치온 퍼옥시다아제 및 슈퍼옥시드 디스뮤타아제)의 발현을 평가하는 probiotic 효모(*Saccharomyces cerevisiae* strain X 2180)를 공급하였고, 효모 활성 및 효모의 존재로 인한 probiotic 첨가 및 미첨가 처리구 사이의 유전자 발현 양상은 큰 차이를 나타냈다.

흰다리새우 *Litopenaeus vannamei* Boone과 인도 새우 *Fenneropenaeus indicus*에서 *Bacillus*의 다양한 균주는 건조물질, 조 단백질 및 인의 명백한 소화력을 증가시키기 위한 probiotics로 사용되어 왔다. 먹이에 probiotic을 50g/kg을 공급한 결과 더 큰 성장을 보였으며, 다른 연구에서도 모든 개체의 발생(어린 시기부터)에 있어 프로바이오틱을 투입하여 관리하는 것을 권고했다.

구피 Guppies(*Poecilia reticulata, P. sphenops*)와 쏘드테일 Swordtail(*Xiphophorus helleri, X. maculatus*)에서 인도인어 *Cirrhinus mrigala*의 내장에서 분리된 바실러스 서브틸리스(*Bacillus subtilis*)의 효과가 평가되었다.

결과는 소화관에서 protease와 amylase의 비 특이적인 활동뿐만 아니라, 관상용 어류의 길이와 무게의 증가를 보여준다. Moriarty에 따르면, *Bacillus*는 어류의 활동을 보완하고 효소분해를 증가시키는 다양한 외효소(exoenzymes)를 분비한다. 수생 동물의 소화관에서 분리된 박테리아는 키티나제, 프로테아제, 셀룰라아제, 리파아제, 트립신 등의 효소활성을 보였다.

4.4. 수질 개선

몇몇 연구에서 수질개선은 특히 그람 양성균 *Bacillus*의 probiotic 균주의 첨가를 통해 기록되었다. 아마도 이 박테리아 그룹은 유기물질을 CO_2로 전환시키는데 그람 음성보다 더 효율적이기 때문이다.

어류 양식업자들은 양식 호지에서 프로바이오틱스의 높은 수준을 유지하는 것이 양식기간 동안 용존 및 입자성 유기탄소의 축적을 최소화할 수 있다고 설명한다. 또한, 식물성 플랑크톤의 생산량 균형을 맞출 수 있다고도 한다. 그러나 이 가설은 *Bacillus, Nitrobacter, Pseudomonas, Enterobacter, Cellulomonas* 및 *Rhodopseudomonas*

의 한 종 또는 그 이상의 종을 사용하여 새우 또는 채널메기의 양식 중에 수행된 시험에서는 이를 확인할 수 없었다. 따라서 질산화를 제외하고는 수질 개선에 대해 발표된 증거는 매우 제한적이다.

식용 어류의 경우, 송어 생산 양식장은 총 Kjeldahl 질소 중 0.05～3.3mg/L의 고농도 질소화합물을 생성하고, 7개월 모니터링 후에는 6.4mg/L까지 생성하였다.

재순환 시스템에서의 틸라피아 생산에서 21일간의 실험에서 총 암모니아(NH_4+NH_3)의 농도는 4.73에서 14.87mg/L로 증가하였고, 아질산염 농도는 3.75에서 9.77mg/L로 증가했다.

생성된 질소 화합물, 특히 독성이 높은 총 암모니아가 고농도로 농축되어 있기 때문에 수질을 향상시키기 위하여 프로바이오틱스의 사용이 권장된다.

Haroun 등은 나일 틸라피아 Nile tilapia *Oreochromis niloticus* L.의 먹이에 *Bacillus licheniformis*와 *B. subtilis*로 만든 상업용 프로바이오틱을 배양하여 17주간 양식하였다.

수질 인자의 평가는 어류 양식에 적당한 허용범위를 나타내었다. 용존산소 농도는 5.7～6.3mg /L, 암모니아 농도는 0.36～0.42mg/L, pH는 6.3～8.2로 나타났다.

Lalloo 등은 잉어 *Cyprinus carpio*에서 *Bacillus* 균주를 분리하여 관상어 양식에서 수질을 개선하고 *Aeromonas hydrophila*의 생장을 억제하는 시험을 수행했다.

9개의 분리주 중 3개가 상대적 발생률이 78%인 병원균을 저해하는 높은 능력을 보였으며, 또한 암모니아, 질산염 및 인산염의 농도는 각각 74%, 76% 및 72%로 낮아졌다.

Queiroz와 Boyd는 메기(*Ictalurus punctatus*)에서 상업적 프로바이오틱스를 테스트한 결과 프로바이오틱스가 투입되었을 때, 생존율과 함께 순생산이 유의하게 높았다고 지적했다.

Taoka 등은 넙치 *Paralichthys olivaceus*의 생존에 대한 박테리아와 효모의 혼합배양에서 제조된 상업적 프로바이오틱스의 영향과 밀폐된 재순환시스템에서의 수질을 연구했다.

프로바이오틱스 처리군은 사육 실험 종료 시(배양 50일) 대조군에 비해 현저히 큰 생존율을 보였으며, 수질 파라미터는 프로바이오틱 급이 그룹에서 유의하게 낮았다(NH_4 0.24±0.22～0.12±0.10mg/L, NO_2 0.15±0.08～0.08±0.08mg/L, PO_4 13.0±3.9～10.2±3.0mg/L).

한편, Wang 등은 *Bacillus* sp., *Saccharomyces cerevisiae, Nitrosomonas* sp. 및 *Nitrobacter* sp.로부터 제조된 상업용 제품이 새우 *Penaeus vannamei*의 유익한 박테리아 미생물을 증가시켜 무기질소의 농도는 3.74에서 1.79mg/L, 인산염은 0.1105에서 0.0364mg/L로 감소되었다고 보고하였다.

4.5. 스트레스 내성

양식업은보다 짧은 시간에 집중적인 생산을 요구하게 되며, 사육생물에 스트레스를 유발하게 된다. 예를 들어, 제브라피쉬 *Danio rerio*의 만성 스트레스는 근육 단백질의 합성에 전반적인 저하를 유발한다는 보고가 있다.

프로바이오틱스를 사용함으로써 스트레스 저항성을 증가시키려는 시도가 이루어졌는데, 이 분야에 대한 최초공식 보고서 중 하나는 25~59일 간격으로 유럽농어(*Dicentrarchus labrax*) 사료에서 *Lactobacillus delbrue ckii* spp. *delbrueckii*의 공급을 통해 연구되었다.

성장 개선을 평가하는 것 외에도 호르몬 코르티솔은 어류 조직에서 스트레스 마커로 정량화되었는데 이는 스트레스에 대한 동물의 반응에 직접 관련되기 때문이다.

프로바이오틱 처리된 어류에서 얻어진 cortisol 수치는 대조군에 비해 유의하게 낮았다(3.6± 0.36ng/g 및 5.1±0.47ng/g, resp.).

Bacillus subtilis, Lactobacillus acidophilus, Clostridium butyricum 및 *Saccharomyces cerevisiae*를 함유한 상업적 프로바이오틱스의 유무에 따라 치사량의 절반(LD 50)을 계산하여 스트레스 테스트를 실시했다. probiotics로 처리한 시험군은 대조군보다 스트레스 테스트에서 더 큰 내성을 보였고, LD 50(반수 치사시간)은 각각 40분 및 25분이었다.

젖산염과 혈장 포도당 수치는 이러한 스트레스 상황에 의해 유발된 에너지 요구를 공급하기 위해 스트레스 기간 동안 증가하므로 스트레스 평가의 적절한 지표로 고려된다.

따라서, Varela 등은 귀족 돔(*Sparus auratus*)에 대한 연구를 수행했다. 대조군의 간에서 글리코겐 및 트리글리 세라이드의 농도는 어류 사료에 프로바이오틱스 *Alteromonas* sp. Strain Pdp 11을 보충했을 때 얻은 농도와 비교하여 유의하게 감소한 것으로 나타났다.

지금까지 얻어진 결과는 운송, 수온 변화 및 주기적인 조작과 같은 동물의 스트레스를 만드는 전통적인 양식업에 대해 생균제 처리로 사전에 물고기를 양식해야 할 가능성을 높여주는 지표이다.

4.6. 수생생물의 번식에 대한 영향

Izquierdo 등에 따르면 양식대상 종은 영양 요구량이 높기 때문에 생식 능력은 지질, 단백질, 지방산, 비타민C 및 E, 카로티노이드의 적절한 농도에 달려있다. 또한, 이들 성분의 관계는 생식력, 수정, 출생 및 치어(유생) 발달과 같은 다양한 과정에서 생식에 영향을 미친다. 현재 대부분의 양식 어류에는 상업적으로 이용하는 "친어사육 급이방법"은 대량 사료를 급이하는 것이다. 실제로 많은 어류 부화장은 신선한 어류 부산물 또는 상업적인 급이요법으로 먹이를 줌으로써 어미의 영양을 향상시키게 되며, 치어들에게 가장 흔한 신선 사료는 오징어, 오징어, 홍합, 크릴새우, 작은 갑각류를 포함한다.

그러나 미급이한 어류는 종종 어미가 필요로 하는 적절한 수준의 영양소를 제공하지 못하여 기생충, 박테리아 및 바이러스를 포함하여 병원균이 어미 및 새끼까지 전염되는 위험을 증가시키게 된다. 따라서 사료와 물에 첨가된 probiotics는 감염을 예방하고 번식에 미치는 영향을 조사하기 위해 사용되었다. 어류의 생식성숙에 미치는 probiotic 공급의 효과에 대한 실험적인 연구는 장으로부터 분리된 *B. subtilis* 균주를 사용하여 Ghosh 등에 의해 수행되었다.

4종의 관상용 물고기(*Poecilia reticulata, P. sphenops, Xiphophorus helleri, X. maculates*)에 서로 다른 농도로 배합하였다.

그 결과, $10^6 \sim 10^8$ 개의 cells/g의 *B. subtilis* 농도를 사용하면 생식선 지수, 생식력, 생존력 등으로 인해 암컷에서 생산된 치어의 생산이 증가한다는 것을 보여주었다.

또한, 이 저자들은 probiotic에 의해 합성된 복잡한 vitamin B, 특히 thiamine (vitamin B_1)과 vitamin B_{12}가 죽거나 기형인 치어의 수를 줄이는 데 기여한다고 발표했다.

Abasali와 Mohamad는 *Lactobacillus acidophilus, L. casei, Enterococcus faecium, Bifidobacterium thermophilum*을 포함한 상업적 프로바이오틱을 사용하여 관상어 쏘드테일 *X. helleri*와 유사한 연구를 수행했다.

암컷 1마리당 새끼의 총 생산량과 상대적 생산량을 평가했는데, 그 결과는 대조군과 프로바이오틱 처리 군 사이에 유의한 차이를 보였다. 첫 번째 단계에서 대조군은 105마리, 처리군은 150마리의 새끼가 평균적으로 발견되었고, 두 번째 단계에서는 암컷 당 대조군에서 28마리가, 프로바이오틱 처리군에서는 41마리가 생존하여 생존율이 더 높게 나타났다.

5. 결론

현재 세계 식량위기와 생산비용 증가로 인해 인구증가에 대비하여 충분한 식량 공급을 보장하기 위해 정부와 국제 사회에 압력이 가해졌다. 따라서 양식은 담수식품이나 해산물에 대한 수요증가에 부응하고 현재 진행 중인 무역의 세계화와 규제 강화와 관련된 현재의 문제를 해결할 수 있는 하나의 방법으로 제시되고 있다.

그리고 생물 다양성, 공중보건 및 환경보호에 대한 더 큰 인식을 포함하여 양식 체계의 다양화, 식량생산을 위한 기술혁신의 진전, 생태계 보전 및 인간 행동의 변화 등이 요구된다.

이러한 도전은 양식업을 개선하기 위한 관심을 증진시키고, 어획량의 남획으로 인한 수·생태계의 파괴와 이에 대한 복원에 중요한 대안이 될 것이다.

제시된 것처럼 프로바이오틱스를 사용하면 크기, 생산 시간 및 건강 면에서 고품질의 수산물을 생산할 수 있는 대안이 되기 때문에 이와 같은 시대적 요구를 반영해 나갈 수 있다.

반면 미생물 군집(수중 미생물과 수생 생물의 GIT)과 동물의 성장 및 수질과의 상관관계를 규명하고 양식 체계에서 미생물 생태학에 대한 연구를 더욱 강화할 필요가 있다.

오늘날 수생동물의 위장관(GIT)에 존재하는 다양한 probiotic 균주와 바이오 필터 역할을 하는 질산화 박테리아는 생화학, 형태학적, 분자적 기법을 사용하여 분리되고 특성화되었다.

PCR, FISH(Fluorescence In Situ Hybridization, 형광핵산혼성화), DGGE(Denaturing Gradient Gel Electrophoresis, 변성구배젤전기영동) 및 게놈 라이브러리의 생성과 같은 분자기술의 개발은 양식 체계에 존재하는 다양성을 밝히기 시작하고 있다.

제10절 증양식 환경에서 미생물의 생태와 이용에 관한 연구(일본)

1. 일본 수산양식의 현황과 연구방향

어패류와 환경수의 접촉에 있어서 미생물의 기능은 이들 수생동물의 생존, 성장 등에 여러 가지 작용을 할 것으로 생각된다. 예를 들어, 어패류의 체표면과 그 주변의 유용미생물과 병원미생물과의 상호작용에 있어서 병원미생물이 우세한 경우에는 어패류의 감염·발병할 기회도 증대하지만, 반대의 경우 병원균의 증식을 억제하는 유용한 미생물이 우세하게 된다. 병원균이 우점되지 않은 경우에도, 어체의 저항력이 약한 경우 등에서는 질병은 발생하지만, 전염성 질병과 같이 건강하다고 생각되고 있던 어패류가 단기적으로 감염되는 과정에서는 이러한 미생물간의 상호작용과 평형관계가 관여한다고 생각된다.

자연계에서 진행되고 있는 미생물의 상호작용에는 중립, 공생(편리, 상리 등), 경합 등이 나타난다. 중립은 미생물간에 거리가 있거나 미생물종에 있어서 환경에 대한 요구 또는 적합성이 다른 경우 등에 성립되며, 이러한 관계는 대체로 미생물이 적은 곳에서 발생한다. 편리공생은 한 쪽의 미생물이 다른 쪽보다 이익을 얻지만 이익을 주는 쪽에는 나쁜 영향이 없는 상황을 나타내고 있어, 우유 중의 *Streptococccus lactis*와 효모 *Geotrichum candidum*과의 사이에 이 관계가 보인다. 즉, *S. lactis*는 젖산 농도가 1%이상이 되면 증식할 수 없게 되지만, 공존하는 *G. candidum*이 젖산을 산화하면 *S. lactis*의 증식이 유지된다.

효모는 젖산이 없어서도 증식할 수 있는, 이 반응 조건에서 특히 이익을 얻고 있다고는 말할 수 없기 때문에, 양자의 관계는 편리공생으로 생각된다

상리공생은 쌍방이 편리를 얻기 위해 서식하고 있으며 한 쪽의 존재로는 그 기능을 수행할 수 없는 경우를 말한다. 페닐알라닌을 요구하는 *Lactobacillus arabinosus*와 엽산을 요구하는 *Streptococcus faecalis*는 서로 다른 미생물이 이들 물질을 생산하기 위해 함께 증식이 가능하다.

조류에 부착하는 미생물은 조류가 생산하는 영양물질을 이용하고, 또 미생물이 생산하는 비타민 B_{12}이 조류에 이용되는 사례이다.

또, 진딧물과 그 장내에서 서식하는 부크넬라 세균은 매우 강한 상리공생 관계에 있다. 진딧물이 주식으로 하는 식물관의 수액에는 글루탐산과 아스파라긴산 이

외의 필수 아미노산은 거의 포함되지 않는다. 본래 진딧물은 이것만으로 생명을 유지하기는 불가능하지만 진딧물의 세포 내에 부크넬라가 이들 2개의 아미노산을 바탕으로 다른 아미노산을 합성하고, 진딧물에 공급하고 있기 때문에, 결과적으로 수액만으로 필요한 영양을 얻을 수 있다. 이와 같이 진딧물은 부크넬라 없이는 생명을 유지할 수 없지만, 반면 부크넬라는 스스로의 생명을 유지하기 위한 유전자의 대부분을 잃고 있으므로 진딧물의 세포내에서만 분열 증식할 수 있다. 이 공생관계는 2억년에 걸친 세대 간에서 연계되어 있으며, 공생 관계 이전 부크넬라의 조상은 대장균의 근연종이었다고 생각된다.

경합도 자연계에서 항상 진행되는 현상이다. 미생물은 다른 생물과 마찬가지로 인접 생물이나 환경 요인에 대응해 생존해야 하지만 특히 미생물의 경우는 증식이 빠르고 생물량도 많기 때문에 다른 생물보다 경합 정도가 클 것으로 생각된다. 이 경합에는 항균 물질에 의하는 것 외에 미생물 작용에 의해서 생기는 산화 환원 전위의 변화에 의해서 타 미생물의 증식이 저해되는 경우 등이 있어, 대체로 영양염이 충분히 존재하는 서식장소가 부족한 자연환경에서는 미생물간에 물질을 둘러싼 경합이 치열하게 일어난다.

생물방제(생물학적 방제, 바이오컨트롤, Biological control, Biocontrol)는 자연계로 진행되고 있는 생물 간의 경합 속에서 주로 길항작용을 이용한 방법으로 천적생물을 증식시킴으로써 병원미생물을 방제할 목적으로 개발되었다. 농업영역에 있어서 생물방제방법에서는 천적생물을 외부에서 이입시키는 직접적인 기술(Classical or Augmentative biocontrol)과 유해 미생물을 저해하거나 저감할 수 있는 식물을 재배함으로써 해당 생산대상 식물을 보호한다는 간접적 생물방제 기술(Conservation biocontrol)과 나아가 양자의 방법을 병용하기도 한다.

이러한 생물방제에 사용하는 천적생물을 바이오농약 혹은 바이오컨트롤 제제로 부르고 있다. 이 바이오 컨트롤 연구는 농업 분야에서 1960년대 후반부터 시작되었으며 이 생물방제 제제(바이오 농약)의 특징은 ① 인축에 위해가 없었고 ② 병원생물에 작용하는 선택성이 높고, 생태계를 크게 교란하지 않고 ③ 바이러스 등의 생물방제 제제는 항생물질에 의해서 저해당하지 않으므로, 화학농약과 병행이 가능한 경우 등이다.

단점으로는, ① 대상생물의 발달단계, 서식밀도에 의한 효과의 변동이 커서 속효성이 없다 ② 미생물은 증식 정체, 사멸 등 변화하기 쉽고, 이 때문에 제제의 균일성, 안정성에 연구를 필요로 한다 ③ 미생물 균주에 의해서 활성에 차이가 있고 또 보존 균주의 활성 저하가 생기는 경우 등이 있다.

1980년대에 들어 일본의 수산양식에서는 종묘 생산 기술이 비약적으로 향상되어 각종 해산 어류의 집약적 양식을 하게 되었다. 이 때문에, 생산량은 증대하고 있지만, 종묘 생산 및 양성 과정에서는 바이러스질병으로 피해가 빈발하고 있다. 이들 바이러스질병은 치사성이 높아 종묘생산 및 양식업에 큰 피해를 일으킨다. 질병의 예로는 넙치의 치어에 특유의 바이러스성 표피증생 증, 방어(ブリ)의 치어에 발생하는 바이러스성 복수증(YTAV), 조기, 시마아지(줄전갱이) 등의 종묘생산 대상 어류에 발생하는 바이러스성 신경괴사증(VNN) 등이 있다.

또, 갑각류에서도 바이러스 병은 심각한 문제가 되었으며, 대만에서는 돌발적이고 광범위에 발생한 새우 바이러스 질병으로 인해 1987년에 80,000톤/년 이상에 달한 보리새우(ウシェビ) 생산량이 이듬해(1989년) 30,000톤/년에 감소하였고, 90년에는 10,000톤/년을 밑돌았다. 또, 일본에서도 보리새우류의 급성 바이러스 혈증(PAV)이 심각한 문제가 되어 보리새우 양식업에 막대한 손해를 입혔다. 이 밖에 연어과 어류에 감염되는 전염성 조혈기 괴사증 바이러스나 전염성 췌장괴사증 바이러스, 넙치의 랍도 바이러스, 방어에 감염되는 복수증 바이러스, 줄 전갱이(시마아지)의 신경괴사증 바이러스 등 큰 피해를 일으키는 질병이 보고되고 있다. 본 연구에서는, 후술하는 바이오 컨트롤(생물방제)에서, 길항세균을 이용한 바이러스 질병의 방제를 목적으로, 항바이러스 세균의 탐색, 분리를 실시했다.

세균성 질병에 대해서는, 참돔(マタイ) 양식장의 참돔 에드워드시엘라증이 1980년대에서는 산발적인 발생이 보고되는 정도였지만, 1990년 후반 즈음부터 서서히 유행하기 시작했다. 그러나 그 당시의 참돔양식에서는 아직 중심적인 질병이 아니었으며, 4대 질병으로는 참돔 이리도 바이러스 병, 비바기나 증, 활주세균 증, 에피테리오시스티스 병이었다. 그런데, 현재는 에드워드시엘라 증은 참돔 질병에서 가장 큰 피해가 발생하고 있다. 발생 기간도 예전에는 수온 20℃ 이상에서 유행했던 것이 현재는 사철 내내 발생했고, 치어에서 2kg 이상의 출하 사이즈까지도 발병한다. 실제로 2008년 참돔 양식은 고수온기의 이리도 바이러스에 의한 대규모 피해는 적었지만, 최근 여름 이후에도 에드워드시엘라 증이 출하 사이즈까지 폭넓게 발병하여 큰 문제가 되고 있다. 양식현장 치료로는 염산옥시테트라사이클린, 옥소린산, 암피실린 등의 항균제에 의존하고 있는 상황이지만 약제 내성균의 출현 등 새로운 문제가 나타나고 있다.

또, 장어 양식에서도 실내 온실에서의 가온사육, 이른바 하우스 방식의 장어양식이 성행하여 항상 고수온에서 사육되게 되었기 때문에 *Edwardsiella tarda* 에 의한 파라콜로 병(에드워드병)이 성장단계나 계절을 불문하고 발생해 큰 문제가 되고 있다. *Edwardsiella tarda*는 그람 음성의 운동성 단간균(0.5～1-1～3 μm)으로서, 주모를 가진다.

서식 가능 온도는 15～42℃, 적수온 약 31℃, 발육 가능 염분농도 0～4%이다. 이 파라콜로 질환의 증상으로는 지느러미와 복부에 발적을 일으켜 지느러미병과 비슷한 증상을 보인다.

세균성 질병은 바이러스병과는 달리 예방과 치료가 가능하기 때문에 다양한 화학요법제가 장어양식장에 많이 투여되어 왔다. 현재, 장어 파라콜로 병의 치료용 수산용 의약품으로서는, 옥소린산, 플로르페니콜, 염산옥시테트라사이클린, 미로키삭신, 설파모노메토키신, 오르메트로 프림 배합제가 시판되고 있다(평성 21년 현재). 그 결과, 어병세균의 약제 내성화가 진행되어, 어류양식에서는 새로운 문제가 되고 있다. 특히 *E. tarda*는 약제내성화가 진행되어 여러 가지 약제 내성주가 출현하고 있다. 그 결과, 양식 현장에서는 약제를 사용해도 폐사가 멈추지 않는 상황에 처해 있다.

지금까지는 몇 종의 양식 어패류에서만 질병 방제 방법을 실시해 왔다. 즉 병원균에 미감염된 친어 선정, 약욕을 통한 친어나 수정란 살균, 사육수 살균, 사육수 연속 교환, 약제 투여 등의 방법이 일반적으로 채택되고 있다. 사육수의 살균에서는 미세필터에 의한 여과와 함께 자외선이나 오존에 의한 처리, 또한 염소제, 항생물질 등의 약제가 사용되지만, 이러한 방법에 의한 양식수 중의 세균수의 감소는 일시적인 현상에 지나지 않는다. 예를 들어 항생제를 사육수에 첨가한 경우에는 약제의 양과 종류에 따라 다르지만 세균수가 감소하고, 저 농도를 유지한 후에 내성균 등의 증가로 인해 세균 수는 수십 시간 만에 원래 농도까지 회복된다.

또, 여과 및 오존이나 자외선 살균 처리를 하더라도, 사료의 첨가 등에 의해서 새로운 미생물이 가입하는 것과 동시에, 수조벽 등의 부착 미생물이 물속에 공급되기 때문에 결국은 처리전과 거의 동수의 미생물이 양식수 중에 서식하게 된다. 이러한 처리로는 사육 환경으로부터 미생물을 제거하는 것은 어렵고, 반대로 살균 처리 후, 세균군집 간의 길항작용이 감소하기 때문에 특정한 세균이 급속히 증가하는 일도 생각할 수 있다. 실제로 대부분의 양식장이 이러한 살균 처리를 하고 있음에도 불구하고, 양식어의 질병 발생은 멈추지 않고, 오히려 피해 규모가 확대되고 있음에도 불구하고 이러한 처리의 효과가 낮음을 짐작할 수 있다. 그리고 국내외 양식현장에서는 효과적인 질병 방제방법이 없는 상황에서 종종 인간에 해가 되는 핵산 염색제, 포르말린, 동 이온 등이 사용되고 있어, 이들 약제 등의 사용은 소비자의 양식어 불신증대의 한 원인이 되고 있다.

이런 상황에서, 수산 분야에서의 바이오컨트롤 제제 연구는 1989년에 처음 어류의 성장촉진 효과와 동시에 병원균의 증식을 정복하는 유용한 기능을 유지한 미생물이 보고된 바 있다.

그 후 현재까지 같은 미생물의 탐색과 수산 양식에 대한 실용화 사례가 100여 편의 논문에서 보고되었다.

세계에서 이러한 급속한 연구의 발전 배경에는 양식에서의 과잉 약제사용에 대한 소비자의 의구심 증대와 감시 체제의 강화를 들 수 있지만, 동시에 약제의 효력이 줄어들어 질병방제가 어려워지고 있는 현실이다. 그러나 이러한 연구의 진전에도 불구하고 이러한 미생물의 양식에의 실용화 프로세스에서는 많은 해결해야 할 문제가 있는데 예를 들면 사용하는 미생물의 양식 용수에서의 소장(消長) 등에 관한 지식도 충분히 밝혀져야 하지만 그렇지 못한 실정이다. 또한 수중에의 유용세균의 정착 방법 등도 아직 확립되어 있지 않은 상태에 있다.

본 연구에서는 양식 용수 중 및 부착 기반 상의 세균 분포 양상, 세균 군집 중의 항바이러스, 항병원성 세균의 비율 등을 명시하고, 바이러스 길항세균의 탐색, 분리를 시도하였다.

최근 발생 사례가 증가하고 문제가 되고 있는 *E. tarda*를 원인균으로 참돔 에드워드시엘라 증에 대해 항균활성을 유지하는 길항세균을 투여함으로써 질병 방제를 할 수 있는지 여부를 바이오컨트롤 방법을 사용하여 검토했다.

또 길항세균을 투여함으로써 참돔의 비 특이적 생체방어인 백혈구, 특히 호중구의 작용이 증강되는지 여부를 검정했으며 *Vibrio*속의 세균 및 *E. tarda*에 대해서 항균력을 유지하기 위한 길항세균을 탐색했다. 그 후 넙치 종묘 생산을 하고 있는 양식수 중에 길항세균을 투여하여 넙치종묘의 생잔율이 향상되는지를 살펴보고 사육수 중 투여세균의 소장을 조사했다. 또한 동 이온 살균을 하고 있는 넙치양식장에서 세균군의 변동을 조사하여 특히 구리 내성균 출현에 관한 연구를 수행하였다.

또한 *E. tarda*에 대해서 항균력을 유지하는 것으로 파악한 EKZ-2 균주를 살포하는 방법을 이용해 뱀장어 양식현장의 파라콜로 질환방제를 목적으로 약제를 사용하지 않는 바이오컨트롤법을 개발하였다.

은어 양식장에서 분리된 *E. tarda*에 대해서 강한 길항작용을 유지하기 위해 균주를 바이오컨트롤 제제로 에드워드시엘라 증 방제시험을 실시했다.

아울러 양식장(장어) 연못 현장에서 길항세균을 투여함으로써 장어 양식수중이나 저층토에서의 세균수, 세균상과 함께 *E. tarda*의 소장을 검정했다. 또한 길항세균을 투여함으로써 양식 환경, 주로 양식수 중과 저층토(헤드로)의 영양염이 대조구와 비교해 변화하는지를 검정했다.

따라서 본 연구를 실시하여 양식환경에서의 길항세균과 병원균의 생태의 일단을 밝히는 것 외에 길항세균을 유효하게 이용하는 질병 방제 방법, 바이오컨트롤의 새로운 확립을 목표로 했다.

2. 양식환경에서의 미생물의 메커니즘

어류에 감염되는 바이러스 및 박테리아 병원균의 증식을 방지하기 위해서는 양식에서 유해 미생물에 대해 적대적인 영향을 미치는 연구가 매우 유용할 것이다. 이를 위해 양식장에서 바이러스 및 박테리아에 대해 정적 활동성을 갖는 해양 및 담수 박테리아가 조사되었다.

첫째, 양식장 환경에서 여러 기질에 부착된 미생물이 분리되었다.

박테리아 중 활동을 유지한 이들 균주 중에는 항-에드워드시엘라(Anti-*Edwardsiella*)에는 소수가 있었지만 반수에는 항-비브리오 활동이 있었다. 어떤 경우에는 양식용수와 슬라이드 글라스 및 어류를 키우는 교반기에서 조성된 생물막으로부터의 바이러스 활성이 있었다.

이 연구 후에 항균성을 유지하는 여러 박테리아 균주가 얻어졌으며 다음의 연구에 사용되었다.

길항적 박테리아의 연구에서, 참돔의 예방을 위해 미생물 상호작용의 과정이 사용되었다. 결과적으로 참돔에 감염된 *Edwardsiella tarda*는 LMC-9 균주를 사료로 공급한 결과 억제되었다. 또한 호중구의 수는 대조군 실험에서 물고기와 비교하여 6배 증가했다.

Vibrio anguillarum 및 *E. tarda*에 대한 항균활성을 갖는 해조류 검둥감태 *Ecklonia kurome* 유주자로부터 분리된 EKZ-2 균주는 넙치를 사육하는데 사용되었다. EKZ-2 균주를 이용하여 어린넙치의 체중 증가를 유도하였고, 치어의 대량

생산에 있어서 생존율이 크게 개선되었다.

일반 양식수와 비교하여 구리 멸균수에서 세균수가 많이 감소하였고, 구리를 사용하는 양식수에서 *Flavobacterium*과 *Vibrio*가 우세했다. 또한, 저농도 구리 배지에서 분리된 EKZ-2 균주를 접종하면 증식이 억제되었다.

장어 양식 시 EKZ-2 균주가 없는 경우 사망률은 73%로 높았지만, 균주 접종 시 *Edwardsiella* 증후군 세균 감염의 결과로 인한 EKZ-2 균주의 사망률은 0%였다.

또한 현장의 장어에 PCR을 이용하여 수분, 호지의 바닥 및 뱀장어의 토양에서 *E. tarda*의 존재 여부를 조사하였다. 그 결과 *E. tarda* 검출율은 PMC-7 균주가 없는 경우 56.8% 였고, PMC-7 균주가 있을 경우 양식수에서 18.9%였다. 또한 양식장 환경에서 영양염의 밀도 변화는 PMC-7 균주의 유무에 따라 변화하였다. 또한 PMC-7에 따라 영양염이 감소하는 것으로 확인되었다. 현장의 장어양식에서 장어의 생존 수는 PMC-7을 사용했을 때 PMC-7을 사용하지 않은 경우보다 훨씬 높았다.

이 미생물에 대한 연구와 in vitro 및 in situ에서의 시험을 통해 다양한 결과가 얻어졌다.

① 유익 미생물에 의한 병원성 미생물의 제어 ② 이들 미생물에 의한 면역 활성 증가 ③ 양식 어류의 생존율 및 생산율 향상 ④ 미생물을 어류 사료 첨가제로 사용함으로써 어류를 사육하는데 필요한 생물 영양소의 농도를 절감

3. 양식을 다시 생각한다!

많은 사람들이 물고기 양식에서 미생물을 나쁘게 생각하고 제거하려고 한다. 어패류 종묘 생산 시설을 방문하면 많은 시설에서 미생물을 제거하려 하고 있으며, 염소에 의한 살균 및 UV 램프나 필터 여과에 의한 해수 정화 등 대책이 취해지고 있다.

또한 인간의 생활에서도 위생 관리를 위해 방역 살포를 실시해 많은 미생물을 제거한다. 보통의 인간 생활에서 소독을 지속적으로 실시하고 있는 것은 아니기 때문에 폐해는 눈에 띄지 않지만, 약을 자주 사용하는 병원에서는 약물에 저항하는 병원균에 의한 병원 내 감염이 큰 문제가 되고 있다. 축산업과 수산업에서도 약의 사용 횟수와 양이 많기 때문에 양식장 내 감염이 지속적으로 일어나고 있는 상황이다. 그리고 지금 약을 많이 사용하더라도 가축과 어패류의 질병이 낫지 않

는 사례가 많이 일어나고 있다.

여기서 약을 사용할수록 오히려 물고기가 더 많이 병이 걸려 버리는 자연의 구조에 대해 다시 생각해야 한다.

바이러스와 세균의 관계를 보면 바이러스의 감염을 억제하는 세균(길항 미생물)은 해수 중에는 다수 서식하고 있다. 그러나 항생제는 세균을 억제할 수 있지만 바이러스에는 효과가 없다. 따라서 약의 사용에 의해 바이러스를 억제하는 박테리아인 좋은 박테리아가 사멸해 버려 바이러스는 여전히 남아 있다. 이렇게 지금까지 좋은 박테리아에 의해 억제되어 있던 바이러스는 느긋하게 활동할 수 있게 되어 어류에 감염된다. 즉, 약을 주고 비용을 지출하면서 물고기를 질병으로 잃어버리는 것이 현실화되고 있다고 할 수 있다.

여기에 좋은 박테리아를 증식시키는 방법을 강구하면 나쁜 균이 감소하고 질병은 발생하지 않을 것이라는 아이디어가 실행되고 있는데, 이러한 유용한 좋은 박테리아는 크게 나누면 프로바이오틱스와 바이오컨트롤 제제이다. Maeda, Maeda and Nogami의 연구에 의해 세계 최초로 물고기의 성장 촉진(프로바이오틱스) 효과를 나타내고 동시에 병원균의 증식을 억제하는 바이오컨트롤과 함께 해저 토양 침전물 등에서 유기물을 분해하는 유효한 기능을 유지한 미생물이 발견된 후 같은 미생물의 탐색 및 수산 증식에 실용화되는 사례가 100여 편의 논문에서 보고되고 있다.

이러한 연구의 배경에는 앞서 언급한 바와 같은 과도한 약물 사용에 대한 소비자의 위기감과 함께 약의 효력이 감소하고, 질병 방제는 날로 어려워지고 있는 상황이다.

실제로 본 연구 대상이 된 어종은 약을 사용해도 전혀 효과가 없는 사례가 다수 발견되고 있다. 특히 장어에서는 에드워드시엘라 증과 함께 바이러스성으로 간주되는 엘라 질병이 만연하고 있다. 이 질병은 에드워드시엘라 증에 약제 투여로 인한 결과, 오히려 발생이 눈에 띄는 것이 현실에서 일어나고 있으며, 앞서 언급한 바와 같이 약제 투여에서의 좋은 박테리아의 감소로 인한 바이러스성 질병이 증가하는 것으로 생각된다.

바이오컨트롤 제제 및 생균제 생물방제(생물학적 방제 바이오컨트롤, Biological control, Biocontrol)은 자연계에 진행하고 있는 생물 간의 경쟁 속에서 주로 길항 작용을 이용한 방법이며, 천적 생물을 증식시켜 병원성 미생물을 방제할 목적으로 개발되었다. 농업영역에서 생물 방제 방법은 천적 생물을 외부로부터 이입시키는 직접적인 기술(Classical or Augmentative biocontrol)과 유해 미생물을 억제 또는 감소시키는 식물을 재배하여 당해 생산되는 식물을 보호하는 등 간접적 생물방제 기술(Conservation biocontrol)이 있으며, 또한 양자의 특징을 병용하는 방법 등이 광범위하게 사용되고 있다.

이러한 생물 방제에 사용하는 천적 생물을 바이오컨트롤 제제 또는 농업 분야에서는 바이오농약이라 부르고 있다.

프로바이오틱스는 원핵생물(박테리아 등)의 생산물에서 다른 원핵생물의 증식을 촉진하는 물질을 나타내는 단어로 Lilly and Stillwell에 의해 제창되었다.

그 후 프로바이오틱스의 용어는 동물의 장내 세균 상에 효과적인 작용을 미치는 영양 보조제로 사용되는 것과 더 나아가 Fuller는 프로바이오틱스를 숙주의 장내 세균상 조성을 숙주의 건강 증진 또는 성장 촉진에 유효한 상태로 유지하는 미생물로 정의했다.

프로바이오틱스의 의의는 순수한 무균동물은 더 쉽게 병에 걸리는 것에서도 미루어 짐작할 수 있다. Nurmi and Rantala는 성장하는 건강한 닭의 장 내용물이나 소량의 대변을 영계에게 투여한 경우, 영계의 병원균 *Salmonella infantis*에 대한 저항성이 증가했다고 보고했다. 이것은 영계의 소화관 내에서 새로 구성을 이룬 세균 군이 *S. infantis*의 침입과 정착을 저지했다고 생각된다.

프로바이오틱스는 위의 정의처럼 병원균에 길항작용을 발현하는 것이라기보다는, 장이라는 장소를 병원균과 충돌을 통해 병원균의 정착을 저해하는 미생물의 장점을 나타낸다. 이러한 특징을 통해 프로바이오틱스는 바이오컨트롤 제제(Biocontrol agents)와는 구별되며, 바이오 컨트롤 제제의 정의로는 '자연계에 분포하는 미생물, 곤충 등으로 병원성 생물을 살균하거나 그 성장을 억제하는 작용을 함과 동시에 생산을 목적으로 하는, 생물에 적어도 무해하거나 성장촉진, 대사 증진 효과를 미치는 생물'이라고 할 수 있다.

양식환경에서도 다른 자연 생태계와 마찬가지로 다수의 미생물과 미세조류 및 야생동물 등이 분포하고 이러한 미생물은 직간접적으로 상호 작용을 미치고 있지만, 최근 이러한 미생물 생균제 및 바이오컨트롤 제제로서의 이용이 주목 받게 되었다.

1) 수산 증양식의 바이오컨트롤 제제 (생물방제)

수산 증양식의 바이오컨트롤 제제 연구는 3개의 연구 수준으로 나눌 수 있다.

(1) 길항 미생물이 병원균의 성장을 억제하지만, 어패류와의 관계는 밝혀지지 않은 연구

(2) 병원균의 성장을 억제하고, 또한 어패류에는 무해하거나 성장촉진 효과가 있는 미생물 연구

(3) 위의 두 연구에서 균주가 분류되어 인체에 무해하다고한 연구

2) 병원 세균의 방제

Dopazo 등은 어병 세균 (*Vibrio, Aeromonas, Pasteurella, Edwardsiella, Yersinia, Pseudomonas* 속 균주)의 방제를 목적으로 분리된 세균 균주의 병원균에 대한 증식 억제작용을 조사한 결과, 공급균은 위의 병원균에 대한 억제 효과를 나타냈지만, *Edwardsiella tarda*와 *Pseudomonas aeruginosa* 2종에 대해서는 억제 효과를 보이지 않았다고 보고했다. Tanasomwang 등은 우시에비(일명 블랙 타이거, *Penaeus monodon*)의 부화 수조에서 항 *Vibrio* 세균을 분리하였고, Jayanth 등은 *Aeromonas* 속 균이 물고기와 새우의 병원성 세균에 대한 강한 길항작용을 나타냈다고 보고했다. Ruiz 등도 *Alteromonas*의 1종이 양식장 수중의 많은 박테리아에 대하여 길항작용을 나타냈다고 보고했다. Rico-Mora 등은 배양한 규조류 *Skeletonema costatum*에서 분리된 세균(식별되지 않은)을 추가하면 다음에 인위적으로 첨가한 병원균 *Vibrio alginolyticus*의 증식이 억제된 것을 보고하였는데, 이 저해 작용은 공시균이 항균 작용을 유지하지 않기 때문에, 이 조류의 세포외 생산 유기물에 의해 저 영양 조건 하에서 공급균 2종과 함께 장소의 경쟁에서 높은 영양환경을 선호하는 *Vibrio* 속의 증식이 억제된 것으로 추측했다.

Moriarty는 *Bacillus* sp.를 160일간 농도 10^4~10^5cells/mL이 되도록 블랙타이거 새우 양식지에 투여한 결과, *Vibrio* 속 세균 수가 감소했다고 보고했다.

이 보고서는 양식장 사육수 중에 투여한 *Bacillus* sp. 의 균수와 분포·변동 데이터가 표시되지 않기 때문에 투여한 *Bacillus* sp.가 사육수 속에서 증식할 수 있는 것인지 아닌지는 알 수 없었다.

길항 미생물과 세균 간의 길항 작용 연구는 공시 균주가 어패류 대사·성장 등에 영향을 미치는지 분명하지 않기 때문에 현장 양식 실용화에는 많은 식견을 얻을

수 있었다고는 말할 수 없다. 이에 대해 추후 연구에서는 공시균의 길항작용과 함께 사용한 균주의 어패류에 미치는 영향에 대해서도 조사할 수 있을 것이다.

Joborn 등에 의하면, *Carnobacterium* sp.가 물고기 소화관에서 생존해 병원균 *Vibrio anguillarum*과 *Aeromonas salmonicida*를 억제하였고 어류에 대한 저해작용은 없었다고 하였다.

Smith and Davey 는 공급 균주(형광성 *Pseudomonas*)가 철 이온의 흡수에 의해 어류에 인위적으로 감염된 *Aeromonas salmonicida*의 증식을 억제했다고 보고했다. 이 작용은 3가 철 이온 수송인자 시데로포어(siderophore)를 가진 미생물이 철 이온을 소모하기 때문에 결과적으로 철분 선택을 요구하는 다른 미생물의 성장을 억제하는 효과에 의한 것으로 보여졌다.

Gatesoupe도 *Vibrio* sp.를 로티퍼 사육 수조 내에서 증식시켜 이 로티퍼를 터봇 치어에게 급이한 경우 *Vibrio splendidus*의 증식이 억제되고, 이 억제효과는 시데로포아에 의한 것이라고 보고했다.

Nakamura 등에 의해 일부 분리균이 *Vibrio* 균 3종의 성장을 저해하고, 특히 1주에 대해서는 강한 억제작용을 나타냈지만, 굴의 성장에 대한 억제작용은 없었다. 그들은 또한 병원균 *Vibrio alginolyticus* 의 굴 공격 시험에서 유용 박테리아의 존재 하에서 굴 유생의 70%가 살아남았는데, 유용세균이 없는 조건에서는 단지 8%만이 살아남았다고 보고했다. 그러나 이러한 연구는 공시균이 굴의 생존율 향상에는 효과적이었지만, 사용한 균주의 분류 동정이 완전히 이루어지고 있지 않았기 때문에 인간에 대한 독성 여부가 우려된다.

한편 계속된 연구에서는 유용 세균에 의한 병원균의 억제, 어패류의 성장촉진 효과와 함께 사용된 균주의 분류 동정이 지속적으로 이루어지고 있다.

Riquelme 등은 *Alteromonas haloplanktis* 배양 정지기의 배양 상등액이 병원균의 증식을 억제했다고 보고하고 있다. 이 억제 효과는 *A. haloplanktis* 배양 초기 및 대수 증식기의 배양 상등액에서는 보이지 않는다. 이 유용 세균에 패류 유생을 1시간 침지한 경우 병원균 *Vibrio* sp.에 대한 저항 효과를 나타내고 있지만, 24시간 침지의 경우는 무 침지의 경우와 차이를 보이지 않았다. 이와 같이 균액에 침지하는 것은 농업 분야에서 사용되고 있는 '박테리제이션'이라고 하는 방법이며, 식물의 씨앗과 뿌리를 세균 액에 담근 후 땅속에 이식하면 세균이 씨앗, 뿌리 주위에 분포 또는 증식하기 때문에 식물의 성장촉진 효과와 병원균의 억제효과를 기대할 수 있는 기술이다.

Austin 등의 보고에서는 *Vibrio alginolyticus*의 배양 상등액의 동결건조 분말이 바이오컨트롤 제제와 같은 효과를 나타내고, 병원균 *Vibrio ordalii, Vibrio anguillarum, Aeromonas salmonicida*의 증식을 억제했지만, *Yersinia ruckeri* 대해 저해 효과가 없었다고 보고했다.

그들은 또한 바이오컨트롤 제제를 태평양 연어에 투여한 결과, 병원균 *Aeromonas salmonicida*의 공격 시험에 대해 어체의 저항성이 증가했지만, 한편 *V. anguillarum*과 *V. ordalii* 대한 감염 억제효과는 낮았다고 보고하였다.

Gram 등의 보고에서는 철이온의 제한 하에서 배양한 *Pseudomonas flourescens* 배양 상등액은 *Vibrio anguillarum*의 증식을 억제했지만, 철분이 풍부한 배지에서 배양했을 경우의 상등액의 저해 효과를 나타내지 않았다. 그들은 또한 10^5～10^7 cells/mL의 *P. fluoresecnes*를 무지개송어 사육수 중에 첨가하여 5일간 사육한 후, 10^4～10^5 cells/mL 농도의 *V. anguillarum*의 공격 시험을 실시한 결과, 무지개송어의 생잔율은 유용 균주의 첨가에 의해 향상되었다고 보고하고 있다.

Gibson 등에 의하면, 박테리오신을 생산하는 *Aeromonas media*는 병원균 *Vibrio tubiasii*의 공격으로부터 굴을 방어하는 효과를 나타내었고, *A. media*를 투여하지 않은 실험구에서는 굴은 5일 후에 완전히 사멸했다. 또한 유용균 *A. media* 단독 투여의 경우에 굴의 생잔율에는 악영향을 볼 수 없었다고 보고하고 있다.

Gatesoupe 등은 유산균을 투여한 로티퍼를 먹인 넙치에 대한 이료가치의 향상을 보고했다.

또한 Gatesoupe는 *Bacillus* sp.의 포자를 로티퍼에 투여한 경우 배양 수중에 다양한 균이 출현했지만 투여하지 않았을 시의 로티퍼 배양 수중의 세균상은 *Vibrio* 속 세균이 우점하였고, 당해 세균을 투여한 로티퍼를 터봇에게 투여할 경우 10일 후 성장과 생존율이 함께 향상하는 것을 보여 주었다.

이처럼 유용 미생물을 로티퍼와 알테미아 등의 이료생물에게 먹이고 이것을 어류에 투여하여 항 내병성 향상을 도모하려는 시도가 이루어지고 있지만, 한편으로 알테미아와 로티퍼 등이 세균을 소화한 후에는 유용 박테리아 효과의 발현이 감소하는 경향이 단점으로 지적되고 있다.

Maeda, Maeda and Nogami, Maeda, Maeda and Liao, Maeda 등, Nogami and Maeda, Maeda and Liao는 양식수로부터 분리한 균주 *Thalassobacter utilis* 및

*Pseudoalteromonas undina*가 새우(*Penaeus monodon*), 게(*Portunus trituberculatus*)의 성장을 촉진하고, 병원성 미생물에 대한 길항 작용을 나타내는 것을 보고했다. 또한 이 *P. undina*가 방어류 시마아지(*Caranx delicatissimus*)의 생잔율 향상 및 병원성 바이러스 억제효과도 나타내며, *Thalassobacter utilis*는 양식수 중에 출현한 곰팡이의 증식을 억제할 수 있다고 밝혔다.

Gatesoupe는 이러한 연구가 수산 양식에 있어 생물 방제 및 프로바이오틱스 연구의 선구적 역할을 하였다고 평가하고 있다.

본 연구에서 사용한 길항 세균 LMC-2 균주, EKZ-2 균주, PMC-7 균주는 병원성 균에 길항작용을 유지하며, 어패류에는 무해하거나 성장 촉진 효과가 있고, 균주가 분류·동정되어 있다. 또한 LMC-2 균주에서는 참돔의 호중구 수의 증가가 인정된 것으로부터, 병원균에 대한 직접적인 항균 활성과 함께 어패류 생체 방어기능의 상승으로 병원균에 대한 저항력을 향상하는 가능성이 시사되었다.

다음 PMC-7 균주에서는 길항세균을 투여함으로써 병원균의 감소와 함께 영양염이 감소했다. 이것은 투여된 길항세균이 유기물 등을 분해하는 능력을 동시에 가진 것을 나타내고 있다. 이와 같은 연구는 기존보고에 없는 새로운 통찰력을 제공하고 있으며, 바이오컨트롤의 실용화를 촉진할 수 있을 것으로 생각한다.

양식어류 병해 생물의 바이오컨트롤(생물방제)에 사용 가능한 미생물은 *Pseudomonas, Vibrio, Pseudoalteromonas, Alteromonas, Aeromonas, Thalassobacter, Carnobacterium, Lactobacillus* 속의 종 등이 있으며, 이러한 유용한 박테리아는 박테리오신, 시데로포어나 효소 등의 물질을 생산하고 이 물질의 작용에 의해 다른 미생물의 증식을 억제하는 것으로 생각된다.

또한 이러한 작용 물질과 함께 미생물 사이의 '장소 충돌'(niche exclusion)에 의해, 다른 미생물을 제거하는 작용도 바이오컨트롤에서 중요하다.

Okami는 박테리오신이 근연종에만 작용하는 물질의 특징을 가지는 것으로 항생제와 구별된다고 말하고 있지만, 작용 범위가 좁다는 특징에서는 대부분의 세균이 박테리오신을 생산하므로 이들도 생물방제 제제로 사용할 수 있다. 또한 길항 미생물을 보다 효율적으로 탐색·분리하는 데는 생물 체표면이 적당한 장소로 지적되고 있다. 예를 들어, 해조에 부착하는 세균 중에는 항균성을 유지하는 종들이 많다.

Lemos 등은 특정 해양식물 종에서 높은 빈도로 항균 활성을 나타내는 균주를 얻고 있다.

Burgess 등도 많은 세균을 해조나 무척추 동물의 체표에서 분리한 결과 35%의 균주가 항균활성을 나타내었으며, 이 비율은 일반 해수 중 부유세균의 비율보다 높았다고 보고했다.

본 연구에서도 같은 결과를 얻고 있어 양식수 중의 분리 세균보다도 해조류 등의 부착 기질로부터 분리한 균주 쪽이 항균·항바이러스 세균의 비율이 더 높은 것을 나타냈다.

세균에 감염하는 박테리오 파지는 양식어패류 병원균의 생물 방제제제에 이용할 수 있다고 생각할 수 있지만, 아직 실용화에는 이르지 않았다.

Park and Nakai은 파지를 배합사료로 혼합된 은어에게 투여한 결과, *Pseudomonas plecoglossicida*의 공격에 대해 은어의 저항성이 증대했다고 보고하고 있다. 그러나, 자연계 해수 중의 파지 감염 특이성의 재확인 및 파지에 대한 내성균 출현 등의 문제에 대해서는 한층 더 검토가 필요할 것이다.

최근, 양식분야에서 '음식의 안전'(risks on the table)에 대한 소비자의 관심은 현저하게 증대하고 있어, 약제 등의 사용은 억제되는 방향이다. 또한 최근의 지구 기상변화(온난화)에 따라 예를 들어 아열대와 열대의 질병이 온대, 아한대 지역에 발생하고 있듯이, 새로운 질병의 발생이 지속될 것으로 우려된다. 이러한 약제사용 억제제와 질병 증대상황에서 바이오컨트롤의 필요성은 보다 증대하는 경향에 있다고 할 수 있다.

제11절 양식업을 위한 프로바이오틱스 접근법(일본)

- 항 바이러스성 장내 세균을 이용한 물고기 바이러스 질병의 예방 -

일반적으로, 정상적인 박테리아 미생물은 장내 또는 피부의 병원성 박테리아의 증식을 억제하고 숙주 동물의 면역 반응을 자극하는데 중요한 역할을 한다. 양식에서는 바이러스성 질환으로 인한 유생 및 유생의 치사가 통상적인 양식물 생산을 좌우하는 가장 중요한 문제로 남아 있다

백신은 미성숙 면역 체계로 인해 바이러스성 질병을 조절하는 데 유용할 수 있지만 초기 단계의 치어 성장에는 효과적이지 않다. 따라서 지속 가능한 양식과 종

묘 생산을 위해서는 바이러스성 질병을 통제하기 위한 대체 전략이 필요하다.

본 연구는 수생 환경에서 어류 병원성 바이러스를 조사하여 어류 바이러스 질병의 예방을 위한 생존과 세균과의 상호관계를 고찰하였다.

미생물 생태계에 대한 일련의 연구에서 항바이러스 물질을 생성하는 많은 박테리아가 부화장의 공급 용수, 강 입구의 물, 해변 수 및 수생동물의 장 내용물과 같은 수생환경으로부터 분리될 수 있음을 발견하였다.

일본 넙치(*Paralichthys olivaceus*), 노랑가자미(*Verasper moseri*) 및 태평양 굴(*Crassostrea gigas*)

Aeromonas 균주는 조혈 괴저성 바이러스(IHNV; Novirhadovirus) 항 감염성 물질을 생성했다.

Vibrio 균주는 IHNV, 연어 헤르페스 바이러스 *Onchorhynchus masou* virus(OMV; Salmonivirus), 넙치 랍도바이러스(HIRRV), 노랑가자미 신경괴사 바이러스(BF-NNV, Nodavirus) 및 칼리시 바이러스(FCV)에 활성을 보였다.

A. hydrophila 균주 M-26과 M-38를 펠릿 사료를 혼합하여 무지개 송어(*O. mykiss*)와 송어에 먹였을 때, 두 균 모두 장내 미생물 군에서 우세하게 되었다. 장내 내용물 균질액에서 항 IHNV 활성이 관찰되었으며, 이 무지개 송어와 송어는 *Aeromonas* spp. 균주가 인공 IHNV 유발검사에서 더 많은 저항성을 보였다.

노랑가자미가 비브리오 21F6 균주를 알테미아와 함께 먹인 결과 장내 내용물에 항 IHNV, OMV, HIRRV 및 BF-NNV 활성을 보였다. *Vibrio* spp.를 먹인 넙치 치어는 대조구의 어류보다 높은 생존율을 보였다.

V. alginolyticus 균주 V-23을 먹인 로티퍼로 처리한 넙치의 경우, 장내 내용물 및 양육 수조에서 항-MHV 활성(FHV : flounder herpesvirus surrogate)이 나타났다.

또한 태평양 굴의 장내에서 분리된 *V. neptunis* 균주 V-176과 *Vibrio* sp. Straine V-4는 항-칼리시 바이러스(FCV, Norovirus 대체)와 헤르페스 유사바이러스 OMV ≪Ostreid herpesvirus-1 변이(OsHV-1 μ Var) 대체≫에 대한 활성을 보여주었다.

Norovirus와 OsHV-1 μ Var는 굴의 장으로부터 분리된 *V. neptunis* V-176 또는 *Vibrio* sp. V-4는 규조 *Chaetoceros gracilis*와 함께 장에서 불활성화가 확인되었다.

이 결과는 항바이러스 물질을 생산하는 박테리아를 첨가한 사료를 조제하여 어류 또는 갑각류 유생의 바이러스성 질병에 대한 내성을 향상시킴으로써, 양식을 통한 안정적인 식량생산을 확보할 수 있음을 보여준다.

1. 서론

어류의 장내 세균총에 대한 연구가 진전되고, 근년에는 분자생물학적 방법을 사용한 해석법이 도입되어 많은 지견이 얻어져 있다.

사람과 같이 어패류의 소화관, 특히 장관에도 다수의 세균이 존재하고, 위산과 담즙산에 견디며 동시에 장관내의 산소가 없는 환경 하에서도 잘 증식할 수 있는 세균이 선택되어 정착하고 있다. 어류는 변온 동물이고 서식역의 온도도 중요한 선택요인으로 되어 있다. 장관이 긴 어류에서는 사람과 같이 혐기성세균이 많으나, 어류의 서식환경에 존재하는 세균 중에서 위산 담즙에 견디고, 장관 내 혐기조건 하에서도 잘 증식하는 세균으로서, 담수에서는 *Aeromonas* 속, 해산어에서는 *Vibrio* 속 세균이 장내 세균종의 주요 구성원으로 되어있다.

어류의 종묘생산사업의 진전에 따라서, 각각의 종이 가진 혹은 감수성을 가진 병원체에 의한 질병이 문제가 되고, 그 대책에 많은 노력을 경주하여 왔다. 특히, 바이러스 병의 경우 피해가 크고 심각한 문제이다. 생물을 증식시키면 그 생물이 가진 미생물도 늘어나서 좋은 균, 나쁜 균을 불문하고 증식하여 사육환경 중에 그 수가 증가한다. 많은 사례에서는 기술개발이 완료되어 양산체제로 들어가게 되면서 많은 질병이 발생하여 치유대책이 곤란하게 되었다. 현재 어미에서 자식에게로의 수직감염을 막기 위해 친어선별을 하고, 난의 세정과 소독 후 살균한 사육용수로 부화·사육해서 종묘를 생산하여 순조롭게 진행되고 있다. 사육용수의 살균은 필수적이나, 현재의 살균법은 좋은 균도 나쁜 균도 함께 죽어버린다. 사육 환경수 중에서의 병원체의 생존성을 알고 다른 미생물과의 상호작용을 밝혀서, 수중에 존재하는 좋은 균의 힘을 빌려 나쁜 병원균을 억제할 수 있으면 환경에도 좋은(환경친화적인) 방법이라고 생각한다.

어류의 바이러스 병 대책을 목적으로 연구를 진행시키는 중에, 병어에서 수중으로 방출된 바이러스의 거동, 특히 그 감염성의 변화를 관찰한 과정에서 질병이 발생하고 있는 못의 배수 중의 감염성 바이러스 수는 대폭 감소하여 있었다. 사육수에 바이러스를 첨가하여, 그 감염가의 변화를 조사해 보면 바이러스의 감염가는 미생물이 존재하는 사육수 중에서 빨리 감소하는 것이 명백한 것으로 나타나는데, 바이러스를 불활화하는 물질을 생성하는 세균이 수권에 넓게 분포하고 비교적 용이하게 고율(高率)로 분리되는 것이 밝혀졌다. 어류에서도 백신이 개발되어 시판되고 있으나, 치자어가 면역응답을 보이기까지의 기간은 예전과 마찬가지로 전통적인 질병대책에 의존하지 않으면 안 된다. 사람에서는 유산균음료 혹은 발효 유제품은 건강에 좋다고 하며, 기능성이 기대되는 요구르트가 많이 시판되게 되었다. 어류에서도 메기나 잉어, 복섬에서 유산균이 분리되어 그 투여가 검토되고 있으며, 1980년대부터 이들 항바이러스 물질을 생성하는 장내세균을 프로바이오틱스로서 이료 혹은 이료 생물과 함께 경구투여해서 바이러스 병을 예방할 수 있는지를 검토하여 왔다. 그래서 먼저 어류의 정상 장내 세균 중에서 바이러스를 불활화 하는 능력을 가진 세균을 골라내어 숙주에게 되돌려 주는 형태로 연어과 어류의 전염성 조혈기 괴사증 바이러스(IHNV), 노랑가자미 및 넙치의 어류 노다 바이러스(NNV)와 바이러스성 표피증생증 원인 바이러스(FHV), 잉어 헤르페스 바이러스(KHV)를 대상으로 검토하였다. 여기에서는 수생 세균에 의한 바이러스 불활화 현상을 소개함과 동시에 이러한 항바이러스 물질을 생성하는 세균의 수권으로부터의 분리, 종류 및 대표 균주의 작용기작과 항바이러스 활성을 가진 어류의 장내세균을 프로바이오틱스로서 경구 투여한 경우의 장 내용물 및 사육수의 항바이러스 활성과 바이러스 병 예방에서의 응용사례를 소개한다.

2. 수생 세균에 의한 전염성 조혈기 괴사증 바이러스(IHNV) 불활화 현상

1980년경에는 어류 바이러스가 숙주인 물고기를 떠나 수중 환경에 나온 뒤의 소장(消長)에 관한 연구 자료가 부족하고, 병어에서 배출된 바이러스가 어떻게 거동을 하는지도 불명확하였다. 그래서 먼저 연어과 어류의 대표적인 병원성 바이러스인 전염성 조혈기 괴사증 바이러스(IHNV)를 대상으로 이 바이러스가 병어에서 분리되어 수중 환경에 방출된 후의 생존성에 대해 관찰하였다. IHNV의 감염가를 0, 5, 10, 15℃ 의 온도조건 하에서 14일간 관찰한 결과, 0℃에서는 14일간 안정적이었으나, 15℃에서는 사육수중에서 7일째에 감염가의 대폭 감소가 관찰되었다. 이 경향은 온도가 높은 쪽에서 현저하고, 14일째에는 5, 10℃ 에서도 검출한계 이하로 감소되었다. 사육수 중에는 미생물이 존재하고, IHNV 감염가의 감소는 수중에 함께 공존하는 미생물이 관여하고 있을 가능성이 예상되었다. 따라서 고압멸균 혹은 여과 제균한 사육수 중에서의 감염가의 변화를 비교한 결과, 무처리 사육수 중에서는 급속한 감염가의 감소가 관찰되었으나, 고압멸균 혹은 여과 제균한 사육수 중에서는 비교적 변화가 없어, 'IHNV 불활화 현상'은 사육수 중에 존재하는 미생물 또는 미생물이 생성한 세균 여과막을 통과하는 물질에 의한 가능성이 클 것으로 예상되었다.

이 바이러스 불활화 현상에 관여하는 미생물을 특정하기위해, 사육수에 세포 배양용 배지(항생물질 무첨가)를 넣어 15℃에서 7일간 배양하고, 0.22㎛의 여과막으로 제균한 후, 여과액에 IHNV를 현탁시켜 감염가의 변화를 관찰하였다. 바이러스의 감염가는 5, 15℃ 모두 3일째에 검출한계 이하로 되었는데, 배양액의 미생물총은 세균이 우세하였고 진균류나 원생동물 등은 보이지 않고, 생균수는 1.8×10^8 CFU/㎖, 세균총은 *Achromobacter* 및 *Pseudomonas* 속 세균이 우세하였다. 이 세균 중에 IHNV에 대한 항바이러스 작용을 가진 물질을 생성하는 세균이 존재할 것이므로 두 속의 대표적인 분리주를 대상으로 검토하였다. *Pseudomonas* 속 대표 균주의 배양액에 IHNV를 첨가한 경우 4～8일 후에 바이러스의 감염성은 없어지고, 또 균체를 포함한 배양액에 바이러스를 넣어 1시간 후에 여과한 경우, 여과액에서 바이러스는 검출되지 않았다. 이것은 균체에 흡착한 바이러스가 여과 제균 시에 균체와 함께 제거된 것에 의한 것으로 생각된다. 같은 시험을 잉어 헤르페스 바이러스를 대상으로 한 결과, 카스미가우라(이바라키현 토네가와 하류의 담수호)의 호수와 뻘, 카나가와현 츠루미가와의 하천수, 하코다테(북해도 남부) 근교의 3개 하천 및 고료카쿠(하코다테시에 있는 성곽 유적지)공원의 수로의 물 모두에서 15℃에서 최장 3일만에 바이러스는 불활화하고, 온도가 높아지면 더 빨리 불활화하였다. 이 불활화를 실험실에서 확인하기 위해, 고료카쿠 공원의 수로의 물을 실험실로 옮겨, KHV(잉어 헤르페스 바이러스)를 현탁 후 즉시 잉어를 사육했더니 잉어는 전수 사망하였다. 그러나 3일 후에 잉어를 넣어 사육한 경우, 발병과 사망은 보이지 않았는데 카스미가우라의 호수 및 하코라테 근교의 하천수에서 KHV를 불활화 하는 세균이 분포하고 있었다.

3. 항바이러스 작용을 가진 세균의 분포·종류 및 대표주가 생성한 항바이러스 물질의 성상

이와 같은 항바이러스 작용을 가진 세균이 어류 서식 환경수 중에 어느 정도 존재하는가를 알기 위해서 먼저 북해도 대학 수산학부 나나에 양어장의 사육용수, 북해도 도립수산부화장 모리 지장(支場)의 사육 용수, 하코다테시 근교 모베지가와 하구역의 기수, 수산학부 앞 바닷가의 해수를 대상으로 채수지점의 저니를 포함해서 계절별로 생균수와 균총을 조사하고, 분리균에 대해서 IHNV를 대상으로 항바이러스 작용을 스크리닝 하였다. 각종시료의 생균수와 세균총은 지금까지의 연구

결과와 거의 같았고, 어류 서식환경의 일반적인 균수와 세균총을 보이고 있었다. 각각의 지점의 물 시료 및 저니 시료에서 분리한 계 1,458 균주의 세균의 배양 여액에 대해서 항바이러스 작용을 관찰하였는데 채취장소를 불문하고 90% 이상의 플라크 감소를 보인 것이 분리균의 1～23%로 예상외로 많이 발견되었다. 이들 항바이러스 활성을 보인 세균 중, 담수 유래주에서는 53～60%, 해수 유래주에서는 23～33%가 *Pseudomonas* 속 세균이었다. 항바이러스 활성을 나타낸 분리주 중에서 몇 개를 선택하여 항바이러스물질을 검토한 결과 *Pseudomonas* 속의 하나인 46NW-04 균주는, 저분자면서 내열성의 항바이러스 물질을 생성하고, 그 분자량은 1126, 펩타이드 계의 물질로 9개의 아미노산과 3-hydroxydecanonic acid로 구성된 새로운 물질이었다. 이 물질은 어류 헤르페스 바이러스(*Onchorhynchus masou* virus ; OMV) 이외에, 단순 헤르페스 바이러스(HSV), 사람 면역부전 바이러스(HLV)에 대해서도 항바이러스효과를 보였다. 이 물질의 항바이러스 작용은 바이러스입자에 대한 직접 작용, 즉 엔벨로프(envelope, 외피) 전체나 리셉터(recepter, 수용체)를 코팅 혹은 붕괴시키는 것으로 추정되고 있다. 다른 5주의 검토결과에서는 같은 펩타이드계 저분자물질이나 효소작용을 가진 고분자물질, 미동정의 저분자물질 등 세균이 생성하는 항바이러스 물질의 종류는 매우 다양하였다.

4. 항바이러스 물질 생성 장내 세균의 경구 투여에 의한 IHNN의 제어

이들 항바이러스 물질생성 세균을 어류의 바이러스 병 제어에 응용함에 즈음하여, 먼저 어류의 정상 세균총을 구성하는 세균, 특히 어류에서 세균총이 잘 조사되었으며, 파악이 용이한 장내세균을 대상으로 항바이러스 물질을 생성하는 세균의 검색을 하고, 그 대표주를 프로바이오틱스로 사용하여 장관 내에서 항바이러스 물질의 생성능을 관찰하였다.

연어과 어류의 장내 세균총 중 담수 서식기에 균총의 주체를 이루는 *Aeromonas* 속을 대상으로 항 IHNN 작용을 보이는 종을 스크리닝 하였다. 108개 균주의 스크리닝에서 90% 이상의 플라크 감소를 보인 균주가 3주 분리되었고, 이들 균주는 사료 성분을 영양원으로 해서 항바이러스 물질을 생성하는 것이 확인되었다. 이료 펠렛에 10%의 비율로 균체배양액을 섞어 경구투여하면, 장관 내의 균총의 주체를 이루어 장관 내에 정착하였다. 그리고 장 내용물에도 강한 항바이러스 활성이 인정되었다. 항바이러스 성 세균의 배양액을 10% 첨가한 펠렛을 3주간 무지개송어에 급이한 후, 100 $TCID_{50}$/㎖의 IHNV로 침지 공격실험을 한 결과, 시험군의 누적 사망률이 약 10%, 대조군은 약 30%로 유의차가 관찰되었다. 단, 이 경우 대조로 사용한 어류의 장내 세균총도 *Aeromonas* 속 세균이 우세하고, 장 내용물에서는 항바이러스 활성이 인정되었다. 그래서 사쿠라마드(산천어, 송어) *O. masou*를 사용하여 항바이러스 물질을 생성하지 않는 *Pseudomonas* 속이 우세하며 동시에 장 내용물에 항바이러스 활성이 없는 것을 확인한 대조군을 만들어, 다시 항바이러스 세균 투여군과 함께 IHNV에 의한 공격실험을 하였다. 대조군의 누적사망률은 70%로 되어 항바이러스 물질 생성균 투여 군과의 차이가 컸었다. 그러나 양어장의 무지개송어에 대해서 같은 경구투여 시험을 실시한 경우에는 효과가 보이지 않았다. 이 원인으로서 IHNV의 감염 침입통로가 아가미 및 체표인 것, 유수량이 크기 때문에 사육수 중의 항바이러스 물질이 흘러가 버린 것 때문이라고 생각된다. 따라서 해산 어패류 종묘생산 수조와 같이 환수율이 낮은 수조를 대상으로 할 때 항바이러스 생성 장내 세균을 투여하여, 바이러스 병의 방제가 가능한지를 검토하였다.

5. 해산어 종묘생산용 이료 생물의 세균총을 항바이러스 물질 생성세균으로 치환하는 시도

넙치나 노랑가자미의 바이러스 질병으로서 어류 노다 바이러스에 의한 바이러스 신경괴사증이나 IHNV와 근연인 넙치 랍도 바이러스(HIRRV)의 감염증, 헤르페스 바이러스에 의한 바이러스 표피증생증이라도 바이러스의 일종인 림포시스티스 바이러스에 의한 림포시스티스 병이 알려져 있다. 노랑가자미나 넙치의 종묘생산시설의 사육용수, 이료생물인 로티퍼(*Brachionus plicatilis*), 알테미아(*Artemia* spp.) 및 사육 자치어의 세균총을 조사한 결과, 자치어의 소화관 내 균총의 주체는 *Vibrio* 속 세균이었다. 이를 *Vibrio* 속 세균 155주를 대상으로, 먼저 IHNV에 대한 항바이러스 효과를 스크리닝 했더니 25균주가 90% 이상의 플라크 감소율을 나타내었다. 또 이들 25균주 중에서 높은 항 IHNV 활성을 보인 5주에 대해서, 항 헤르페스 바이러스(바이러스성 표피증생증 원인 바이러스는 배양할 수 없으므로 해산 은연어 *O. kisutch* 유래주 OMV를 사용), 항 HIRRV 및 항 BF-NVV(Barfin Flounder Nervous Necrosis Virus) 활성을 조사하여, IHNV, HIRRV, OMV 및 BF-NVV에 대해 강한 항바이러스 효과를 나타내는 21F6주를 얻었다.

치자어의 생물이료 중에서 가장 세균총의 컨트롤이 쉽다고 생각되는 것은 건조

란을 이용한 알테미아이고, 그래서 먼저 알테미아 난을 차아염소산나트륨으로 소독한 후, 멸균해수로 부화시켜, 항바이러스 물질을 생성하는 *Vibrio* sp. 21F6주를 첨가해서 배양하였다. 세균을 첨가한 알테미아는 배양 개시기에 항바이러스 활성은 인정되지 않았으나, 배양 2일 후의 알테미아는 INHV에 대해 56%의 플라크 감소를, BF-NVV에 대해서는 90% 감염가 감소를 나타내었다. 그리고 알테미아 배양액에서는 각각 100%와 99%를 나타내었다. 대조군의 무균배양 알테미아에는 항바이러스 효과는 보이지 않았다. 노랑가자미 또는 넙치의 이료가 로티퍼에서 알테미아로 바뀔 때에, 항바이러스 활성을 가진 *Vibrio*를 첨가한 알테미아로 바꾸어서 급이하면, 장내 세균총을 항바이러스 물질 생성균으로 치환할 수 있다고 생각되었다.

6. 항바이러스 물질 생성 *Vibrio* 속 세균 첨가 알테미아의 경구투여에 의한 노랑가자미의 바이러스성 신경괴사증 방제

항바이러스 물질 생성 *Vibrio* sp. 21F6주를 첨가한 알테미아 및 이 알테미아를 급이한 노랑가자미의 장 내용물의 세균총은 *Vibrio* 속 세균이 우세하였다. 이 알테미아 및 노랑가자미 장 내용물의 10배 희석 여액(여과액)에 $10^{5.8}$ $TCID_{50}$/㎖로 조제한 BF-NVV를 혼합하여 3시간 접촉시킨 경우, 바이러스 감염가는 모두 99.99% 이상 감소하였다. 이러한 항바이러스 활성은 IHNV 및 OMV에 대해서도 인정되었다. 노랑가자미 자어를 환수율 0~300%로 60일간 사육한 후의 생존율은 방역대책 실시구에서 77,1%, 통상 사육구에서 50.8%, 고밀도 사육구에서 15.2%였으나 항바이러스 물질 생성균의 급이구에서는 전혀 사망하지 않았다. 그 후 바이러스성 신경괴사증의 방역대책이 확립되어 이 증(症)의 발현은 보이지 않게 되었다. 3년간 같은 방법으로 급이 사육을 하였으나, 치어의 성장이 느리지도 않고, 종래 산견(散見)된 헤르페스 바이러스에 의한 바이러스성 표피증생증도 보이지 않게 되었다. 이와 같이 항바이러스 물질을 생성하는 장내 세균을 경구 투여하는 방법은 환수율이 낮은 해산 치어의 바이러스 예방책으로 유효하게 사용할 수 있을 것으로 추정되었다.

7. 항바이러스 물질 생성 *Vibrio* 속 세균 첨가와 로티퍼의 경구투여에 의한 넙치의 바이러스성 표피증생증의 방제

2005년에 '시오미즈츠보 와무시(로티퍼의 일종)'의 복상 단성 생식란의 소독이 가능하게 되었다. 알테미아 이전에 급이하는 초기 이료인 로티퍼에 항바이러스 활성을 가지게 하는 것이 가능하다면, 치자어기의 조기부터 바이러스 병의 방제대책에 이용하는 것을 기대해 볼 수 있다. 항바이러스 물질 생성 *Vibrio* 속 세균의 첨가된 로티퍼의 경구투여에 의한 넙치 바이러스성 표피증생증의 방제를 목적으로 먼저 넙치 장관 내용물에서 항 헤르페스 바이러스 활성을 가진 세균의 탐색을 하여 33.3%의 비율로 분리할 수 있었다. 소독한 로티퍼 난을 살균해수로 부화시킨 후에 항 노다 바이러스, 랍도 바이러스, 헤르페스 바이러스 활성을 가진 자당(蔗糖, sucrose) 분해능 음성의 *Vibrio* sp. V-15주를 첨가하였더니, 로티퍼의 세균총은 *Vibrio* 속 세균이 우세했다. 대조 로티퍼의 세균총이 *Flavobacterium* 속 우세였던 것으로부터 로티퍼의 세균총은 제어가능하다고 판단하였다. 다음에 *Vibrio* sp. V-15주가 우점한 로티퍼를 넙치에 급이하고, 14일 후의 넙치 장관 내용물의 세균총을 자당 분해능을 지표로 하여 조사한 결과, 넙치 장관 내의 세균총도 제어가능하다는 것이 확인되었다. 이때 넙치의 생잔율 및 성장률에는 대조구와 차이가 없었고, 세균 투여로 인한 넙치에서의 악영향은 없는 것으로 판단되었다. 또한 항 헤르페스 바이러스 활성을 가진 *V. alginolyticus* v-23주를 첨가한 로티퍼를 넙치 치자어에 급이했을 때의 넙치 장관 내 및 사육수에서의 항 헤르페스 바이러스 활성에 대해 조사하고, 10^3 $TCID_{50}$/㎖의 바이러스를 불활화하는 최대 희석배수를 확인한 후 시험한 결과는 항 헤르페스 바이러스 활성은 급이 10일에서는 차이가 보이지 않았으나, 급이 20일 이후 세균 첨가구의 넙치에서는 대조구의 2~5배, 세균 첨가구의 사육수에서는 대조구의 2~4배의 항 헤르페스 바이러스 활성이 측정되었다. 이와 같이 항바이러스 물질을 생성하는 장내 세균을 첨가한 로티퍼를 급이하는 것에 의해 사육수 중에 침입한 바이러스를 불활화 할 수 있고, 이른 시기부터 바이러스 병의 예방을 기대할 수 있다고 생각된다.

8. 결론

이상은 어류의 바이러스 병 대책에서의 적용을 목적으로 한 것이지만, 패류에서는 굴의 소화관 내에서 카리시 바이러스나 헤르페스 바이러스를 불활화하는 세균이 이미 발견되어 있다. 굴의 사육수를 정화(淨化)할 때 무균화시킨 규조 키토세로스를 첨가해서 급이하면 노로 바이러스(NV)를 불활화 할 수 있다고 생각되지만, NV와 배양할 수 없으므로 성과를 보일 수가 없다. 또한 굴 헤르페스 바이러스 변이주(Ostreid herpesvirus-1 microvariant ; OsHV-1 μVar)에 의한 굴 종묘의 대량 폐사가 여러 외국에서 문제가 되고 있다. 항 헤르페스 바이러스 활성을 가진 굴 장내

세균을 프로바이오틱스로 하는 상기와 같은 사육기술은 만에 하나 이 바이러스가 국내에 침입했을 때에 대비하여 검토해볼 가치는 있다고 생각한다. 전술한 세균 중에는 바이러스가 세포에 감염된 후의 바이러스 복제과정을 저해하는 물질을 생성하는 균주도 있어서, 이것들은 금후의 연구 결과에 따라서는 의약품으로서 이용하는 길이 열릴 것으로 생각한다. 지금까지 집중적으로 조사대상이 되어오지 않았던 수중 미생물, 특히 지구의 2/3 이상을 점하는 해양의 미생물 중에는 미지의 유용 유전자원을 가진 것이 다수 존재한다고 생각되어, 열심히 찾아보면 반드시 목적으로 하는 미생물이 빠른 시간 내에 발견될 가능성이 매우 높다. 금후 보다 많은 분야에서 유용 미생물이 우리들의 생활에 도움이 되기를 기원한다.

참고문헌

- Susmita Das·Kausik Mondal·Salma Haque, 2017, A review on application of probiotic, prebiotic and synbiotic for sustainable development of aquaculture, Journal of Entomology and Zoology Studies 2017; 5(2): 422-429.
- Ladan Jahangiri·Maria Angeles Esteban, 2018, Administration of Probiotics in the Water in Finfish Aquaculture Systems: A Review, Fishes 2018, 3, 33.
- Tania Perez-Sanchez·Brenda Mora-Sanchez·Jose Luis Balcazar, 2018, Biological Approaches for Disease Control in Aquaculture: Advantages, Limitations and Challenges, Trends in Microbiology, November 2018, Vol. 26, No. 11.
- Truong-Giang Huynh·Ya-Li Shiu·Thanh-Phuong Nguyen·Quoc-Phu Truong·Jiann-Chu Chen·Chun-Hung Liu, 2017, Current applications, selection, and possible mechanisms of actions of Synbiotics in improving the growth and health status in aquaculture: A review, Fish & Shellfish Immunology 64 (2017) 367-382.
- Rebeca Cerezuela·Jose Meseguer·Ma Angeles Esteban, 2011, Current Knowledge in Synbiotic Use for Fish Aquaculture: A Review, J Aquac Res Development, 2011, S1.
- Mahmood Azimirad·Saeed Meshkini, 2017, Determination of the optimal enrichment Artemia franciscana with a synbiotic combination of probiotics *Pediococcus acidilactici* and prebiotic fructooligosaccharide, Veterinary Research Forum. 2017; 8 (1) 49-54.
- Mohamed Mohamed Toutou1·AliAliAli Soliman·Mahmoud Mahrous Sayed Farrag·Ahmed ElSayed Abouelwafa, 2016, Effect of Probiotic and Synbiotic Food Supplementation on Growth Performance and Healthy Status of Grass Carp, Ctenopharyngodon idella(Valenciennes, 1844), International Journal of Ecotoxicology and Ecobiology, 2016; 1(3): 111-117.
- Maria Filomena de Jesus Raposo·Alcina Maria Miranda Bernardo de Morais·Rui Manuel Santos Costa de Morais, 2016, Emergent Sources of Prebiotics: Seaweeds and Microalgae, Mar. Drugs, 2016. 14-27.
- Mai D. Ibrahem, 2015, Evolution of probiotics in aquatic world: Potential effects, the current status in Egypt and recent prospectives, Journal of Advanced Research

(2015) 6, 765-791.

- Sneh Gupta·Charu Gupta·Amar p Garg·Dhan Prakash, 2017, Prebiotic Efficiency of Blue Green Algae on Probiotics Microorganisms, J Microbial Exp 2017, 4(4).
- Laurie O'Sullivan, Brian Murphy, Peter McLoughlin, Patrick Duggan, Peadar G. Lawlor·Helen Hughes·Gillian E. Gardiner, 2010, Prebiotics from Marine Macroalgae for Human and Animal Health Applications, Mar. Drugs 2010, 8, 2038-2064.
- Shoaibe Hossain Talukder Shefat, 2018, Probiotic Strains Used in Aquaculture, Probiotic Strains Used in Aquaculture Vol. 7(2) pp.043-055, 2018.
- Seyed Hossein Hoseinifar·Einar Ringø·Alireza Shenavar Masouleh·Maria Angeles Esteban, 2016, Probiotic, prebiotic and synbiotic supplements in sturgeon aquaculture: a review, Review in Aquaculture 2016, 8, 89-102.
- Najeeb Akhter·Bin Wu·Aamir Mahmood Memon·Muhammad Mohsin, 2015, Probiotics and prebiotics associated with aquaculture: A review, Fish & Shellfish Immunology 45, (2015) 733-741.
- Seyed Hossein Hoseinifar·Yun-Zhang Sun·Anran Wang·Zhigang Zhou, 2015, Probiotics as Means of Diseases Control in Aquaculture, a Review of Current Knowledge and Future Perspectives, Fish & Shellfish Immunology 45 (2015) 733-741.
- S. M. Sharifuzzaman·Brian Austin, 2017, Probiotics for Disease Control in Aquaculture, Diagnosis and Control of Diseases of Fish and Shellfish, 2017, John Wiley & Sons Ltd.
- Priyadarshini Pandiyan·Deivasigamani Balaraman·Rajasekar Thirunavukkarasu·Edward Gnana Jothi George·Kumaran Subaramaniyan·Sakthivel Manikkam·Balamurugan Sadayappan, 2013, Probiotics in aquaculture, Drug invention today 5 (2013) 55-59.
- Jurgen Schrezenmeir·Michael de Vrese, 2001, Probiotics, prebiotics, and Synbiotics approaching a definition, American Society for Clinical Nutrition, 2001; 73(suppl): 361S-4S.
- Kavita. R. Pandey·Suresh. R. Naik·Babu. V. Vakil, 2015, Probiotics, prebiotics and Synbiotics- a review, Probiotics, prebiotics 및 Synbiotics, J Food Sci Technol (December 2015) 52(12): 7577-7587.

- Qunlan Zhou·Kangmin Li·Xie Jun·Liu Bo, 2009, Role and functions of beneficial microorganisms in sustainable aquaculture, Bioresource Technology 100, 2009, 3780-3786.
- Hozan Jalil Hamasalim, 2016, Synbiotic as Feed Additives Relating to Animal Health and Performance, Advances in Microbiology, 2016, 6, 288-302.
- Iko I. Arisa·Widanarni Widanarni·Munti Yuhana·Zainal A. Muchlisin·Abdullah A. Muhammadar, 2015, The application of probiotics, prebiotics and Synbiotics to enhance the immune responses of vannamei shrimp (*Litopenaeus vannamei*) to Vibrio harveyi infection, AACL Bioflux, 2015, Volume 8, Issue 5.
- Seema Patel·Arun Goyal, 2012, The current trends and future perspectives of prebiotics research: a review, 3 Biotech (2012) 2: 115-125.
- Carlos Ricardo Soccol·Luciana Porto de Souza Vandenberghe·Michele Rigon Spier·Adriane Bianchi Pedroni Medeiros·Caroline Tiemi Yamaguishi·Juliano De Dea Lindner·Ashok Pandey·Vanete Thomaz-Soccol, 2010, The Potential of Probiotics: A Review, The Potential of Probiotics, Food Technol. Biotechnol. 48(4) 413-434 (2010).
- Paulina Markowiak·Katarzyna Slizewska, 2018, The role of probiotics, prebiotics and Synbiotics in animal nutrition, Markowiak and Slizewska GutPathog (2018)
- Maurilio Lara-Flores, 2011, The use of probiotic in aquaculture: an overview, 471-478, December, 2011 Special Issue.
- Okey I. B·Gabriel U. U·Deekae S. N, 2018, The Use of Synbiotics (Prebiotic and Probiotic) in Aquaculture Development, Sumerianz Journal of Biotechnology, 2018, Vol. 1, No. 2, pp.51-60.
- Patricia Martinez Cruz·Ana L. Ibanez·Oscar A. Monroy Hermosillo·Hugo C. Ramirez Saad, 2012, Use of Probiotics in Aquaculture, International Scholarly Research Network ISRN Microbiology Volume 2012, Article ID 916845, 13 pages.
- 野口浩介, 2012, 増養殖環境における微生物の生態と利用に関する研究, 佐玄水振セ研報5(61-1) 2012.
- Mamoru YOSHIMIZU·Hisae KASAI·Kenichi WATANABE, 2014, Approaches to Probiotics for Aquaculture(revention of Fish Viral Diseases Using Antiviral Intestinal Bacteria), 腸内細菌學雜誌 28: 7-14, 2014.

부 록

▪ 프로바이오틱의 정의의 변천

연도	정 의
1965	한 미생물이 분비하여 다른 미생물의 성장을 촉진시키는 물질.
1971	미생물 성장을 자극하는 조직 추출물.
1974	장내 미생물 균형에 기여하는 유기체 및 물질.
1989	미생물 균형을 개선하여 숙주 동물에게 유익하게 영향을 주는 살아있는 미생물 사료 보충제.
1992	동물 또는 인간에게 적용되는 살아있는 미생물의 생존 가능한 단일 또는 혼합 배양물은 토착 미생물의 특성을 개선함으로써 숙주에 유익한 효과를 가짐.
1996	숙주의 건강과 영양에 유익하게 영향을 주는 살아있는 미생물 배양물 또는 양식된 낙농 제품.
1996	특정 숫자의 섭취 시 본래의 기본 영양 이상으로 건강상의 이익을 발휘하는 살아있는 미생물.
1998	특정 숫자의 섭취로 본래의 기본 영양 이상으로 건강상의 이점을 발휘하는 살아있는 미생물.
1999	점막 및 전신 면역을 조절하고 장내 영양 및 미생물 균형을 개선하여 숙주 생리에 유익한 미생물 먹이 보조제.
2001	숙주의 구획에서 미생물을(착상 또는 집락에 의해) 변화시키고, 이 숙주에서 유익한 건강 효과를 발휘할만큼 충분한 수의 생존 가능하고 한정된 미생물을 함유하는 제제 또는 제품.
2002	적당량을 투여할 때 숙주에게 건강상의 이익을 주는 엄선된 미생물의 생균.
2004	정량적으로 장내 미생물 및 / 또는 면역 상태를 변화시킴으로써 유익한 효과를 유도하기 위해 사람 또는 다른 동물에 의해 소비되는 생존 가능한 미생물의 제조.
2009	적당량을 투여하면 숙주에게 건강상의 이익을 줌.
2013	적당량을 투여 할 때 숙주에게 건강상의 이익을 주는 엄선된 미생물의 생균.

▪ 양식에서의 프로바이오틱스의 적용 및 효과

프로바이오틱 균주	적 용	프로바이오틱 효과
Bacillus subtilis *B. licheniformis*	새우 생산	스트레스 경감, 건강 개선, 수질 정화, 폐수 정화, 병원성 박테리아 및 독성조절, 면역체계 자극, 장내 미생물 개선, 항생제 대체, 성장 향상
Bacillus spp. *yeasts*	패류 생산	연체동물 사망 초래하는 *Vibrio* spp.와 *Aeromonas* spp.에 의한 질병의 최소화
Clostridium spp.	담수어 사료	소화효소 생산(사료이용 촉진), 소화, 병원성 미생물에 대한 항균 활성
Bacillus spp. *Saccharomyces cerevisiae*	양식	수질 개선, 식물성 플랑크톤과의 상호작용, 접착력, 박테리오신 생성, 면역 자극
Bacillus spp. *S. cerevisiae*	양식	미세조류 성장자극(병원균, 비브리오 억제물질 생산) (일부 미세조류는 병원균에 대한 항생제 **티오트로포신** 생성)
S. cerevisiae	양식	면역 자극 활성, 병원균에 대한 억제 물질 생성

■ 프로바이오틱 균주의 선발 기준 및 요구되는 특성

안 전 성
• 인간 또는 동물의 기원. • 건강한 사람의 위장관으로부터 분리. • 안전 사용 기록. • 정확한 진단 식별(표현형 및 유전자형 특성). • 감염성 질환과의 연관성에 관한 자료의 부재. 담즙산을 차단하는 능력이 없음(담즙산 대사에 영향). • 부작용 없음. • 비 안정 성분에 국한되는 항생제 저항성 유전자의 부재.
기 능 성
• 장 생태계에 서식하는 미생물에 대한 경쟁력. • 생존하고 신진 대사 활동을 유지하고 목표 현장에서 성장할 수 있는 능력. • 숙주 생물체 내의 특정 부위를 고착시키고 능력을 부여하고, 담즙과 효소에 대한 내성. • 위장의 낮은 pH에 대한 내성. • 장 생태계에 서식하는 미생물 종(밀접한 관련 종을 포함)에 대한 경쟁력. • 병원균에 대한 길항작용(예: *H. pylori, Salmonella* sp., *Listeria monocytogenes*, *Clostridium difficile*). • 내생 장내 미생물에 의해 생성된 박테리오신 및 산에 대한 내성. • 숙주 유기체 내의 특정 부위에 대한 순응도 및 능력, 그리고 위장 시스템에서의 적절한 생존율.
기술적 유용성
• 높은 바이오매스 양으로 쉽게 생산하고 양식의 생산성을 높임. • 고정과정(동결, 동결 건조), 프로바이오틱 제품의 준비 및 분배과정에서 프로바이오틱스 박테리아로서 원하는 성질의 생존력과 안정성. • 완제품의 높은 저장 생존율(호기성 및 미세 호기 조건). • 완제품의 원하는 감각 특성 보장(식품 산업의 경우). • 유전적 안정성 • 높은 바이오매스 양을 쉽게 생산하고, 양식 생산성을 높임. • 박테리오파지에 대한 내성.

▪ 양식에서 상업적으로 이용되는 프로바이오틱스 미생물

No	미 생 물	대 상 종
1	*Bacillus* sp.	Catfish, Penaeids (메기, 보리새우)
2	*Carnobacterium divergens*	*Gadus morhua* (대서양 대구)
3	*Alteromonas* sp.	*Crassostrea gigas* (참굴)
4	*Lactobacillus helveticus*	*Scophthalmus maximus* (터봇)
5	*Lactobacillus lactis*	*Brachionus plicatilis* (로티퍼)
6	*Streptococcus thermophilus*	*Scophthalmus maximus* (터봇)
7	*Streptomyces*	*Xiphophorus helleri* (열대어 쏘드테일)
8	*Lactobacillus casei*	*Poeciliopsis gracilis* (열대어 일종)
9	*Bacillus* sp. *Vibrio* sp.	*Macrobrachium rosenbergii* (큰 징거미새우)
10	*Bacillus coagulans*	*Cyprinus carpio*, koi (잉어)
11	*Enterococcus faecium*	*Anguilla anguilla* (뱀장어)
12	*Lactobacillus rhamnosus*	*Oncorhynchus mykiss* (무지개 송어)
13	*Pseudomonas fluorescens*	*Oncorhynchus mykiss* (무지개 송어)
14	*Pseudomonas* sp.	*Oncorhynchus mykiss* (무지개 송어)
15	*Roseobacter* sp.	Scallop larvae (가리비 유생)
16	*Saccharomyces cerevisiae*	*Litopenaeus vannamei* (흰다리새우)
17	*Phaffia rhodozyma*	*Litopenaeus vannamei* (흰다리새우)
18	*Vibrio alginolyticus*	Salmonids (연어류)
19	*Vibrio fluvialis*	*Oncorhynchus mykiss* (무지개 송어)
20	*Tetraselmis suecica*	Salmo salar (대서양 연어)
21	*Carnobacterium* sp.	*Hepialus gonggaensis*
22	*Lactobacillus acidophilus*	*Clarias gariepinus* (아프리카 메기)
23	*Bacillus* spp.	*Farfantepenaeus brasiliensis* (브라질 새우)
24	*Enterococcus* sp.	*Farfantepenaeus brasiliensis* (브라질 새우)
25	*Lactococcus lactis*	*Epinephelus coioides* (갈색 둥근바리)
26	*Lactococcus helveticus*	*Scophthalmus maximus* (터봇)
27	*Bacillus* sp. *and Vibrio* sp.	*Macrobrachium rosenbergii* (큰 징거미 새우)
28	*Carnobacterium* sp.	*Hepialus gonggaensis*
29	*Lactobacillus acidophilus*	*Clarias gariepinus* (아프리카 메기)
30	*Shewanella putrefaciens*	*Solea senegalensis* (세네갈 서대)
31	*Bacillus* sp.	*Penaeus monodon* (블랙 타이거 새우)
32	*Lactobacillus acidophilus*	*Clarias gariepinus* (아프리카 메기)
33	*Bacillus coagulans*	*Pennaeus vannamei* (흰다리새우)
34	*Lactobacillus delbrueckii*	*Dicentrarchus labrax* (유럽 농어)
35	*Saccharomyces* sp.	*Penaeus monodon* (블랙 타이거 새우)
36	*Bacillus subtilis*	*Paralichthys olivaceus* (넙치)
37	*Pediococcus acidilactici*	*Litopenaeus stylirostris* (태평양 흰새우)
38	*Bacillus subtilis*	*Poecilia reticulata* (구피)
39	*Lactobacillus rhamnosus*	*Danio rerio* (제브라 피쉬)
40	*Lactobacillus acidophilus*	*Xiphophorus helleri* (열대어 쏘드테일)
41	*Lactobacillus casei*	*Xiphophorus helleri* (열대어 쏘드테일)

▪ 새로운 프로바이오틱스와 프리바이오틱스의 예

새로운 프리바이오틱		새로운 프로바이오틱스
프리바이오틱	원 료	
저분자 다당류 울반	한천 및 알기네이트(해조추출물) *Gelidium* CC2253 *Green algae-Ulva rigida*	*Faecalibacterium prausnitzii*
β-glucans	느타리 버섯(*Pleurotus* sp.)의 플루란(pleuran)	〃
Inulin-type fructans	인도뽕나무(Morind aofficinalis) 또는 뽕나무(Indian mulberry)	*L. plantarum*
Oligosaccharide	용과(pitayas, dragon fruit)	〃
Oligosaccharide	야콘 뿌리(Yacon root)	〃

▪ 동물사료에 적용, 연구된 프로바이오틱스, 프리바이오틱스 및 신바이오틱스의 목록의 예

프로바이오틱	프리바이오틱	신바이오틱
Lactobacillus sp.	Inulin	*Lactobacilli* + Inulin
Bifidobacterium sp.	Galactooligosaccharides (GOS)	*Bifidobacteria* + FOS
Saccharomyces sp.	Fructo-oligosaccharides (FOS)	*Lactobacilli* + FOS
Streptococcus sp.	Lactulose	*Bifidobacteria* + *Lactobacilli* + Inulin
Bacillus coagulans	Lactitol	*Bifidobacteria* + *Lactobacilli* + FOS
Propionibacterium freudenreichii	Cereals fibres	*Lactobacilli* + lactitol
Bacillus coagulans	Xylooligosaccharides	*Bifidobacteria* + GOS
Enterococcus faecium	Isomaltooligosaccharides	*Bifidobacteria* + GOS

▪ 양식에서 생물학적 방제제로 사용되는 Synbiotics의 효과

신바이오틱의 형태	효 과	작용 방법
Lactobacillus plantarum + 식이물질	부화 2주 후 넙치 생존 생존율 증가	면역자극
Bacillus strain IP5832 + 식이물질	터봇 치어의 중량 증가, 사망률 감소 Vibrionaceae균(비브리오과)에 대한 저항	항균효과
Carnobacterium divergens + 식이물질	병원성 *V. anguillarum* 감염에 인한 대서양 대구 치어의 치사량 감소	항균효과
Biogen and Pronifer(상품)	*O. niloticus*(틸라피아) 체중 증가, 사료 효율 및 수익률 향상	항균효과
Grobiotic-A(상품)	*Morone chrysops*(베스) 성장률 향상 및 마이코 박테리아의 중증 감염 감소	항균효과

에 필 로 그

21세기의 학문은 상대를 인정하면서 관용을 통해 영역과 주제, 계층과 차별의 벽을 무너뜨리고 자유로운 조합을 통해 '이종결합(異種結合)'과 '교배'에 의한 잡종의 세계를 추구한다.

따라서 경계를 넘나들면서 도전과 야생적 사고로 무한한 가치를 창조하는 실천적 지식인이 필요한 시대인 것이다.

오늘날은 전문가(specialist)보다는 전인(whole man)이 요구되는 시대이다. 기존에 익숙한 것에만 안주할 것이 아니라 경계에 꽃이 필 수 있도록 고민하는 사람이 많아야 기술이 발전하게 된다.

이 시대의 청년들은 잡사(雜士)가 되어야 한다. 한 분야를 파고들어 남다른 전문성이 있으면서도 자신의 분야와 직간접적으로 관련되는 분야에도 호기심을 가지는 것이 필요하다.

잡사의 경쟁력은 넓은 스펙트럼으로 사물을 다양한 시각으로 볼 수 있는 잡학다식의 광각렌즈이기 때문이다. 전문성과 인접분야를 두루 섭렵한 전문적 잡사야말로 미래의 수산이 기다리던 인재일 것이다.

평범한 사람들은 경계 안에서 모든 것을 해결하려고 하지만 모험가는 정해진 길을 따라가는 데는 별다른 흥미를 느끼지 못한다.

미래의 인재는 책으로 배운 논리보다는 몸으로 배운 야생적 사고로 무장해야만 한다.

학문에 야성이 추가되지 않으면 이론은 공허한 담론이나 힘없는 '관념의 파편'으로 전락할 것이기 때문이다.

앞으로는 위대한 아이디어가 세상을 바꾸는 것이 아니라 작은 아이디어를 실천에 옮기는 사람이 세상을 바꾸게 될 것이다.

지식은 학습과 경험을 통해 형성되지만 그 자체로는 세상에 굴러다니는 재료의 집합에 불과할 뿐이다. 반면 지혜는 지식을 반복해서 축적하는 가운데 갑자기 발현되며, 단순한 음식 재료가 쉐프의 손길에 의해 명품 요리로 변하듯이 지혜로 마침내 완성되고 꽃을 피우게 된다. 그래서 흔히들 '지식은 과거지만 지혜는 미래'라고 한다.

야생의 사고는 자신의 생각과 경험만이 옳다고 생각하는 자기 편향적 사고를 버려야 하며 몸을 움직이는 자만이 실천적 지혜를 얻는다.

치열함이 살아 숨 쉬는 생태계인 현장을 떠난 이론은 '이상한 논리', 이론(異論)에 불과하다. 위대한 창작은 기억의 파편을 조합한 결과가 아니라 기록하는 땀과 정성이기 때문이다.

시대를 선도할 인재는 추상적인 거대 담론을 주장하는 사람이기 보다는 생활 속에 일어나는 평범한 일을 남다른 방식으로 추진하는 '조용한 혁명가'일 것이다.

우리는 기존 분야를 끊임없이 벗어나 새로운 관념 속에 새로운 분야로 진출을 반복하는, 작지만 강력한 몽골 기병과도 같은 '유목민적 지식인'이 되어야 한다.

필자가 이 책을 쓰게 된 계기는 장내 미생물에 대한 단순한 지적 호기심에서 시작되었다. 조금씩 익힌 지식을 양식현장에서 적용하고픈 욕구를 가졌고, 고마운 독지가의 도움으로 대규모 현장실험(메조코즘 실험)을 할 수 있는 소중한 기회를 얻게 되었다.

미생물을 이용한 프로바이오틱스를 시작하기 위해 장내 미생물의 메커니즘, 미생물의 탄생과 진화, 미생물의 균류·식물·동물과의 공생 실태를 알아가면서 이런 지식들을 한데 모아 지식의 갈증을 느끼는 후학들에게 눈 덮인 설원에 새겨진 발자국과 같이 한 줄기 희망의 빛이 되었으면 하는 마음에서 집필을 시작하게 되었다.

방대한 자료를 편집하고 정리하면서 이 저서가 미완성으로 끝날지도 모른다는 불안감 속에서도 1년여 만에 생물학, 의학, 지구과학 등 다양한 지식을 양식학과 결합시켜 프로바이오틱스의 세계에 진입할 수 있는 이론적 교두보를 열었다는 나만의 보람을 느끼게 되었다.

스티브 잡스의 아이팟(iPod)과 아이폰도 실은 세상에 존재하는 것들을 자신만의 창의적인 편집을 통해 새로운 조합으로 구성한 것이다. 구슬도 꿰어야 보배라는 '관주위보(貫珠爲寶)'를 실천한 모방의 대가 스티브 잡스는 혁신의 대명사가 되었다.

단편적인 지식의 축적만으로는 기술의 진보는 불가능하다.

아미노산이 모인 펩타이드가 단백질이 되려면 수많은 펩타이드가 합하여, 접히고 꼬이면서 3차원과 4차원의 구조가 되고, 생명의 근원인 단백질로 비로소 탄생하게 된다.

수산양식이라는 한 가지 학문으로는 하늘의 별처럼 많은 지적호기심을 충족시키지 못하며 미래를 헤치고 나갈 상상력과 호기심을 얻을 수 없다.

남다른 창의력을 가지려면 다양한 분야의 다양한 사고와 접해야 하며 이들과의 이종교배를 통해 잡종강세의 생존능력을 가져야 한다.

"편집하지 않으면 편집 당한다"라는 말이 있다.

모방을 통해 혁명가는 스티브 잡스처럼 더 멋진 작품을, 전혀 다른 작품을 만들어 낸다.

아무 관계없어 보이는 정보나 가공한 정보도 나의 의도에 맞게 다시 조합하면 새로운 지식이 탄생될 수도 있다.

새로운 생각은 기존과 다른 방법으로 지식을 편집하는 가운데 뒤섞여 발생하며 창의력이 뒤섞이는 메시업(mesh up)에서 나온다.

지식의 연금술은 나의 전문분야와 다른 분야의 개념과 지식을 화학적으로 융합하는 것이다.

해 아래 새로운 것은 하나도 없다!

다만 새로운 방법으로 편집되어 새로워 보일 뿐이다.

비빔밥의 재료는 많을수록 좋다.

재료가 많이 섞일수록 다양한 재료가 서로 빛을 발하면서 최상의 맛을 내는 비빔밥이 될 것이기 때문이다. 그 비빔밥의 재료는 이미 알려져 있지만 각자에 의해 비벼진 결과물은 아무도 맛보지 못한 절묘한 맛이 될 것이다.

'박학다식(博學多識)'이라는 말이 있다. 그러나 엄청난 양의 정보의 홍수와 함께 기술의 진보 속도가 빨라지는 지금에는 아무리 노력해도 박학다식하기는 어렵다.

자신의 좋아하는 분야, 새로운 창조적인 비빔밥을 만들기 위해서는 '잡학다식(雜學多識)'이 오히려 필수적이다. 별 도움이 될 것 같지 않은 잡학은 새로운 비빔밥을 완성하는 화룡점정(畵龍點睛)의 역할을 하게 될 것이다.

오늘날 대다수의 연구자들은 자신이 잘 알고 쉽게 논문을 쓸 수 있는 문제에만 도전하며, 세간에 유행하는 연구주제만 선택하는 경향이 있다. 그러나 항상 익숙한 길만 다니는 것은 자신뿐만 아니라 자신을 기대하는 모든 것을 저버리는 일이라고 생각한다.

창의력은 남을 위한 것이 아닌 나 자신을 위한 것이기도 하지만, 나를 둘러싼 모든 것들을 위한 것이기도 하다.

수산분야에 어느덧 고착화된, 어느 하나만을 교리처럼 굳게 믿는 행위나 신념은 자연의 흐름을 거부하는 것이라 할 수 있다. 특정 목적을 위해 자신의 선입관을 뒷받침하는 정보만을 선택하는 '확증편향'은 진정 버려야 할 경직성이다.

항상 새로움을 받아들이려는 유연한 자세는 시대의 흐름을 읽고, 편견을 피하며 창의적인 사고를 가능하게 할 것이다.

다양성은 피할 수 없는 자연의 숙명이다.

앞으로 과학 분야의 구분은 더 이상 의미가 없다. 학문의 분야는 편의상 시작점을 나누어 놓은 것에 불과하며, 지식이 발달하면서 출발점인 자연으로 수렴하는 것은 당연한 일이다.

앞으로는 다양성을 추구하고 인정하는 것이 혁신의 원동력이 될 것이다.

"내가 가보지 않은 길을 가고 싶다면, 나처럼 자라고 나처럼 생각하는 사람에게 길을 물어 서는 안 된다"라는 말이 있다.

학문의 다양성을 발전시키려면 내 안에 존재하는 다양성을 키우는 것이 중요하다.

우수한 과학자들은 음악, 미술 등 다양한 취미를 가지고 있으며 다양한 뇌의 영역을 사용한다고 알려져 있다. 앞으로의 미래는 두뇌의 다양한 영역을 연결하여 통찰력을 만들어 내는 능력이 필요하다.

모방은 결코 부정적 의미로 사용되어서는 안 된다.

모방은 창조의 어머니이다. 현대에 있어 혁신은 모방으로 이루어지며 기존의 것을 개선하여 훌륭한 결과물들이 만들어지고 있다.

무수히 일어나는 모방에 개인의 학습이 더해질 때 집단은 창조적인 결과물을 얻게 된다.

사람은 모방을 거듭하면서 집단지성을 쌓게 되고, 그것이 기존의 패러다임을 깨고 새로운 파괴적 혁신을 이루게 될 것이다.

전체 생태계의 관점에서 보면 필요 없는 생명체는 하나도 없다.

생명체는 변화에 대응하기 위해 다양한 유전자를 보유해야 하며, 희귀한 사고를 가진 인재가 정답이 없는 난제를 해결할 수 있을 것이다.

인류의 혁신을 이끄는 것은 한 사람의 천재가 아니라 수많은 개인들의 작은 노력들이 쌓아올린 집단지성이다. 이들에 의해 누적된 집단지성만이 우리 양식 산업의 진보를 가져올 수 있을 것이다.

변화를 멈춘 생명체는 더 이상 생명체라고 할 수 없다.

살아남기 위해 우리는 항상 변해야 하고 독특한 사고와 발칙한 상상을 계속해야만 한다.

진정한 장인(匠人)이라면 '어제와 다른 질적 도약을 위해 언제나 조금 더 잘하려고 애쓰는 사람'이어야 한다.

양식(養殖)은 양식(良殖)이 되어야 한다.

세상에서 가장 좋은 방법, 생명체들이 좋아하고 서로 호응할 수 있는 방법을 이용하여 중량을 키우고 개체수를 늘려가야 한다. 필자는 현재 실천 가능한 방안 중 가장 유력한 것이 프로바이오틱스라고 생각한다. 이는 양식을 통해 사육되는 어류와 패류 등의 장과 피부를 생태계의 원리를 통해 건강하게 만들어 살아있는 동안 이들을 건강하고 행복하게 해주는 것이기 때문이다.

진정한 동물 복지는 쾌적한 외부환경이나 사육밀도도 중요하지만 더 중요한 것은 내부의 장기와 외부의 표피가 미생물과의 공생·공존을 통해 더욱 건강해지고, 저항성과 면역력을 증강시켜 양식대상 생물들이 행복한 가운데 생존력을 높여 나가는 것이라고 생각한다.

이와 같이 생태계의 원리에 순응하고 조화를 이뤄가는 것이 우리가 추구해야 할 진정한 목표인 지속가능한 방식의 양식(良殖)이 될 것이기 때문이다.

양식은 양식(良食)을 만드는 정성과 노력이 승화되는 경건하고 숭고한 과정이어야 한다.

어머니가 사랑하는 가족을 위해 최선을 다해 밥을 짓듯 생산자는 자신이 생산한 생물들을 맛있게 먹어줄 누군가를 위해 최선을 다해 최상의 제품을 생산해야 할 것이다.

양식은 양식(良識)이 되어야 한다.

생명을 창조하고 관리하려는 자는 무릇 생명에 대한 경외감을 항상 가져야 하며, 생명체가 자연으로 돌아갈 때까지 최선을 다해 최상의 방법으로 보살피는 것이 우리들의 삶을 위해 생명을 바친 뭇 생명체들에 대한 의무이기도 하기 때문이다.

끝으로 내가 쓴 보잘 것 없는 이 책을 통해 누군가의 가슴이 뜨거워지고, 경직된 시각과 관점이 코페르니쿠스적으로 변화된다면 살아가는 동안 그것보다 더 큰 기쁨은 없을 것이다.

찾 아 보 기

A

B

C

D

E

F

G

H

ㅅ

ㅇ

ㅈ

ㅊ

ㅋ

ㅌ

ㅍ

ㅎ